全国高等医药院校临床实习指南系列教材
案例版™

医学影像学临床实习指南

主　编　刘文亚

副主编　李白艳　任伟新　王　俭

编　委　(按姓氏汉语拼音排序)

陈文静	褚华鲁	迪里拜尔	迪里木拉提·巴吾冬
丁　爽	古丽娜	顾俊鹏	何桂茹
蒋　奕	孔德伟	李白艳	刘德浩
刘文亚	马　华	米娜瓦	米日古丽
木合拜提	木拉提	娜迪拉	倪瑞玲
任伟新	王　俭	王　健	王　静
夏依扎	邢　艳	燕桂新	杨利霞
姚　娟	姚兰辉	依巴努	于　芬

科学出版社

北　京

内 容 简 介

本书按照医学影像学教学大纲的要求,并兼顾临床实际需要,将疾病按照系统分类来划分章节,每种疾病分别列出病史摘要、典型影像学图片、影像学表现及诊断、病理诊断,并在相关知识一栏中概述了相应疾病的病理基础、临床表现及鉴别诊断等知识点。最后还准备了思考题以便突出重要的知识点,启发学生的影像思维,也利于学生适应影像考试的模式。

本实习指南遵循了影像诊断学以图为主的原则,书中配置了大量图片,力求系统、全面、图文并茂的为学生讲解临床常见疾病的影像学表现。希望本书能够成为临床实习医学生的影像实习指导工具书,并能对广大的临床医务人员学习影像诊断知识有一定的帮助和指导作用。

图书在版编目(CIP)数据

医学影像学实习指南:案例版/刘文亚主编.—北京:科学出版社,2008
(全国高等医药院校临床实习指南系列教材)
ISBN 978-7-03-022373-9

Ⅰ.医… Ⅱ.刘… Ⅲ.影像诊断–实习–医学院校–教学参考资料
Ⅳ.R445

中国版本图书馆 CIP 数据核字(2008)第 091959 号

策划编辑:李国红 / 责任编辑:邹梦娜 李国红 / 责任校对:邹慧卿
责任印制:徐晓晨 / 封面设计:黄 超

科 学 出 版 社 出版
北京东黄城根北街 16 号
邮政编码:100717
http://www.sciencep.com

北京科印技术咨询服务公司 印刷
科学出版社发行 各地新华书店经销
*
2008 年 6 月第 一 版   开本:787×1092 1/16
2017 年 2 月第二次印刷   印张:16
字数:369 000

定价:65.00 元
(如有印装质量问题,我社负责调换)

前　言

　　医学是一门实践性很强的学科,临床实习是医学教育中重要的实践阶段,是临床理论教学的一个延续,是理论联系实践的关键性培养阶段,是巩固知识、锻炼技能、开拓思维的重要过程。它要求医学生通过临床实习学习临床工作方法,熟练掌握临床基本技能,独立地进行常见病、多发病的诊治等。

　　为适应医学科技的飞速发展和培养医学专业人才的需要,我们组织实践经验丰富的临床各专业的专家教授,编写了这套临床实习指南。

　　本书引入案例的编写模式:首先根据病例的临床资料书写病历摘要;其次结合病例,提出与发病机制、诊断、鉴别诊断、治疗、预后、随访等有关的问题,以启发学生思维;然后根据问题,给出简明扼要的答案或提示;最后引出重点理论知识,旨在加强临床理论向临床实践的过渡,为学生走上工作岗位打下基础。书中附有大量思考题和复习题,以加深理解、掌握知识点;同时,本书还创造性地增加了本学科操作诊疗常规和常见病、多发病的诊治重点。

　　本书内容系统全面、简明扼要、重点突出,临床实用性和可操作性强,突出"三基"内容,知识点明确、学生好学、教师好教,可以使学生在尽可能短的时间内掌握所学课程的知识点。

　　本书以 5 年制医学本科生为基本点,以临床医学专业为重点对象,兼顾预防、基础、口腔、麻醉、影像、药学、检验、护理等专业需求。

　　本书含有大量真实的临床案例,供高等医药院校医学生临床实习和见习时使用;同时,案例和案例分析紧跟目前国家执业医师资格考试和研究生入学考试案例分析的命题方向,可供参加这些考试的人员使用。

　　由于本书涉及专业较多,各领域科技进展迅速,受时间和水平的制约,难免存在缺点和错误,欢迎广大读者批评指正。

新疆医科大学第一临床医学院

2007 年 12 月 10 日

目　　录

第一章　中枢神经系统疾病

第一节　颅内肿瘤

一、脑胶质肿瘤

（一）Ⅰ~Ⅱ级星形细胞瘤

病例 1-1

【病史摘要】　男性,46 岁。发作性意识丧失伴抽搐 3 年。

【CT 征象】　如图 1-1,增强扫描示右额叶有一大片状低密度病灶,大小为 5.0cm×6.1cm,其中可见与脑实质等密度的线条状影,病变边缘稍模糊。右侧脑室前角受压变窄,并向左后移位。

【CT 诊断】　右额叶Ⅰ~Ⅱ级星形细胞瘤。

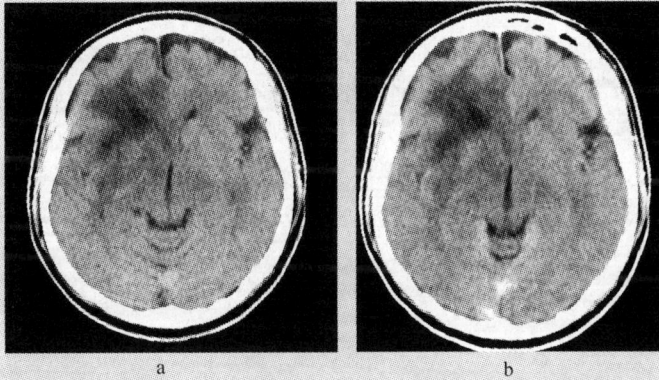

a　　　　　　　　　　b

图 1-1

病例 1-2

【病史摘要】　男性,30 岁。右侧肢体无力进行性加重半年。

【MR 征象】　如图 1-2,左侧颞叶见不规则形长 T1、长 T2 异常信号病灶,周围水肿较轻,占位效应不明显,增强后病灶强化不明显。

【MR 诊断】　左颞叶Ⅰ~Ⅱ级星形细胞瘤。

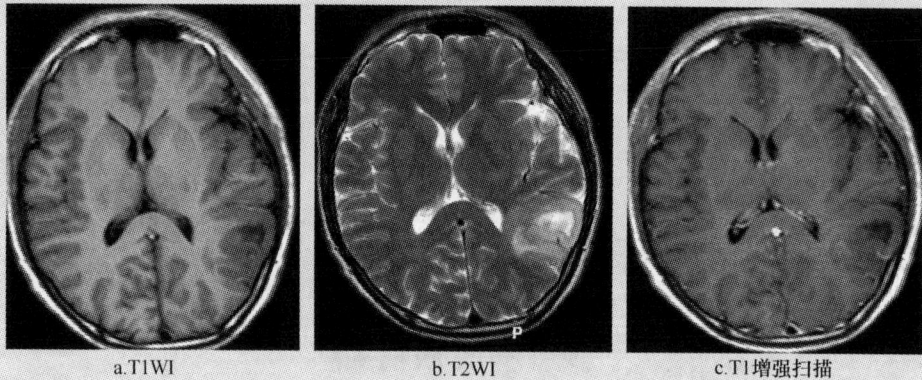

a.T1WI   b.T2WI   c.T1增强扫描

图1-2

相 关 知 识

胶质瘤起源于神经间质细胞即胶质细胞,为颅内最常见的肿瘤,占全部颅内肿瘤的1/3。成人多数位于幕上,主要在额叶和颞叶;儿童主要位于幕下,多数在小脑半球内。胶质瘤包括星形细胞瘤、少突胶质细胞瘤、室管膜瘤、髓母细胞瘤、脉络丛乳头状瘤等,其中星形细胞瘤为颅内最常见的肿瘤,占胶质瘤的大多数。Ⅰ~Ⅱ级星形细胞瘤占星形细胞瘤的1/3,占颅内肿瘤的1/5。星形细胞瘤可发生于任何年龄,年轻人多见。病理学上分为4级:Ⅰ~Ⅱ级星形细胞瘤为低度恶性肿瘤,Ⅲ级和Ⅳ级为高度恶性肿瘤。Ⅰ~Ⅱ级星形细胞瘤多位于大脑半球白质,无包膜,肿瘤可有囊变,肿瘤血管近于成熟,可单发或多发。星形细胞瘤临床表现特点:癫痫发作,精神异常改变,感觉障碍,步态不稳以及颅内高压症状。

CT 表现:①肿瘤呈均匀低密度病灶,少数表现为混合密度,肿瘤边界相对较清楚或部分清楚;②部分肿瘤内可见钙化;③多数无出血坏死;④瘤周无水肿或仅有轻度水肿;⑤有轻至中度的占位效应;⑥增强扫描病灶一般无强化或轻度强化,其原因是肿瘤的血管结构和正常组织的微血管超微结构相仿,造影剂不易透过。

MRI 表现:肿瘤在 T1WI 为略低信号,T2WI 为明显高信号,信号较均匀,周围水肿较轻,占位效应轻,增强扫描病灶一般无强化或轻微强化。

【鉴别诊断】

①脑软化:无占位效应,并有相应的病史;②局限性脑炎:病变常表现为不规则斑片状影,增强扫描示病变可呈脑回样强化或强化不明显,占位效应较轻,具体应结合临床表现和定期随访来鉴别。

（二）胶质母细胞瘤

病例1-3

【病史摘要】 女性,51岁。头痛3个月,加重1天。

【CT 征象】　如图 1-3,CT 平扫示右颞叶一 5.4cm×4.0cm 的类圆形稍高密度区,其内有小斑片状低密度影,周围有中度水肿带,右侧脑室变窄左移。增强后病灶呈明显不均匀性强化。

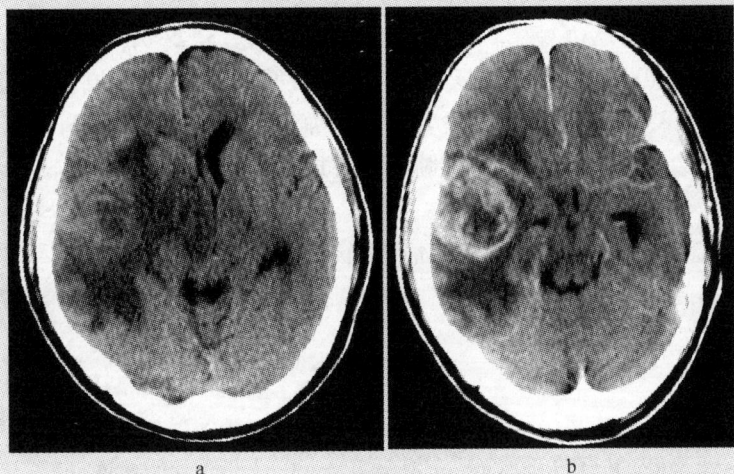

图 1-3

【CT 诊断】　右颞叶胶质母细胞瘤。

病例 1-4

【病史摘要】　女性,48 岁。头晕、头痛 2 个月余,外院 CT 示左颞叶占位。

【MRI 征象】　如图 1-4,平扫示左侧颞叶可见不规则形长 T1 长 T2 异常信号的占位性病灶,信号较混杂,大小约 4.0cm×3.8cm,边界显示不清,周围见指压状水肿带,占位效应明显,中线结构局限性向右侧偏移。增强扫描后病灶明显不规则环形强化。

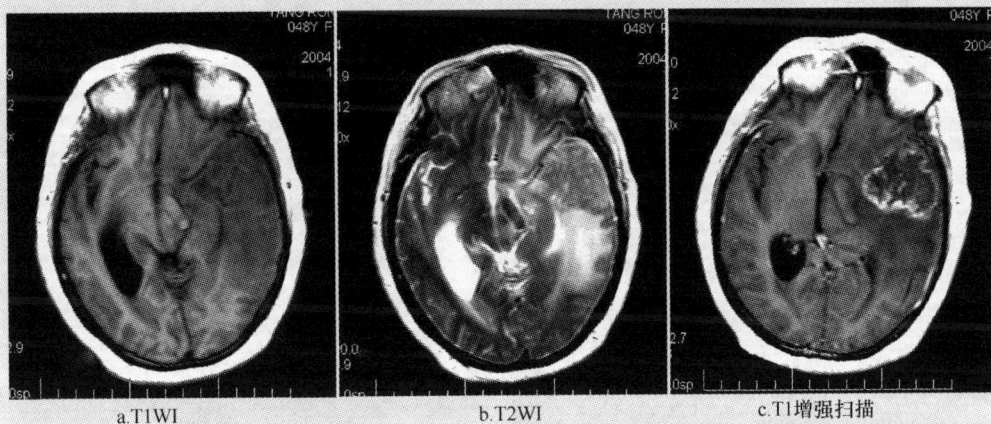

a.T1WI　　　　b.T2WI　　　　c.T1增强扫描

图 1-4

【MRI 诊断】　左侧颞叶胶质母细胞瘤。

相 关 知 识

胶质母细胞瘤是最常见的脑内肿瘤,占星形细胞瘤的 50%,好发于中、老年人,多发生在大脑半球。肿瘤呈弥漫性生长,形态不规整,与脑实质分界不清楚。肿瘤中心多有坏死、囊变及出血,其生长快、扩散范围较广,预后差。

CT 表现:①为混杂密度的病灶,其中常见囊变和坏死的低密度区,亦可见出血的高密度影,钙化少见;②病灶边缘模糊不清,可跨越中线,呈蝶翼状;③占位效应明显;④瘤周水肿明显;⑤增强扫描示肿瘤呈花环状强化,环壁厚薄不均。这种改变与肿瘤组织中的坏死、液化、出血有关,而肿瘤内新生血管不具备血脑屏障功能,造影剂可以透过,故表现为花环状强化,且花环状强化区外的水肿带内有斑片状强化影,提示肿瘤组织已向外周水肿区浸润。

MRI 表现:以长 T1 长 T2 信号为主,信号混杂,其内混杂有出血信号和囊变的信号;边缘模糊不清,可跨越中线;周围水肿明显,多呈指压状;占位效应明显;增强扫描示肿瘤呈明显不规则强化。

【鉴别诊断】

①少突胶质细胞瘤:位于脑实质深部,多见斑片状钙化;②单发转移瘤:有原发病史,年龄较大,多位于脑表面;③髓母细胞瘤:儿童常见,好发于小脑上下蚓部;④脑炎及脑脓肿:感染中毒症状,环壁较规则;⑤急性期脑梗死:突然发病,老年患者,多呈脑回样强化;⑥血管母细胞瘤:囊性为主,有强化壁结节;⑦高血压病脑出血:常位于基底核区,出血灶周围没有软组织病灶,而占位效应亦不如肿瘤出血显著。

(三) 少突胶质细胞瘤

病例 1-5

【病史摘要】 女性,63 岁。发作性右侧肢体抽搐 1 年,近来加重。

【CT 征象】 如图 1-5,平扫示左颞叶皮质下等密度病灶,其内可见高密度的钙化,呈斑块状,大小为 5.0cm×4.8cm,病灶边缘有低密度的水肿带,左侧脑室受压变窄(图 1-5a)。增强扫描原等密度病灶明显强化,而钙化区未见强化(图 1-5b)。

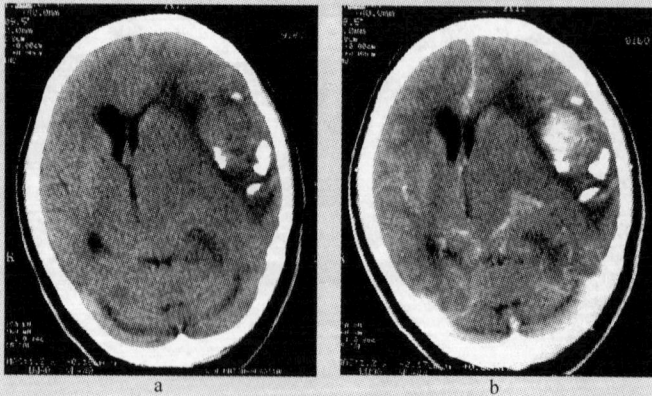

图 1-5

【CT 诊断】 左颞叶少突胶质细胞瘤。

相 关 知 识

少突胶质细胞瘤起源于少突胶质细胞,占胶质瘤的 5%~10%,多见于成人。肿瘤常位于大脑皮质或皮质下,半数以上位于额叶,其次为顶叶与颞叶,肿瘤生长缓慢,无包膜,但与正常脑组织界限清楚,钙化发生率高,为 50%~80%,出血、囊性变少见。

CT 表现:①为略高密度混杂的病灶,边缘清楚,囊变区呈低密度;②肿瘤内有钙化,呈条状、斑点状或不规则形,其中弯曲条带状钙化具有特征性;③瘤周水肿较轻;④占位效应较轻;⑤增强扫描示肿瘤轻至中度强化,亦可不强化;不典型病例可表现为皮质低密度影,类似脑梗死。

【鉴别诊断】

①节细胞胶质瘤:其形态、密度特点与本病相似,但节细胞胶质瘤少见,好发于儿童及青年人,发病部位较少突胶质细胞瘤位置深;②低级别星形细胞瘤:常位于脑白质,肿瘤密度偏低,钙化少见,多呈点状或斑片状,部分患者瘤周水肿较轻;③脑膜瘤:基底邻贴脑膜或颅骨板,与颅骨呈钝角,局部颅骨可有增生或破坏性改变,瘤内钙化多呈砂粒状,增强扫描示肿瘤强化较明显且均匀;④血管畸形:CT 可显示为高密度,但钙化少见,范围较小,常无占位效应及水肿带。

(四) 室管膜瘤

病例 1-6

【病史摘要】　男性,28 岁。头痛 1 周,伴有呕吐。

【CT 征象】　如图 1-6,平扫示第三脑室左旁类圆形低密度结节,密度不均,边界欠清,侧脑室受压闭塞(图 1-6a),增强扫描示肿瘤呈中等度强化,CT 值增加 23Hu,边缘清楚,松果体未见移位(图 1-6b)。

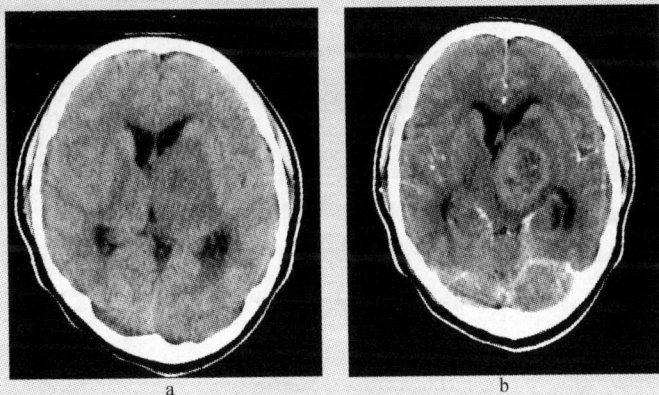

a　　　　　　　　　　　b

图 1-6

【CT 诊断】　第三脑室内室管膜瘤。

病例 1-7

　　【病史摘要】　男性,34 岁。头痛 4 年,间歇性呕吐 1 个月。

　　【MRI 征象】　如图 1-7,第四脑室扩大,内见圆形稍长 T1 长 T2 异常信号病灶,边界较清楚,其后缘可见新月形脑脊液信号,增强扫描示病灶不均匀强化。

　　【MRI 诊断】　第四脑室内室管膜瘤。

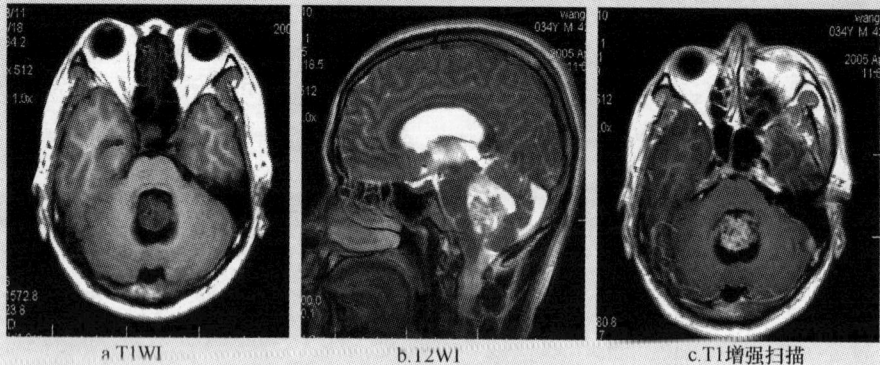

a.T1WI　　　　　　b.T2WI　　　　　　c.T1增强扫描

图 1-7

相 关 知 识

　　室管膜瘤起源于室管膜,约占胶质瘤的 16%,多见于小儿及青少年,半数发生在 5 岁以下。幕下多见,约占 65% 左右,多来自第四脑室;幕上占少数。病理特点为:肿瘤常位于脑室周围或脑实质内,多呈实性,囊变常见,出血少见。50% 的肿瘤内有钙化,肿瘤细胞脱落可随脑脊液向他处种植转移。

　　CT 表现:①肿瘤位于第四脑室时,在瘤周可见残存的脑室,呈带状或新月形局限性脑脊液区;而幕上肿瘤常发生在脑室周围,多位于顶、枕叶;②平扫肿瘤呈菜花状的等密度或混杂密度病灶;③20%伴有钙化,呈单发或多发点状,幕下者多见;④肿瘤常有囊性变,增强扫描呈中等度强化;⑤可发生阻塞性脑积水;⑥发生室管膜下转移时,侧脑室周边可见局灶性密度增高块影或条状密度增高影。

　　MRI 表现:肿瘤呈分叶状,边界清楚。在 T1WI 为略低信号或等信号,T2WI 为高信号。肿瘤血管显示为低信号。注射 Gd-DTPA 肿瘤有明显强化,常有脑积水。

　　【鉴别诊断】

　　应与胶质母细胞瘤、间变性星形细胞瘤和脑转移瘤鉴别。这些肿瘤的发病年龄多在 40 岁以上,常有明显的花环状强化,瘤周水肿及占位效应重。

　　(五) 脉络丛乳头状瘤

病例 1-8

　　【病史摘要】　男性,17 岁。头痛恶心伴呕吐 3 月。

【MRI 征象】　如图 1-8,右侧脑室前角内见圆形稍长 T1 长 T2 异常信号的病灶,双侧侧脑室明显扩大,增强扫描后病灶强化明显。

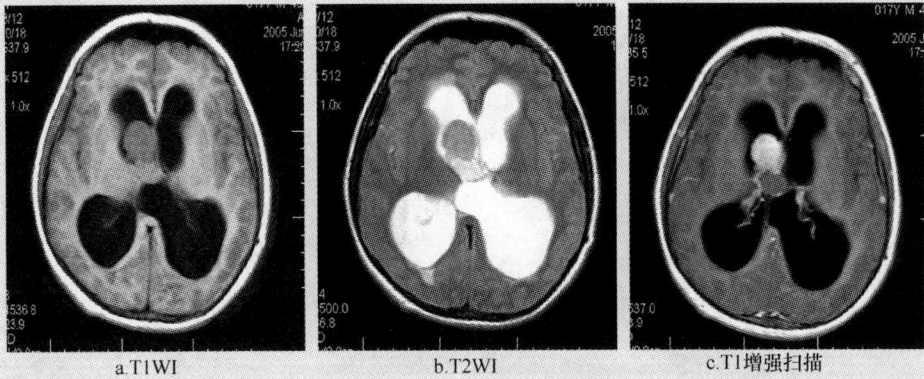

a.T1WI　　　　　　　　b.T2WI　　　　　　　　c.T1增强扫描

图 1-8

【MRI 诊断】　右侧脑室内脉络丛乳头状瘤。

相 关 知 识

脉络丛乳头状瘤起源于脉络丛上皮细胞,可发生于任何年龄,以小儿及青少年多见,是较为少见的肿瘤,占颅内肿瘤的 0.3%~0.7%,占儿童脑肿瘤的 3% 左右,儿童多数发生在侧脑室三角区,极少数发生在第三脑室,而成人好发于第四脑室,亦可位于侧脑室内。该瘤虽属良性,但可经脑脊液发生种植转移,在脑室及蛛网膜下腔内广泛分布。该瘤的另一特点是脑积水,多认为与肿瘤本身产生过多的脑脊液有关。

MRI 表现:①位于脑室内肿瘤有时似悬浮于脑脊液中,其边缘清楚、平滑或有分叶。病变位于第四脑室时,瘤周可见环形或弧状脑脊液信号影,正常的第四脑室不显示;②在 T1WI 上呈等信号,T2WI 上为等信号或稍高信号,信号多较均匀,偶见坏死区,25%~80% 病灶内有钙化,呈点状或较大团块状;③脑室系统明显扩大;④增强扫描示病变多为明显均匀一致的强化。

【鉴别诊断】

①室管膜瘤:鉴别要点见上节;②脑膜瘤:平扫肿瘤呈等 T1 等 T2 信号,钙化相对少见且多为砂粒状,肿瘤表面常较光整,缺乏交通性脑积水征象;③星形细胞瘤:病灶常呈圆形或椭圆形,可有分叶,但表面一般不呈桑椹状。钙化较少见,强化不及本瘤明显。

(六) 髓母细胞瘤

病例 1-9

【病史摘要】　男性,7 岁。头痛、呕吐 1 个月,伴行走不稳。

【CT 征象】　如图 1-9,增强扫描示小脑蚓部有一密度增高的类圆形病灶,大小为 4.7cm×

4.3cm,其中混杂有小片状低密度影,病灶周围见环状低密度水肿区,第四脑室受压,呈"八"形向前移位,第三脑室及侧脑室扩张。

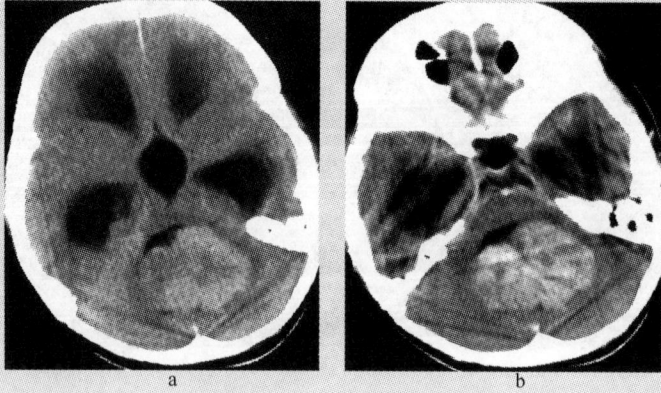

图 1-9

【CT 诊断】 髓母细胞瘤。

病例 1-10

【病史摘要】 女性,8 岁。头痛 2 个月,伴行走不稳 1 月余。

【MRI 征象】 如图 1-10,小脑蚓部见不规则形稍长 T1 长 T2 异常信号影,并突入四脑室,使四脑室变窄,周围见轻度水肿,增强扫描示病灶明显不规则形异常强化。

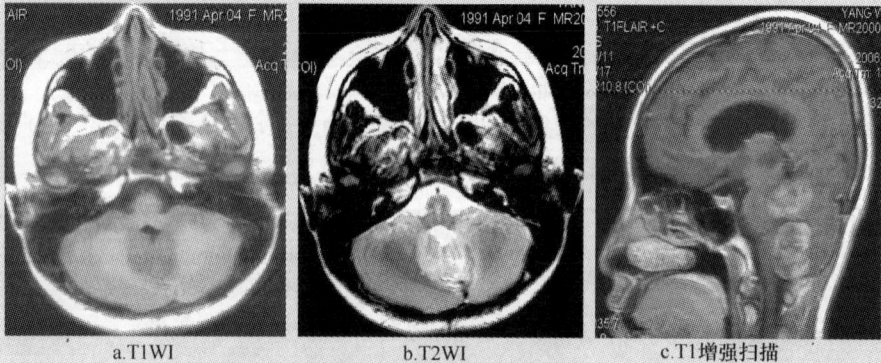

a.T1WI   b.T2WI   c.T1增强扫描

图 1-10

【MRI 诊断】 髓母细胞瘤。

相 关 知 识

髓母细胞瘤为恶性程度极高的肿瘤,占颅内肿瘤的 1.84% ~ 6.54%,来源于胚胎残留组织。髓母细胞瘤有两个发病年龄高峰,一个为 15 岁以下,占 75%;另一个为 20~30 岁,约占 25%。该瘤主要累及幕下后颅窝,在儿童 92% 发生于小脑蚓部,并突入或压迫阻塞第四脑室引起阻塞性脑积水,有时肿瘤可通过第四脑室左右侧孔长入小脑延髓池。在成人则常发生于小脑半球的背侧面,且肿瘤细胞分化成熟的发生率略高于儿童。临床表现:常见躯体平衡障碍,高颅压症状,共济失调。该病病程发展较快,手术后易复发,且易通过脑脊液早期广泛转移。

CT 表现:①平扫肿瘤位于后颅窝中线附近,四脑室变形或消失;圆形或类圆形的病灶,多数呈高密度,少数呈等密度或混合密度,低密度者较少,边缘较清楚,病灶周围环绕有低密度水肿带;②10%～25%可见斑点状钙化,有较小的囊变区和坏死区,但大片出血者少见;③增强扫描肿瘤呈均匀一致的中等至明显强化;④第四脑室呈弧形前移;⑤80%～90%伴幕上梗阻性脑积水;⑥肿瘤可发生幕上脑膜或脑实质、椎管内蛛网膜下腔的转移,表现为脑膜增厚结节状强化或脑实质内强化瘤结节。

MRI 表现:在T1WI上常为低信号,T2WI上为等信号或高信号,增强表现及其他征象与CT相似。

【鉴别诊断】

诊断要点:①儿童或青少年发病;②肿瘤位于后颅窝小脑蚓部;③肿瘤呈类圆形,边界清楚;④肿瘤呈高密度或等密度,在MRI上呈长T1长T2信号。需与以下疾病鉴别:①室管膜瘤:两种肿瘤常难以鉴别,但室管膜瘤位于第四脑室内,可见肿瘤周围有环形线状脑脊液影包绕,肿瘤的密度不及髓母细胞瘤高,多为等密度,且囊变多见,有时可见瘤灶内低密度囊变区,形态不规则,周围水肿较轻;②星形细胞瘤:儿童最常见的脑肿瘤是星形细胞瘤,且好发于小脑,多为囊性。当表现为实性病灶时,与髓母细胞瘤相似,其主要区别点是:髓母细胞瘤在平扫和增强扫描的密度均较星形细胞瘤高;其次是部位不同,髓母细胞瘤80%以上位于小脑蚓部,星形细胞瘤可位于中线或在小脑半球,但继发性幕上脑室扩大相对少见。

复习思考题

1. 简述星形细胞瘤分几级,各级的影像学表现?
2. 简述室管膜瘤与髓母细胞瘤的鉴别要点?
3. 简述少突胶质细胞瘤的影像学特点?

二、脑 膜 瘤

病例 1-11

【病史摘要】 女性,46岁。视力模糊5年。

【CT 征象】 如图1-11,平扫示右侧额叶颅板下方较高密度病灶,其内密度不均,可见条形低密度影(图1-11a)。增强扫描示病灶呈轻度至中度强化,其周围见有薄层环状低密度区,右侧脑室前角受压变形移位,中线结构局部左偏,邻近脑沟、脑回受推压向外移位(图1-11b)。

【CT 诊断】 右侧额部脑膜瘤。

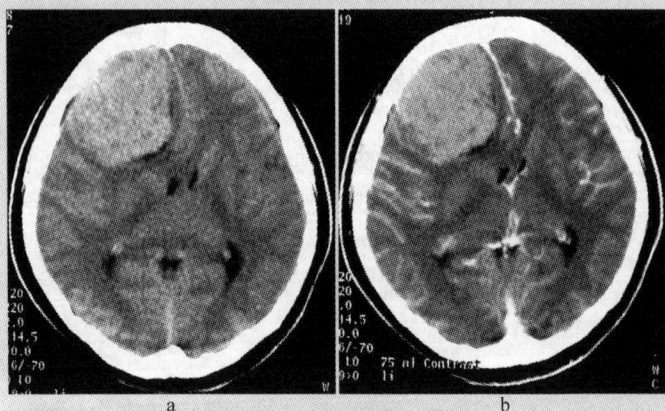

图 1-11

病例 1-12

【病史摘要】 女性,34 岁。头晕、头痛 3 年加重 1 周,外院 CT 示右顶叶占位。

【MRI 征象】 如图 1-12,平扫示右侧顶部大脑镰旁可见圆形长 T1 稍长 T2 异常信号的占位性病灶,信号较均匀,大小约 4.5 cm×4.5cm,边界显示清楚,可见长 T1 长 T2 的假包膜征象,相邻的蛛网膜下腔增宽,并有一宽基与大脑凸面的脑膜相连,局部颅板增厚,周围未见水肿带,占位效应明显,可见白质扣压征,胼胝体及周围白质受压向下移位;增强扫描示病灶明显较均匀异常强化,并可见脑膜尾征。

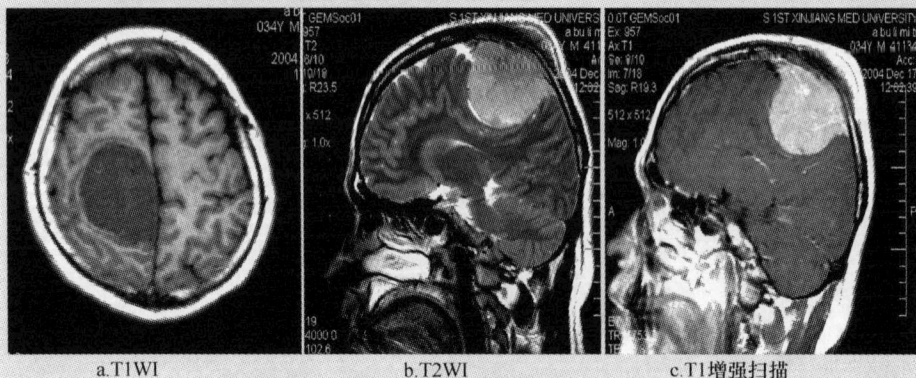

a.T1WI   b.T2WI   c.T1增强扫描

图 1-12

【MRI 诊断】 右侧顶部大脑凸面脑膜瘤。

相 关 知 识

脑膜瘤起源于蛛网膜上皮细胞或硬膜内的上皮细胞,与蛛网膜颗粒关系密切,绝大多数为良性,少数为恶性,起病缓慢且病程长,可达数年之久,为颅内常见肿瘤之一,在颅内原发肿瘤中仅次于星形细胞瘤而居第二位,多见于中年人。

大体病理:常为单发,少数多发,肿瘤包膜完整,血供丰富,内部结构致密,可有钙化,极少有囊变坏死及出血。根据脑膜瘤细胞学表现,可将其分为合体细胞型、纤维母细胞型、血管母细胞型、过渡型和恶性型。目前,WHO 根据肿瘤增殖活跃程度及其侵袭性等生物学行为将脑膜瘤分为三型:典型或良性脑膜瘤,占大多数;不典型脑膜瘤,则较少;间变型即恶性脑膜瘤,罕见。

好发部位:幕上、大脑凸面、大脑镰旁、额底部、蝶骨嵴、鞍结节、幕下、小脑桥脑角、横窦和窦汇。30%~40%发生在上矢状窦旁或大脑半球凸面,15%~20%位于蝶骨嵴,10%居嗅沟或蝶骨小翼上,10%在鞍上。其他部位包括大脑镰、后颅窝、海绵窦、脑室内等。

临床表现:初期症状及体征不明显,以后逐渐出现颅内压增高征及局部定位症状体征,如癫痫,视力障碍,听力障碍等。

CT 表现:①肿瘤位于脑外,为边缘清楚的病灶,以宽基底与颅骨板或硬脑膜相附着;②病灶的密度在平扫时多数为均匀高密度,其次多为等密度,低密度者少见;③平扫钙化较多见,占15%~20%,常为细小点状或砂粒状或均质钙化;④囊变少见;⑤多数患者在瘤周仅有轻度水肿及扩大的蛛网膜下腔;⑥邻近骨质增生或呈侵蚀性破坏;⑦占位效应明显;⑧增强扫描约90%者呈明显均匀强化,极少数呈轻度强化,钙化的脑膜瘤可不强化;⑨肿瘤多数呈圆形或卵圆形,边界清楚,极少数为形态不规则,边界不清;⑩出现脑外肿瘤的一些征象:白质塌陷征、硬膜尾征、宽基征、颅骨增生变厚或破坏变薄及局部脑池脑沟变化。

MRI 表现:①脑膜瘤在 T1WI 多为等信号,少数为低信号,T2WI 为高、等、低信号。肿瘤内部信号不均匀,表现为颗粒状、斑点状,这与肿瘤内血管、钙化、囊变有关。一般瘤周不出现水肿,但肿瘤位于静脉窦附近影响静脉回流时或肿瘤间变时会出现水肿。在 T1WI 上脑膜瘤周围低信号环介于肿瘤与水肿之间,称为假包膜,它是由肿瘤周围的小血管、薄层脑脊液、神经胶质及萎缩的皮质构成;②增强扫描示肿瘤出现明显强化,其中60%肿瘤邻近脑膜发生鼠尾状强化,为脑膜尾征;③肿瘤邻近的骨板发生改变,增厚、破坏或变薄。

【鉴别诊断】

诊断要点:①神经系统受损的表现不定,高颅压征象出现晚;②CT 平扫多为高密度;MRI 平扫时 T1WI 肿瘤为等或低信号,T2WI 为高、等、低信号;③有一宽基与硬脑膜相连;④白质扣压征;⑤邻近蛛网膜下腔增宽;⑥假包膜征象;⑦邻近颅骨骨质改变;⑧强化明显并可见脑膜尾征。

在 CT 诊断上须与下述病变鉴别:①星形细胞瘤:平扫时呈等密度或低密度,密度不均匀,瘤周水肿较重,好发于额颞叶,沿胼胝体侵及对侧,增强扫描呈不同程度强化;②室管膜瘤:成人室管膜瘤较常发生在侧脑室三角区,与脑膜瘤不同的是此瘤形态多规整、密度不均匀,增强扫描时强化多为中度或轻度,而且不均匀,亦可为肿瘤部分位于脑室内,部分位于脑实质内;③淋巴瘤:好发于第三脑室及侧脑室周围的脑实质内,为单发或多发的病灶,在平扫时可呈稍高密度,其密度较均匀,但无坏死、钙化,瘤周有中度水肿,肿瘤可跨中线生长,但常在胼胝体附近向两侧延伸;④脉络丛乳头状瘤:10岁以下儿童多见,肿瘤表面呈颗粒状,脑积水较明显,可出现交通性脑积水,其他征象与脑膜瘤多相似。

复习思考题

1. 简述脑膜瘤的(CT 和 MRI)影像表现?
2. 简述脑外肿瘤的共同特点?

三、转 移 瘤

病例 1-13

【**病史摘要**】 女性,61 岁。患有左肺癌,现头痛、呕吐 1 月。

【**CT 征象**】 如图 1-13,平扫示左侧颞枕部、额叶及右侧顶叶可见多个 环状、类圆形高密度结节影,病灶周围大片状低密度水肿影(图 1-13a,图 1-13b)。

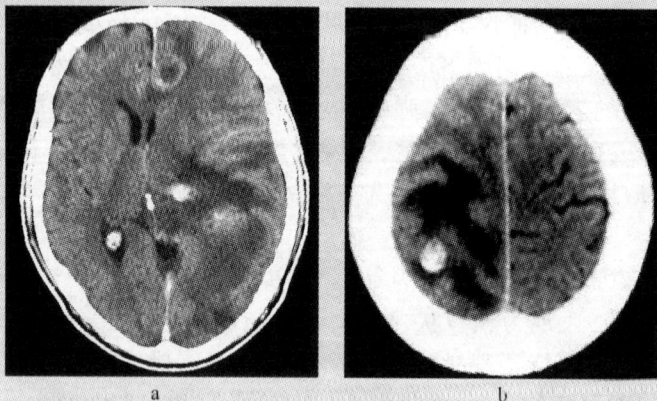

图 1-13

【**CT 诊断**】 脑转移瘤。

病例 1-14

【**病史摘要**】 男性,72 岁。反应迟钝 1 月伴二便失禁,确诊肺癌半年,外院 CT 左额占位。

【**MRI 征象**】 如图 1-14,平扫示左侧额叶及右侧顶叶皮质见片状水肿影,左侧额叶水肿带内可见圆形稍长 T1 稍长 T2 异常信号的占位性病灶,该病灶大小约 2.5 cm×2.5cm,边界不清,其内混杂有更长 T1 长 T2 的坏死囊变区,增强扫描示左侧额叶及右侧顶叶皮质病灶呈明显环状不规则形异常强化。

【**MRI 诊断**】 脑转移瘤。

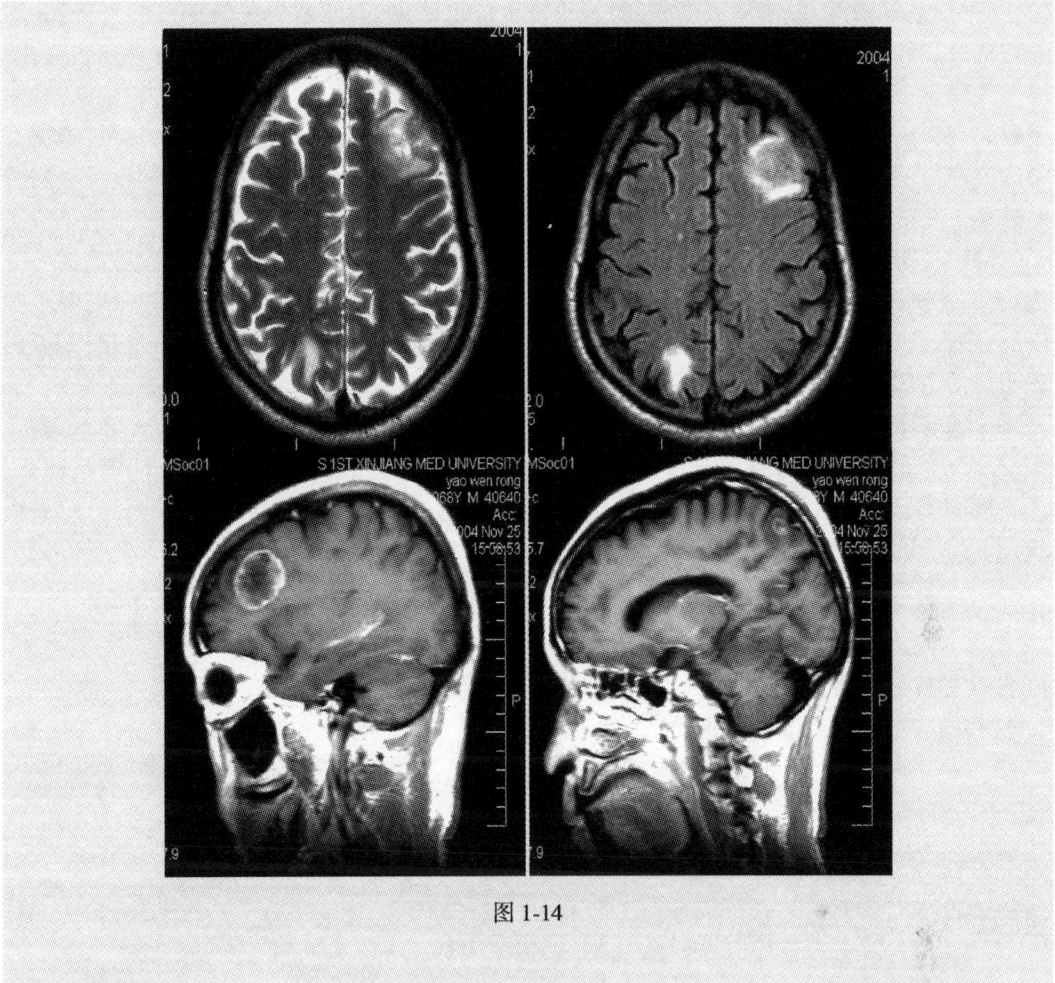

图 1-14

相 关 知 识

转移瘤占颅内肿瘤的 3%~10%,多发生于中老年人,可为多发或单发,好发部位为大脑中动脉分布区的灰白质交界区。常见的原发癌为肺癌,其次是乳腺癌、肾癌等。男性最常见的原发肿瘤是肺癌,女性则为乳腺癌;其他较常见的原发肿瘤为胃肠道癌、前列腺癌、黑色素瘤等,有 10%~15% 的脑转移瘤其原发部位不明。脑内转移瘤通常为血行播散,沿着脑血流分布;亦可周围肿瘤直接浸润入颅内。肿瘤组织结构与原发癌有关,多呈结节状,大小不等,边界清楚,肿瘤较大时中央可发生液化坏死及出血,瘤周水肿非常明显。脑肿瘤的瘤内出血以转移性肿瘤如黑色素瘤、绒毛膜上皮癌、支气管肺癌、乳腺癌等的转移为最多见。部分转移瘤可沿软脑膜广泛浸润,使脑膜增厚或呈结节状。临床表现与肿瘤的占位效应有关,主要为颅内压增高症状,如头痛,恶心呕吐,共济失调,视乳头水肿。也可出现精神障碍和神经定位体征。

CT 表现:①常位于大脑半球的皮质下区,呈类圆形结节状病灶,大小不等,多发或单发,大多数为多发病灶。多发时肿瘤较小,密度较均匀;单发时肿瘤通常较大,其内密度不均匀;②平扫呈等密度、低密度或高密度,若为较大的低密度病灶,常可见等密度的外壁;③增强扫描时病灶呈中等度至明显强化,多发的小结节强化较均一,较大的病灶可呈环状强化,环壁较厚且不均匀;④多数肿瘤周围可见大片水肿,瘤周水肿严重,呈指状分布特别是顶叶,主要表现为病灶很小而水肿范围却很大;⑤占位效应明显,脑室变形,中线结构移位,脑池及脑沟变小或消失;⑥有时见不到明确瘤结节,仅表现为局部片状低密度水肿;⑦颅骨呈溶骨性破坏。

MRI 表现:①肿瘤在 T1WI 为低信号,T2WI 为高信号。由于病理情况复杂,肿瘤信号变化较多;②肿瘤多发,小者为实性结节,大者中间多有坏死,为不规则环状;③肿瘤周围水肿广泛,多表现为小病灶大水肿;④增强扫描示肿瘤实性部分明显增强,囊变区不强化;⑤可出现明显的占位效应。

【鉴别诊断】

表现为单发转移瘤时需与以下疾病鉴别:①各部位的原发性肿瘤;②急性期脑梗死;③恶性脑膜瘤。表现为多发转移瘤时需与以下疾病鉴别:①脑脓肿:环壁较规则,有感染症状;②多发性脑梗死;③多发性脑膜瘤。

复习思考题

1. 简述转移瘤的影像学表现?
2. 转移瘤与星形细胞瘤的鉴别诊断?

四、听神经瘤

病例 1-15

【病史摘要】   男性,41 岁。左侧面部麻木,伴左耳听力下降 1 年余。

【CT 征象】   如图 1-15,平扫示左侧脑桥小脑角区有一实性类圆形稍高密度病灶;增强扫描示病灶较明显强化,病变大小约为 3.1cm×3.4cm,外侧贴近内听道,第四脑室变窄向右后移位。

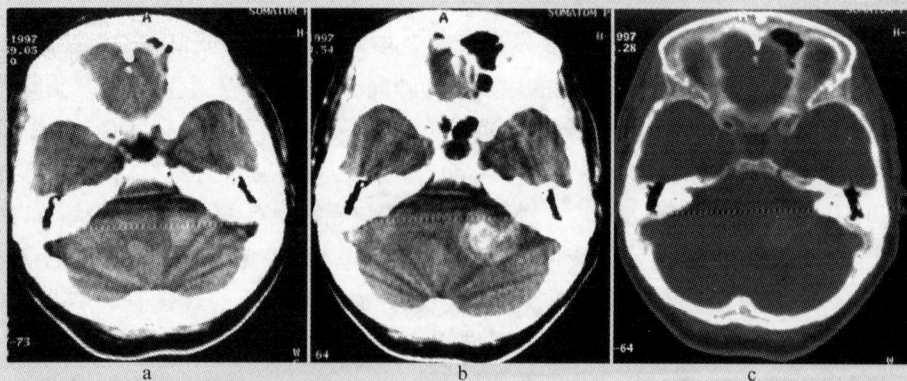

图 1-15

【CT 诊断】   左侧听神经瘤。

病例 1-16

【病史摘要】　女性,41 岁。左侧面部麻木半年,左耳听力下降、眩晕、走路不稳 3 个月,头痛,恶心呕吐半月。

【MR 征象】　图 1-16,平扫示左侧桥小脑角区见类圆形稍长 T1 长 T2 异常信号的占位性病灶,其内混杂有更长 T1 长 T2 的坏死囊变区,病灶大小约 4.0cm×3.5cm,与左侧内听道关系密切,左侧内听道呈喇叭口样改变,病灶周围见少许水肿带,占位效应明显,左侧小脑半球及脑干、四脑室受压向右侧移位。增强 扫描示病灶明显不均匀强化。

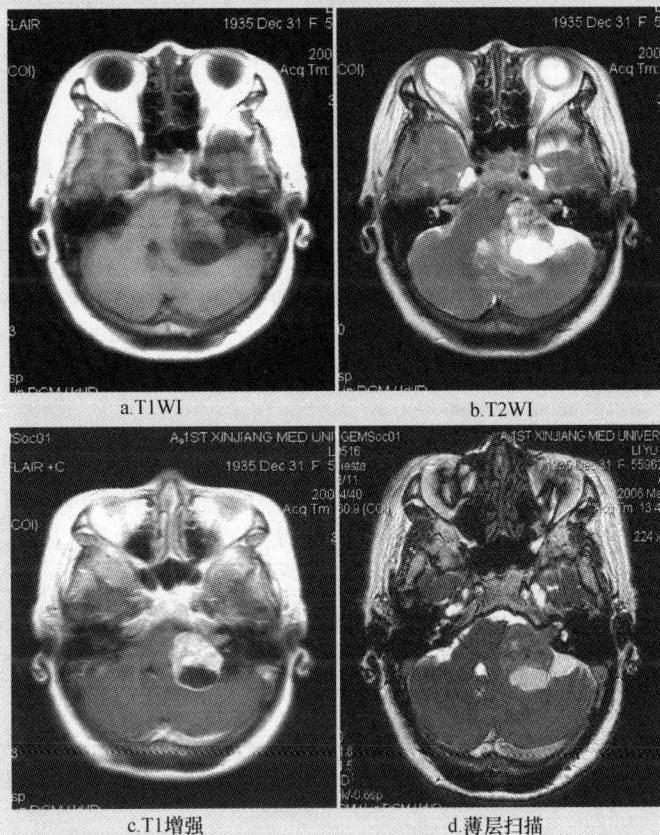

a.T1WI　　　　　　　b.T2WI

c.T1增强　　　　　　d.薄层扫描

图 1-16

【MRI 诊断】　左侧听神经瘤。

相 关 知 识

听神经瘤约占颅内肿瘤的 5%~10%,占桥小脑角肿瘤的 80%。是成人常见的后颅窝肿瘤。大多数为单发,若并发于神经纤维瘤病 Ⅱ 型时则为多发。听神经由桥延沟至内耳门长约 1cm,称近侧段;在内耳道内长 1cm,称远侧段。听神经瘤 75% 发生在远侧段,25% 在近侧段,可引起内听道扩大及骨质改变。肿瘤以内听道口为中心呈圆形或椭圆形生长,血运丰富,少数可囊变为囊性听神经瘤。听神经瘤多起源于听神经前庭支的神经鞘,为良性肿瘤,生长缓慢,有包膜,多为实性,常伴有囊性变和出血,钙化少见。多数患者内听道口扩大。早期表现为听力障碍,后期出现面神经和三叉神经受损及小脑症状,高颅压症状等。

CT 表现:①多为等密度,常伴低密度区;②增强扫描后,90%的肿瘤为中等至明显强化,有时呈环状强化;③瘤体位于内听道口处,骨性内听道常呈漏斗状扩大;④脑桥小脑角池闭塞,第四脑室向对侧及后方移位,其上方可有脑积水。

MRI 表现:①肿瘤位于桥小脑角,与硬脑膜呈锐角相交,为圆形或分叶形,多呈不均匀长 T1 长 T2 信号,常伴有囊变。囊变区信号呈更长 T1 长 T2;②大部分肿瘤伴有内听道漏斗样扩大;③增强扫描示肿瘤实性部分明显增强,囊变区不强化;④可出现明显的占位效应,压迫脑干和小脑,压迫四脑室形成阻塞性脑积水。

【鉴别诊断】

需与以下病变鉴别:

1. 脑膜瘤 是桥小脑角区第二位常见肿瘤,其鉴别要点有:①肿瘤以宽基贴于脑桥小脑角区的颞骨与之成钝角;②邻近颅骨可见骨质增生或破坏;③增强扫描后,肿瘤呈均匀一致的明显强化,囊变、坏死少见;④肿瘤可有钙化;⑤位置偏前,可跨颅窝,内听道口不扩大。

2. 三叉神经瘤 位于岩骨尖区位置偏前,可跨入中颅窝,无内听道扩大,但颞骨岩部尖端可见骨吸收或骨破坏,而听神经瘤是发生于听神经上的神经鞘瘤,肿瘤可位于内听道内,沿内听道生长,延伸至桥小脑角脑池内,进而压迫脑组织。一般均表现为内听道扩大。增强MRI 可以早期诊断微小听神经瘤。无内听道口改变,增强扫描有明显强化。

3. 表皮样囊肿 占脑桥小脑角区肿瘤的 5%,呈囊性,肿瘤形态为分叶状或不规则,有"见缝就钻"的特点,增强扫描时常不强化。

复习思考题

1. 听神经瘤的影像学表现?
2. 听神经瘤与桥小脑角区脑膜瘤的鉴别诊断?

五、三叉神经瘤

病例 1-17

【病史摘要】 女性,62 岁。主因右侧面部麻木伴头痛 1 个月来医院就诊。

【MRI 征象】 右侧中颅窝底可见不规则形稍长 T1 长 T2 异常信号病灶影,沿着右侧三叉神经的半月节及根部生长,呈哑铃状,脑干受压向左侧移位,左侧三叉神经显示清楚。增强扫描后:病灶强化较明显(图 1-17)。

【MRI 诊断】 右侧三叉神经瘤。

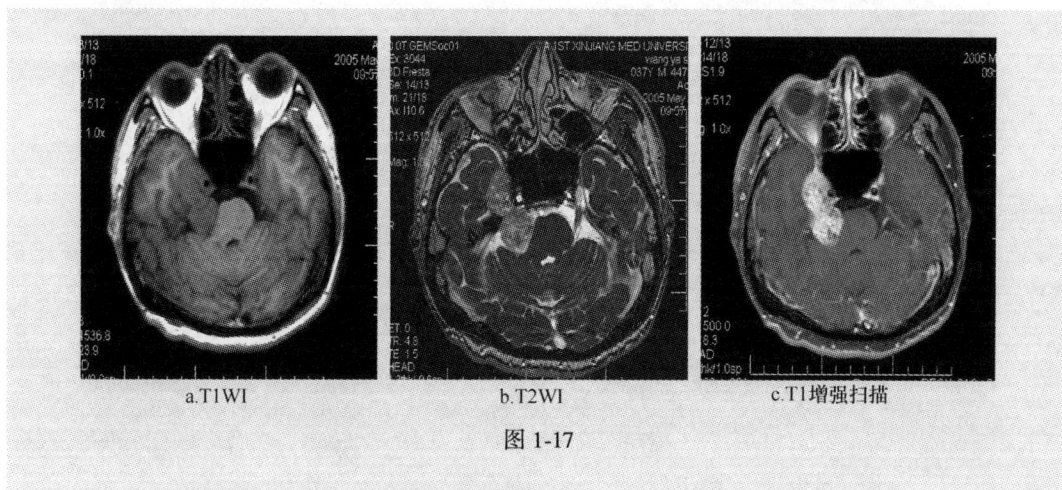

a.T1WI　　　　　　b.T2WI　　　　　　c.T1增强扫描

图1-17

相 关 知 识

三叉神经瘤占颅内肿瘤的0.2%~1%。该瘤起源于三叉神经髓鞘的神经膜细胞,常见囊性变和出血坏死,有包膜,属脑外肿瘤。①起源于三叉神经半月节,居中颅窝的硬膜外,生长缓慢,可向海绵窦及眶上裂扩展。②起源于三叉神经根,居后颅窝的硬膜内,可侵犯周围脑神经,约25%的三叉神经瘤可位于颞骨岩部尖端,跨越中颅窝、后颅窝的硬膜内外。

MRI表现:①中颅窝和后颅窝交界处可见卵圆形或哑铃形肿物,肿瘤在T1WI为低信号,T2WI为稍高信号;②瘤体周围一般无水肿;③瘤体小者可无占位效应,中颅窝内较大者可压迫鞍上池;后颅窝较大者可压迫第四脑室,骑跨中颅窝、后颅窝者呈哑铃状,为三叉神经瘤特征性表现;④肿瘤有强化,较小的实性者呈均一强化,囊变者呈环状强化;⑤颞骨岩部尖端破坏。

【鉴别诊断】

①前庭蜗神经瘤:以内听道口为中心改变,内听道口扩大,通常不跨越颅窝。②脑膜瘤:强化较明显,囊性变较少,局部骨质为增生性改变。

六、垂 体 瘤

病例1-18

【病史摘要】 男性,34岁。四肢肥大,颧骨高伴生长激素增高。

【CT征象】 如图1-18,平扫示鞍区稍高密度占位,其内可见更低密度影,边界清(图1-18a);增强后示病灶明显强化,其内低密度区无明显强化(图1-18b);冠状位平扫示蝶鞍内较高密度病灶,高度为2.4cm鞍底下凹变薄,后床突抬高(图1-18c)。

【CT诊断】 垂体大腺瘤。

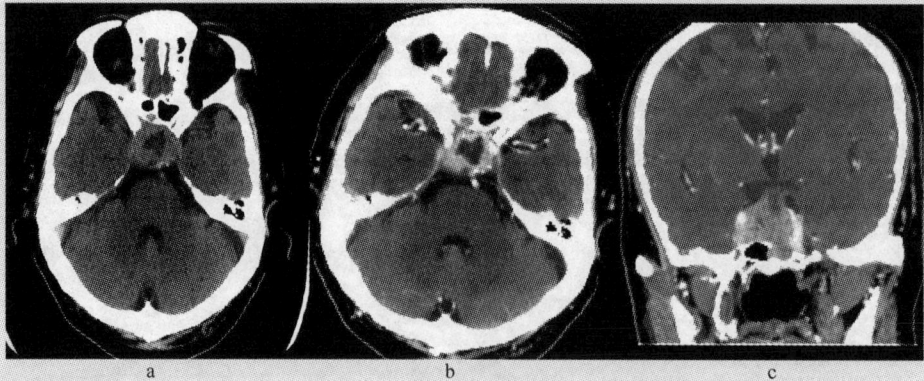

图 1-18

病例 1-19

【病史摘要】 女性,38 岁。肢端肥大,视物不清 1 年余,外院 CT 示鞍区占位。

【MRI 征象】 如图 1-19,平扫示鞍区占位,向上生长突入鞍上,可见束腰征,正常垂体组织消失,病灶呈等 T1 等 T2 异常信号,其内可见更长 T1 长 T2 的囊变坏死区,右侧颈内动脉轻度被包绕,左侧颈内动脉受推压移位。垂体柄消失,视交叉受压抬高。增强扫描示病灶实性部分明显强化,囊性部分未见强化。

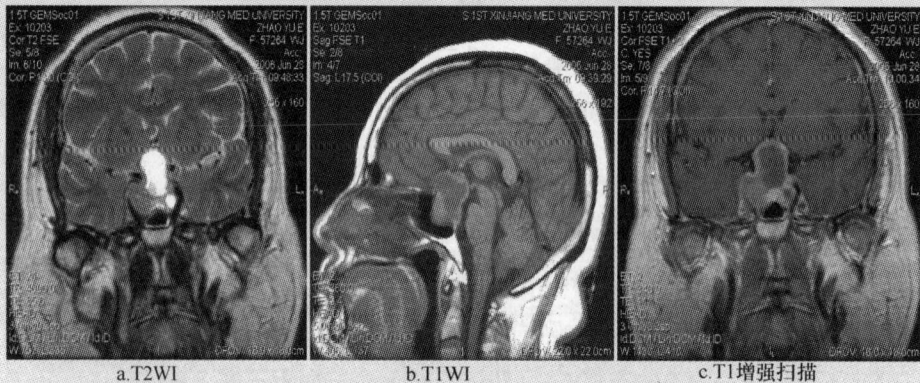

a.T2WI b.T1WI c.T1增强扫描

图 1-19

【MRI 诊断】 垂体大腺瘤。

相 关 知 识

垂体正常表现:形态"工"字形,垂体柄居中无偏移,两侧海绵窦及颈内动脉对称;上缘平直,生育期女性中央可稍微隆起;下缘平坦,无倾斜及局限性凹陷;大小高度:女性<9mm,男性<7mm。垂体瘤占颅内肿瘤的 10%~18%,以女性多见。垂体腺瘤属脑外肿瘤,包膜完

整,与周围组织界限清楚,可向上生长突破鞍隔侵及鞍上池并压迫室间孔;向旁侧压迫海绵窦延伸至中颅窝;向后可压迫脑干;向下可突入蝶窦。较大肿瘤因缺血或出血而发生中心坏死或囊变。根据有无激素分泌,将该瘤分为功能性(占75%)和无功能性(占25%)。有分泌功能者可再分为生长激素腺瘤、泌乳素腺瘤、促肾上腺皮质激素腺瘤、促性腺腺瘤等。功能性腺瘤主要表现内分泌亢进症状,如闭经、溢乳、巨人症或肢端肥大症。无功能性腺瘤主要表现为肿瘤压迫症状视力障碍、头痛、性功能减退等。依肿瘤大小分微腺瘤(直径<10mm)和大腺瘤(直径>10mm)。按组织细胞分为嗜酸性、嗜碱性、嗜酸嗜碱性、嫌色性。

CT表现:①鞍内占位,多呈圆形,可向鞍上或向两侧生长,平扫多为等密度高密度少见;②肿瘤内有出血较少见;③蝶鞍扩大,鞍底下凹变薄、侵蚀或破坏,鞍背骨质破坏吸收;④增强扫描后肿瘤多为明显均匀强化;⑤束腰征:冠状扫描见肿瘤呈"花生米"状,为肿瘤向上生长穿过鞍隔时受其束缚所致;⑥梗阻性脑积水。

MRI表现:①垂体瘤在T1WI和T2WI显示鞍内肿瘤向鞍上生长,信号强度与脑灰质相似或略低。垂体多被完全破坏而不能显示。肿瘤出血时T1WI为高信号;肿瘤出现囊变坏死时T1WI为低信号。肿瘤向鞍上生长,冠状位呈葫芦状,是因鞍隔束缚肿瘤所致,称"束腰征";②增强扫描示肿瘤出现明显强化。

【鉴别诊断】

①颅咽管瘤:常为囊性或囊实性,多有囊壁钙化,且以鞍上病变为主,几乎不侵及鞍底;②漏斗星形细胞胶质瘤:肿瘤本身的形态虽与垂体瘤相仿,但病灶不累及鞍底骨质,部位偏后上;③动脉瘤:病变多在鞍旁,瘤壁常有钙化,瘤内有血流的区域强化显著。

复习思考题

1. 简述垂体瘤与颅咽管瘤、鞍区脑膜瘤的鉴别诊断?
2. 垂体瘤的影像学表现?

七、垂体微腺瘤

病例 1-20

　　【病史摘要】　女性,21岁。闭经,头痛3年余,查体:溢乳明显。

　　【MRI征象】　如图1-20,平扫示垂体右缘较饱满,内可见结节样的稍长T1稍长T2异常信号影,垂体柄较短,且轻度向左侧移位,视交叉位置正常。动态增强扫描示垂体右缘病灶强化程度较正常垂体组织强化程度低。

　　【MRI诊断】　垂体微腺瘤。

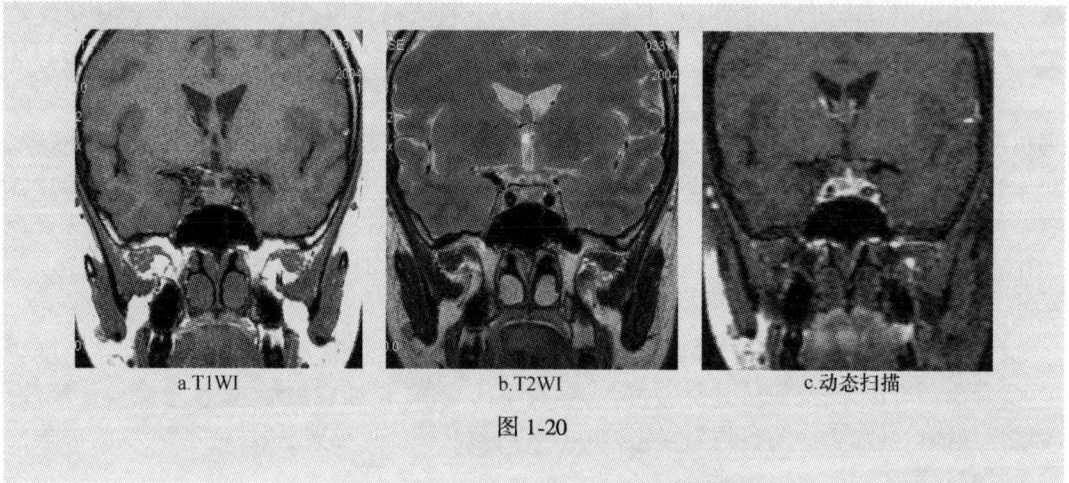

a.T1WI   b.T2WI   c.动态扫描

图 1-20

相 关 知 识

垂体腺瘤约占颅内肿瘤的 10%，多见于成年人。肿瘤直径小于 10mm 称为垂体微腺瘤。可分为有分泌激素功能和无分泌激素功能两种腺瘤，前者包括分泌生长激素和催乳素的嗜酸细胞腺瘤，分泌促肾上腺皮质激素、促甲状腺激素、促性腺激素等的嗜碱细胞腺瘤。临床上有内分泌亢进的症状，如闭经、泌乳、肢端肥大和库欣综合征等。

CT 表现：①垂体内异常密度区，多为低密度。平扫瘤结节呈低密度，延迟扫描后瘤结节逐渐强化；②垂体上缘突起，尤其是局限性不对称性上突，常提示一个潜在的腺内病灶；③垂体高度异常，一般直径高于 8mm 为异常，但 18～35 岁正常女性垂体直径可达 9.7mm；④垂体柄偏移，正常垂体柄位正中，若明显偏移肯定为异常；⑤鞍底骨质变薄、侵蚀和鞍底倾斜或局限性凹陷。

MRI 表现：①垂体高度异常：超出正常垂体高度（男<7mm，女<9mm）；②垂体内信号改变：T1WI 微腺瘤呈低信号，多位于垂体一侧，伴出血时为高信号，PRL 瘤边界清楚，GH 和 ACTH 瘤边界多不清楚。T2WI 呈高信号或等信号；③垂体上缘膨隆；④垂体柄偏移；⑤动态增强扫描示肿瘤信号早期低于正常垂体组织，后期高于垂体组织。

【鉴别诊断】

①垂体囊肿：增强扫描病灶不强化；②正常垂体：10% 的垂体功能正常可出现局限性低密度灶，其中一些为中间部的解剖变异，没有内分泌症状的垂体低密度直径在 5mm 以下者诊断垂体微腺瘤应谨慎；CT 发现直径小于 3mm 的低密度区，还应注意排除伪影，因此 MRI 技术是检查垂体微腺瘤的最佳方法。

复习思考题

简述垂体微腺瘤的 MRI 表现？

八、颅咽管瘤

病例 1-21

【病史摘要】 男性,47 岁。头痛双眼视物模糊 1 年,伴性欲下降。

【CT 征象】 如图 1-21,平扫示鞍上区有一圆形病变,呈低密度改变,其边缘可见壳状高密度钙化影,边界清楚,大小为 3.2cm×3.8cm 第三脑室受压,侧脑室三角区轻度扩大。

【CT 诊断】 颅咽管瘤。

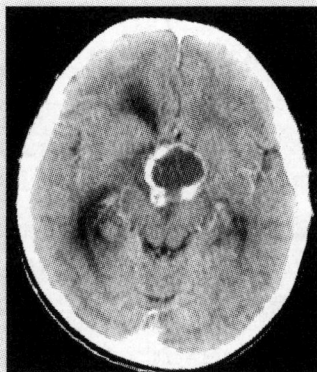

图 1-21

病例 1-22

【病史摘要】 女性,16 岁。头痛伴视物模糊 3 年。

【MRI 征象】 如图 1-22,平扫示鞍上区有一类圆形病变,呈长 T1 长 T2 异常信号,边缘分界较清楚,垂体组织存在,增强扫描后病灶呈环形强化。

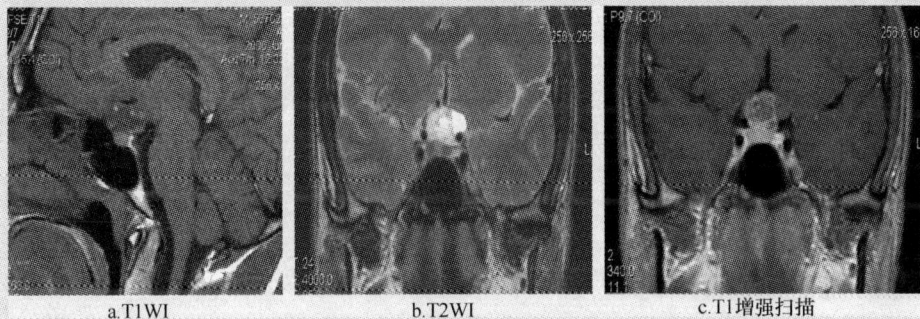

a.T1WI   b.T2WI   c.T1增强扫描

图 1-22

【MRI 诊断】 颅咽管瘤。

相 关 知 识

颅咽管瘤占原发性颅内肿瘤的 3%~7%,占鞍上肿瘤的 50%。好发于 20 岁以下的年轻人,30~60 岁为第二发病高峰。约 70% 的病变可同时累及鞍上和鞍内,20% 为鞍上,10% 为鞍内,25% 可伸展到前颅窝、中颅窝、后颅窝。

CT 表现:①病变发生在鞍上和(或)鞍内。有两种类型,即囊肿型(占 80%~90%)和实质型(占 10% 左右);②囊壁或实质性病灶钙化,占 80%~90%,呈斑片状、点状或弧线状、蛋壳状;③囊壁或实质性病灶呈环形或团块状强化,囊变区不强化;④肿瘤突入第三脑室,引起双侧脑室扩大。

MRI 表现：颅咽管瘤 MRI 表现变化多。T1WI 可以是高信号、等信号、低信号或者混杂信号，这与病灶内的蛋白质、胆固醇、正铁血红蛋白、钙质的含量多少有关。T2WI 以高信号多见。实性肿瘤为等 T1 长 T2 信号。增强后肿瘤实性部分呈均匀或不均匀强化，囊性部分呈壳状强化。

【鉴别诊断】

①垂体瘤：可突向鞍上，常引起蝶鞍扩大，鞍底下陷，海绵窦受累，且因出血、坏死发生囊变。钙化少见；②脑膜瘤：有 10% 可以发生在鞍上，平扫呈均匀稍高密度，可有钙化，囊变少见，肿瘤常位于鞍上偏前的位置，鞍结节骨质增生；③星形细胞瘤：第三脑室下方的星形细胞瘤常表现为鞍上实性病灶，一般不延伸到鞍内，钙化率较颅咽管瘤低，但与鞍上实质型的颅咽管瘤有时较难鉴别；④动脉瘤：巨大动脉瘤壁上可有钙化，增强扫描时瘤壁因有机化组织而强化，但动脉瘤腔内有血液的地方强化非常显著，与颅内动脉强化一致，偶尔强化均匀的动脉与实质型的颅咽管瘤鉴别较为困难，要仔细分析瘤体与大脑动脉环诸血管的关系，不能区分时，要行 MRI 检查或脑血管造影。

九、松果体细胞瘤

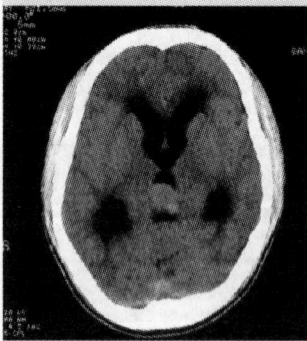

病例 1-23

【病史摘要】 男性，14 岁。尿崩症 5 年。

【CT 征象】 如图 1-23，平扫示第三脑室后方有一 1.9cm×1.7cm 类圆形病灶，呈分叶状。双侧脑室稍扩大。

【CT 诊断】 松果体细胞瘤。

图 1-23

相 关 知 识

松果体细胞瘤系来源于松果体细胞的少见良性肿瘤，肿瘤一般无坏死及囊性变，可有散在点状钙化，偶见明显钙化呈团块状。

CT 表现：①松果体肿大，呈等密度或略高密度；②肿块内有散在的点状钙化或明显团块状钙化；③增强扫描示松果体肿块可明显强化；④侧脑室及第三脑室前部扩大。

【鉴别诊断】

①松果体母细胞瘤：是松果体细胞起源的恶性肿瘤，CT 征象与松果细胞瘤相仿，但松果体母细胞瘤可发生出血坏死，肿块内常见低密度改变，且易侵及小脑上蚓部，又易沿第三脑室室管膜表面转移，增强扫描见脑室周围出现条带状强化；②生殖细胞瘤：CT 征象与松果体细胞瘤相仿，二者鉴别较难，但整个肿瘤几乎全为钙化多见于松果体细胞瘤，而生殖细胞瘤

则少见,生殖细胞瘤可多发,亦有直接侵犯或沿脑脊液扩散的特点;③畸胎瘤:呈混杂密度,含有脂肪、牙及骨骼等,容易区分;④松果体生理性钙化:是颅内结构常见的钙化区,但生理性钙化直径在 1.0cm 以下。

十、表皮样囊肿

病例 1-24

【病史摘要】　女性,34 岁。有头痛、右面部麻木 10 个月。

【MRI 征象】　如图 1-24,右侧桥小脑角区见不规则形长 T1 长 T2 异常信号的占位性病灶,病灶呈匐匍样生长,延髓受压移位,在 DWI 序列上呈明显高信号,增强后未见异常强化。

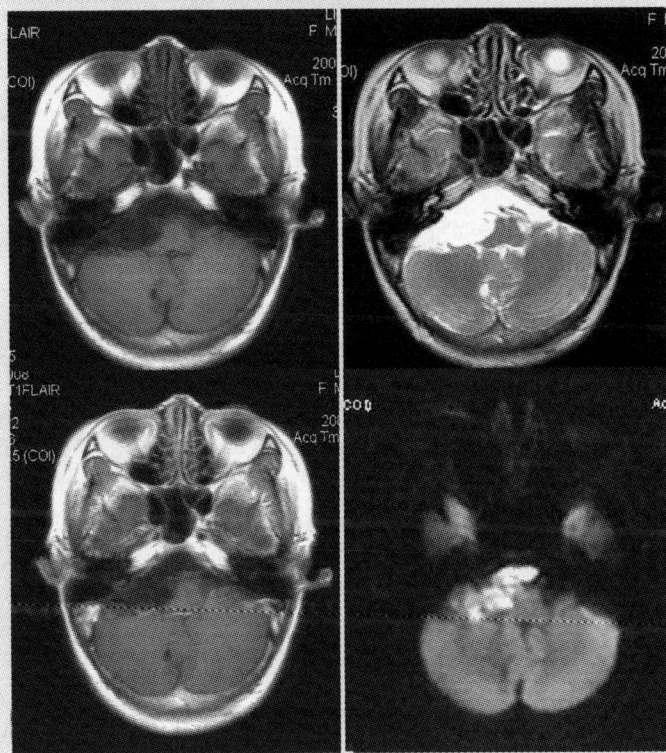

图 1-24

【MRI 诊断】　右侧桥小脑角区表皮样囊肿。

相 关 知 识

表皮样囊肿是颅内最常见的外胚层组织肿瘤,占原发性颅内肿瘤的 1%~9%,好发于青壮年,以脑桥小脑角区最为常见,其次为鞍上池、四叠体、中颅窝及脑室系统,亦可以发生于颅骨板障内。

CT 表现:①呈均匀或不均匀的低密度改变,CT 值 0~15Hu,边缘清楚;②有两种形态:扁平型形态不规则,肿瘤沿蛛网膜下腔蔓延,"见缝就钻";团块型多位于硬膜外,呈球形,为混杂密度;③肿瘤可有钙化,不常见,多位于囊壁上,亦可在囊内;④脑桥小脑角池、环池、四叠体池的肿瘤可致脑干受压、变形;⑤增强扫描时病灶不强化,偶见边缘轻度弧形增强。

MRI 表现:表皮样囊肿的生长方式及其他征象同 CT 表现,病灶在 MRI 上呈长 T1 长 T2 信号,在 DWI 上呈明显高信号,强化后不增强。

【鉴别诊断】

①畸胎瘤:为混杂有脂肪信号的病灶,本例病变中无脂肪信号区;②皮样囊肿:居中线部位,病灶信号较均匀,常低于脑脊液信号,而且发病率较低;③蛛网膜囊肿,常呈圆形或卵圆形,没有"见缝就钻"的特点。

十一、蛛网膜囊肿

病例 1-25

【病史摘要】 女性,28 岁。发作性头痛 6 个月,视力减退。

【CT 征象】 如图 1-25,平扫示左侧颞尖部可见脑脊液样低密度区,病灶边缘光滑锐利,CT 值为 5.7~13.3Hu,侧脑室 CT 值为 3.4Hu。

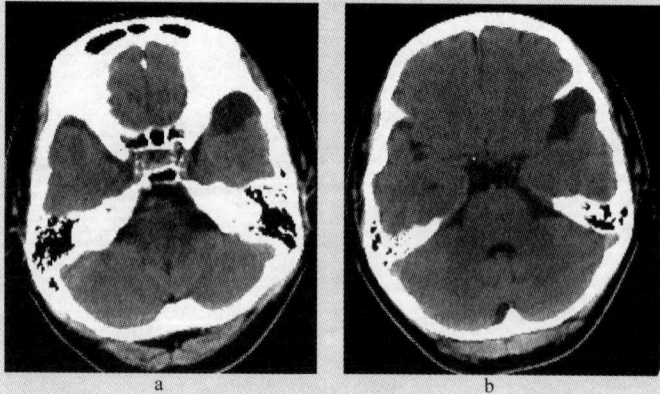

图 1-25

【CT 诊断】 左侧颞尖部蛛网膜囊肿。

病例 1-26

【病史摘要】 男性,10 岁。发作性头痛伴呕吐 1 个月。

【MRI 征象】 如图 1-26,左侧颞部见椭圆形长 T1 长 T2 异常信号的病灶,在 T2 压水像上病灶呈低信号,边界光整,无明显水肿带,占位效应明显,左侧颞叶受压移位,同侧侧脑室明显受压变窄。

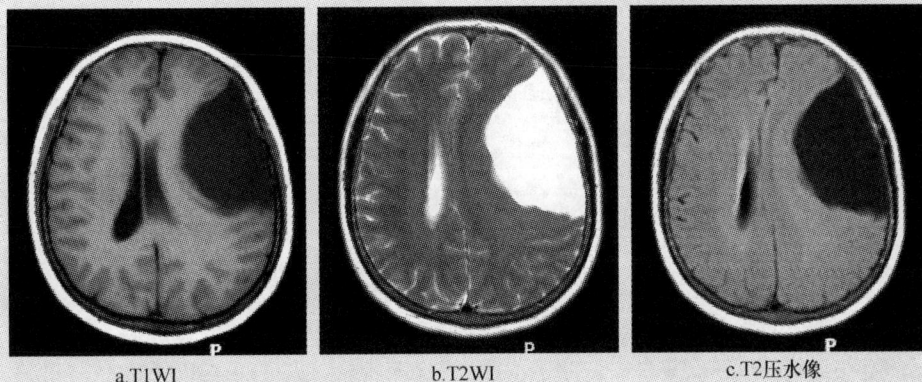

a.T1WI　　　　　　　b.T2WI　　　　　　c.T2压水像

图 1-26

【MRI诊断】　左侧颞部蛛网膜囊肿。

相 关 知 识

　　蛛网膜囊肿为脑脊液包裹于蛛网膜与软脑膜之间所形成的袋状结构的囊肿,可分先天性和继发性。前者可能与胚胎发育有关,后者可因炎症、外伤后粘连所致。此瘤好发于脑底的各个脑池,如大脑外侧裂池、鞍上池、枕大池、脑桥小脑角池等,亦可发生在半球额叶凸面等部位。

　　CT表现:①病变位于脑外,多为局限性脑池扩大,其边缘光滑、清楚,平扫呈脑脊液密度且均匀一致;②增强扫描病变不强化;③局部脑组织受推压移位,位于中颅窝者长期压迫可致颞叶萎缩;④病灶较大,可引起局部颅骨变薄并向外膨隆;⑤后颅窝病变可引起阻塞性脑积水。

　　MRI表现:蛛网膜囊肿的生长方式及其他征象同CT表现,病灶同脑脊液信号长T1长T2,信号均匀,在DWI上呈低信号,增强后不增强。

　　【鉴别诊断】

　　①枕大池:小脑蚓部、半球及第四脑室均正常,无脑积水,颅骨无改变;②Dandy-Walker畸形:小脑蚓部发育不良;③表皮样囊肿:鉴别要点见上节。

第二节　颅 脑 损 伤

一、颅骨骨折并脑挫伤

病例 1-27

　　【病史摘要】　男性,53岁。右顶部锐器伤1小时。

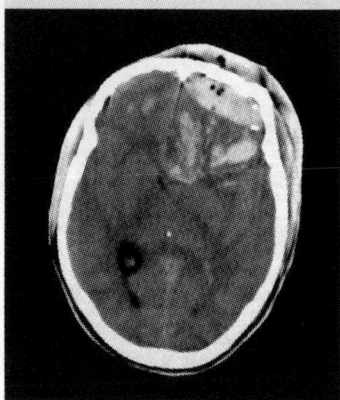

图 1-27

【CT 征象】 如图 1-27,左额顶部头皮血肿、破裂,额骨骨折并局部成角,伴局部脑组织高低混杂密度,左额叶前方见低密度气体影。

【CT 诊断】 左额骨开放性粉碎性骨折,伴左额叶脑挫伤,气颅形成。

病例 1-28

【病史摘要】 男性,35 岁。车祸后昏迷 1 日余。

【MR 征象】 如图 1-28,双侧额叶见片状稍长 T1 长 T2 异常信号,在 T1WI 上病灶内混杂有稍高信号,在压水像上呈高信号,余未见明显异常。

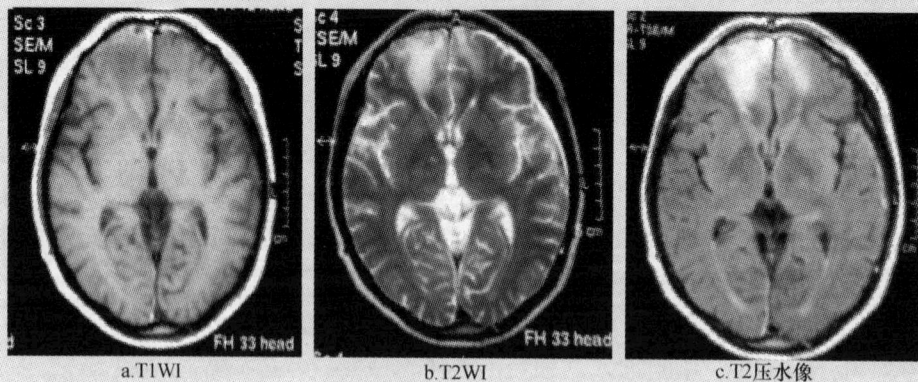

a.T1WI　　　　　　b.T2WI　　　　　　c.T2压水像

图 1-28

【MR 诊断】 双侧额叶脑挫裂伤。

病例 1-29

【病史摘要】 男性,26 岁。右顶部被木棍击伤后头疼 6 日余。

【MR 征象】 如图 1-29,右顶叶不规则形病灶,在 T1WI 上呈高信号,在 T2WI 上信号混杂,有占位效应,灶边可见稍长 T1 稍长 T2 的水肿带,右侧侧脑室体部轻度受压变形。

【MR 诊断】 右顶叶脑血肿(亚急性期)。

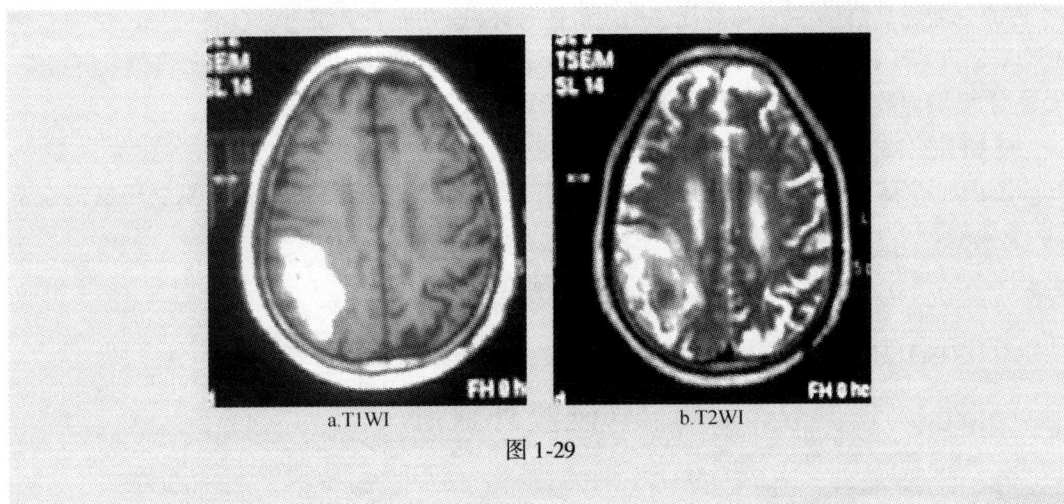

a.T1WI   b.T2WI

图 1-29

相 关 知 识

颅骨骨折在头颅外伤中比较常见,通常按骨折是否与外界相通分为闭合性和开放性骨折;亦可按骨折的形态分为线状骨折、凹陷骨折、粉碎骨折和穿通骨折;而按其部位可分为颅盖骨骨折和颅底骨折。各类骨折可相互并存,如大多数凹陷骨折常为颅骨全层凹陷,可分离为多个碎骨片,又称粉碎性骨折。CT 扫描可通过调整骨窗显示颅骨骨折,并能显示骨折处与颅内结构的关系,可了解骨折嵌入脑组织的深度及有无脑挫伤出血,并据此确定治疗方案,以成为首选方法。MRI 由于成像时间长,对制动有困难的病人难于应用,急性期多不采用。但对评价亚急性、慢性脑损伤和脑干损伤有帮助。外伤后造成脑组织损伤,同时有血肿形成,为外伤直接作用或对冲伤所致,最常见的部位有:额叶底部和颞叶底部。多数情况下与其他征象同时存在(硬膜下血肿,蛛网膜下腔出血)。

CT 表现:粉碎性骨折常非单纯有骨折征象,多数由于骨碎片刺破硬脑膜,形成开放性颅脑损伤,产生一系列的异常:①骨折征象:颅骨的连续性中断,产生多个骨碎片,常凹陷插入脑组织内;②脑出血:局部脑组织密度降低并伴高密度区,有时可形成血肿,表现为脑实质内点片状大小不等的高密度病灶,周围伴有低密度水肿,构成局部混杂密度,有明显的占位效应;③急性硬膜外血肿或硬膜下血肿:在颅板内侧表现为梭形或新月形高密度区;同时合并存在其他征象,如蛛网膜下腔出血、脑疝等;④颅内积气:气体可见于蛛网膜下腔、硬膜下腔、硬膜外腔甚或脑实质或脑室内;⑤局限性脑肿胀改变;⑥头皮损伤血肿。

MRI 表现:对脑外伤后的骨折征象不敏感,但对颅内的损伤显示清晰。脑挫伤表现为水肿的信号长 T1 长 T2,而脑裂伤表现为脑出血的信号。脑外伤后的血肿其演变分为急性期、吸收期和囊变期,各期时间的长短与血肿的大小及年龄有关。MRI 在显示出血、判断出血时间和病因分析等方面具有独特的优势,主要取决于含氧血红蛋白、脱氧血红蛋白、正铁血红蛋白和含铁血黄素等对磁共振信号的贡献;①超急性期(4~6 小时):血肿在 T1WI 上为等或高信号,在 T2WI 上为等或高信号,灶边水肿和占位效应不明显,血肿很大时水肿和占位效应可以很明显;②急性期(7~72 小时):血肿在 T1WI 为等信号或低信号,T2WI 为低信号,明显的灶边水肿,占位效应明显;③亚急性期(3~14 天):T1WI 和 T2WI 血肿周围信号增高并向中心部位推进,至全部变为高信号,最后血肿周缘出现低信号环(含铁血黄素沉着);④慢性期(>2 周):慢性期早期:T1WI 和 T2WI 上均为高信号,高信号周围为低信号的含铁血黄素带,占位效应消失;慢性期晚期:血肿呈长 T1 长 T2 信号,但周围仍可见低信号的含铁血黄素环。

【鉴别诊断】

脑内血肿有明确的外伤史,常伴脑挫裂伤,表现典型,不难诊断。需与高血压脑出血鉴别,主要依靠病史和发病部位。

复习思考题

简述外伤性脑血肿的 MR 诊断要点?

二、硬膜外血肿

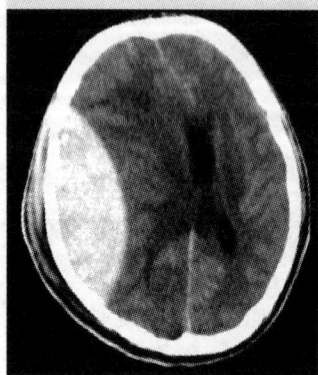

图 1-30

病例 1-30

【病史摘要】 男性,45 岁。头部外伤 3 小时,受伤当时意识丧失。

【CT 征象】 如图 1-30,右颞骨内侧见双凸形高密度区,边缘清楚、锐利,局部脑沟、脑回受压向内移位,中线结构轻度左移。右颞骨线形骨折。

【CT 诊断】 右颞部急性硬膜外血肿。

病例 1-31

【病史摘要】 女性,30 岁。头部外伤 6 小时。受伤当时意识丧失,约 10 分钟后清醒。

【MR 征象】 如图 1-31,右侧额部见梭形病灶,在 T1WI 上为高信号,在 T2WI 上以稍高信号为主,右额叶脑组织轻度受压移位,中线结构居中。

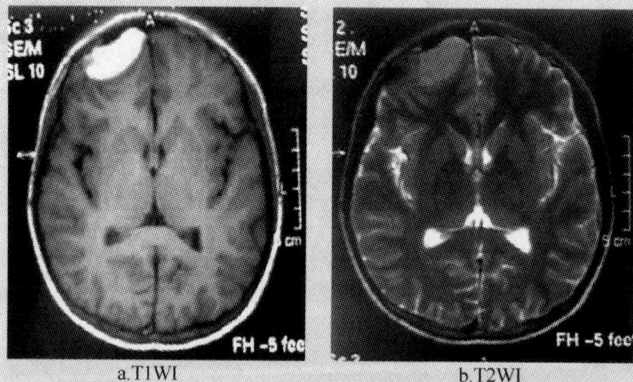

a.T1WI   b.T2WI

图 1-31

【MR 诊断】 右额部亚急性硬膜外血肿。

相 关 知 识

硬膜外血肿约占各种颅脑外伤血肿的 1/3,外伤造成脑膜中动脉,静脉窦,板障静脉等破裂,多见硬脑膜中动脉断裂,在硬膜与颅骨内板之间形成血肿,通常发生在外伤的局部,伴有颅骨骨折;因为硬脑膜和颅骨内板之间的连接十分紧密,所以血肿的张力很高,多呈梭形,比较局限;一般不跨越颅缝,因为硬膜与颅缝是愈合的;典型表现:范围较小的脑外梭形高密度或高信号病变,多见于颞顶区,骨窗常显示颅骨骨折,常伴占位效应。而硬脑膜的静脉窦撕裂也可引起静脉性硬膜外血肿,常见于横窦、窦汇和上矢状窦,可跨越中线。临床上部分病例有典型的表现:即在头部外伤后发生原发性昏迷—中间意识清醒(好转)—继发性昏迷。

CT 表现:①颅骨内板下梭形或双凸形高密度区,血肿内可见气泡,边界清楚锐利;②骨窗条件下常可见局部骨折;③血肿范围较局限,通常不越过颅缝;血肿密度均匀;有时可同时合并硬膜下血肿;④占位效应较轻。

MRI 表现:血肿的形态及继发表现与 CT 表现相同,血肿的信号演变较复杂。急性期:血肿在 T1WI 为等信号或低信号,T2WI 为低信号;亚急性期:T1WI 和 T2WI 血肿周围信号增高并向中心部位推进,至全部变为高信号。慢性期:血肿呈长 T1 长 T2 信号,但周围仍可见低信号的含铁血黄素环。

【鉴别诊断】

急性硬膜下血肿:有时急性硬膜下血肿亦可呈双凸形影,二者鉴别较难,通常硬膜下血肿范围较广,常越过颅缝,占位效应明显,有助于区别。

复习思考题

简述硬膜外血肿的 MR 诊断和鉴别诊断?

三、硬膜下血肿

病例 1-32

【病史摘要】　男性,70 岁。头部外伤 2 天。

【CT 征象】　如图 1-32,平扫示双额、颞部、枕部颅骨内板下有新月形高密度影,邻近的局部脑实质受压,中线无明显移位。

【CT 诊断】　双侧额、颞部急性硬膜下血肿。

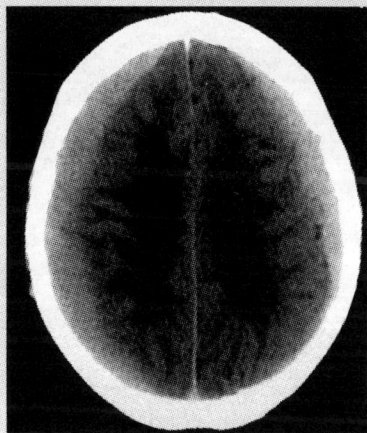

图 1-32

病例 1-33

【病史摘要】　男,39 岁。急起双下肢无力 3 天,2 周前有头部外伤史。

【MR 征象】　如图 1-33,右侧额颞顶部见新月形病灶,在 T1WI 上为高信号,在 T2WI 上以高信号为主的混杂信号。明显的占位效应,右侧额顶的脑实质受压移位,中线结构轻度向对侧移位。

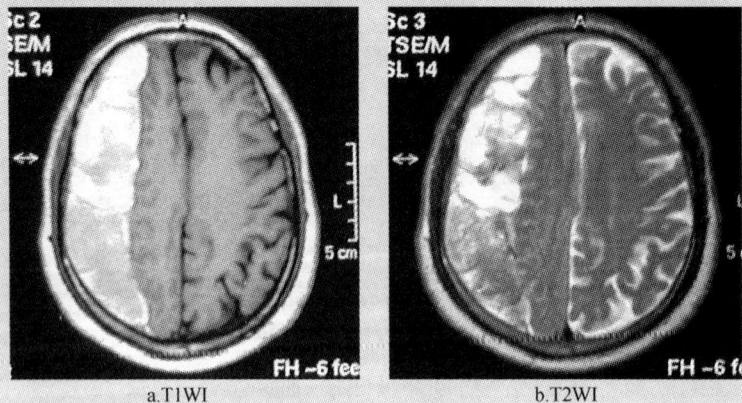

a.T1WI　　　　　　　　　b.T2WI

图 1-33

【MR 诊断】　右额颞顶部亚急性硬膜下血肿。

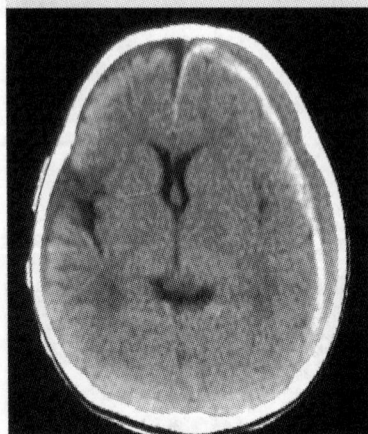

图 1-34

病例 1-34

【病史摘要】　男性,66 岁。头痛 1 个月,伴右侧肢体肌力差。

【CT 征象】　如图 1-34,平扫示左额颞顶部颅骨内板下见新月形等密度区,其内缘基本钙化。局部脑沟、脑回受压,左侧脑室受压,中线结构向右移位。

【CT 诊断】　左侧额颞顶部慢性硬膜下血肿。

相关知识

硬膜下血肿发生于硬脑膜与蛛网膜之间,为脑外伤较常见的一种病变。出血来源多为桥静脉破裂出血,出血积存于硬膜和蛛网膜之间。血肿容易沿一侧大脑半球表面扩展,甚至累及颅底,血肿可跨越中线,一般不合并骨折。根据血肿形成的时间及临床表现可将硬膜下血肿分为急性、亚急性及慢性三型。急性期:外伤后三天之内;亚急性期:外伤后四天到三周之间;慢性期:外伤后三周以上,甚至数年至十余年。急性硬膜下血肿的病情多较重,而且发展迅速,早期出现高颅压、脑疝症状和脑受压症状出现早,但常缺乏局部定位体征。慢性硬膜下血肿是亚急性硬膜下血肿的延续。但也有学者发现,慢性硬膜下血肿通常只有轻微脑外伤史或无外伤史,不伴有脑挫裂伤,认为它并非是急性硬膜下血肿演变而来,其出血多系桥静脉撕裂,血液缓慢溢入硬脑膜下腔所致,血肿常较大,可掩盖整个大脑半球。伤后3周至数月,血肿周边可形成纤维膜,血肿液化后形成囊肿,囊内含蛋白质,渗透压增高,脑脊液从蛛网膜下腔渗入囊内,加上被膜血管的血浆渗入,进一步增加了囊内渗透压,血肿体积不断增大可呈梭形。

CT 表现

1. **急性期血肿** CT 显示较敏感:①颅骨内板下方见弧线形或新月形影,几乎均为高密度,范围广泛,可同时存在脑挫裂伤和脑内血肿,可不伴有骨折,占位效应明显,甚至发生脑疝。其表现为环池一侧或全部闭塞,脑干变形,旋转,移位;②血肿范围较广,可超越颅骨缝,甚至可覆盖一侧大脑半球。

2. **亚急性期血肿** 在 CT 上呈等密度或高密度;形态上呈新月形或过渡形(血肿内缘部分凹陷,部分平直或凸出)。等密度硬膜下血肿的 CT 诊断:①病变部位脑池脑沟结构消失;②脑白质与颅骨内板之间距离增宽;③增强扫描脑表面血管强化能显示出血肿轮廓;④中线结构向对侧移位。

3. **慢性硬膜下血肿** CT 表现由于形成时间不同,形态和密度各异:①典型血肿多呈梭形,多形成于伤后 1~2 个月。②多呈低密度,但也可因再次出血而致使密度改变复杂化,并视血肿大小、溶解和吸收不同以及脑脊液和血浆渗入的多少而异,或为均一或为混杂密度。

MRI 表现:各期形态及其他征象同 CT 表现,但硬膜下血肿的 MRI 信号改变,随期龄而异。急性期 T2WI 呈低信号,T1WI 呈等信号。随后 T1WI 及 T2WI 均可呈高信号。随着时间推移,高铁血红蛋白变成血黄素,T1WI 信号低于亚急性者,但仍高于脑脊液,T2WI 为高信号。

【鉴别诊断】

硬膜下血肿血液聚集在硬膜下腔,范围较广,呈新月形或半月形,占位效应明显。常伴有脑挫裂伤或脑内血肿。硬膜下血肿需要与硬膜外血肿鉴别。硬膜外血肿多由脑膜血管损伤所致,以脑膜中动脉最为常见,血液聚集在硬膜外间隙。硬膜与颅骨外板紧密粘连,故血肿局限呈梭形,占位效应小,多位于骨折附近。

复习思考题

1. 简述硬膜下和硬膜外血肿的 MR 诊断和鉴别诊断?
2. 简述硬膜外血肿不同时期在 CT 上表现?

四、硬膜下积液

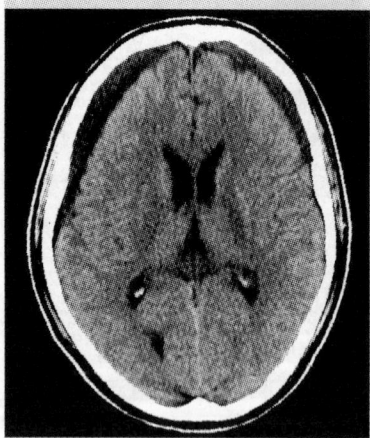

图 1-35

病例 1-35

　　【病史摘要】　女性,71 岁。车祸致头外伤 5 小时,头痛、恶心。

　　【CT 征象】　如图 1-35,双侧额、顶颅骨内板下见新月形水样密度区,右侧脑实质受压,脑沟消失,中线结构基本居中。

　　【CT 诊断】　双侧额顶部硬膜下积液。

相 关 知 识

　　硬膜下积液是指由于外伤引起蛛网膜撕裂,脑脊液流入硬膜下腔所致,占颅脑外伤的 0.5%～1%。急性型在伤后数小时或数日内形成,较少见;慢性型在伤后数月甚至数年后形成,相对比较多见。硬膜下积液的形成机制尚不清楚,一般认为是蛛网膜破裂并形成活瓣,脑脊液进入硬膜下腔而不能回流。外伤后的积液常发生在老年人和儿童,双侧多见。

　　CT 表现:①硬膜下积液位于颅骨内板下,呈新月形;②密度较均匀一致,接近脑脊液密度;③脑实质受压;④无或只有轻微的占位征像。

　　【鉴别诊断】

　　主要与慢性硬膜下血肿鉴别,血肿内蛋白质含量高,其 CT 值常高于脑积液,且血肿有时可看到沉淀现象;血肿多呈梭形,有时可见纤维包膜,增强扫描可强化;其次,两侧硬膜下积液还要与脑萎缩鉴别。

第三节　脑血管疾病

一、脑　出　血

(一)脑实质出血

病例 1-36

　　【病史摘要】　男性,55 岁。发现左侧肢体偏瘫,既往有高血压史。

【CT征象】 如图1-36,右侧外囊区见肾形高密度影,边界清楚,周围有低密度水肿带围绕,右侧内囊受压,侧脑室额、枕角变窄,中线结构轻度左移。双侧脑室后角内见脑脊液-血液平面。

【CT诊断】 脑出血(右外囊区、急性期)破入侧脑室。

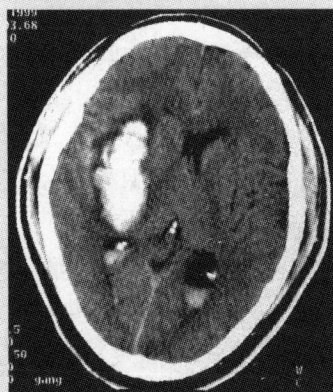

图 1-36

病例 1-37

【病史摘要】 男,69岁。突发头痛伴肢体无力3天。

【MR征象】 如图1-37,右侧基底节区球形块状病灶,周边可见不规则水肿带,在T2WI上为稍高信号,明显的占位效应,右侧侧脑室受压移位几乎闭塞,局部中线结构轻微向对侧移位。病灶在T1WI上中心区为稍低信号,周边为环形高信号,在T2WI上为信号不均匀,右半部分以高信号为主,左半部分呈稍低信号。

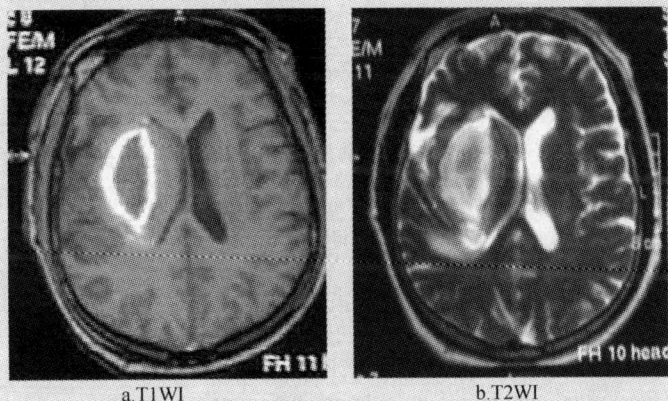

a.T1WI   b.T2WI

图 1-37

【MR诊断】 右侧基底节区脑出血(亚急性期)。

相 关 知 识

脑出血指脑血管破裂造成血液溢出到脑实质。脑出血可分为外伤性和非外伤性。后者又称为原发性或自发性脑出血,是指脑内血管病变引起的脑血管坏死、破裂的出血。约80%病例发生于大脑半球,20%发生于脑干或小脑。以高血压脑出血最为多见,其发生率约占脑出血的40%,发病率在脑血管疾病中仅次于脑梗死,占第二位,但死亡率却占脑血管病的首位。多发于中老年高血压和动脉硬化的患者,好发于 40~70 岁,出血部位以基底节,丘脑,桥脑多见。高血压脑出血的发病机制尚不清楚,有人认为,与下列原因有关:①动脉硬化,特别是豆纹动脉等硬化;②动脉周围缺血、梗死、动脉管壁类纤维素性坏死。

脑出血可进入脑室,尤以基底核、内囊区血肿最易进入侧脑室,进入的血量多少不等;多者可见于左右侧脑室或全脑室系统,形成脑室铸型,并可进入蛛网膜下腔;少量积血则仅见于侧脑室枕角或三角区,与上方脑脊液呈一小液平面。

临床表现为突然起病,迅速出现偏瘫,失语和不同程度的意识障碍。

CT 表现:脑出血可分为:①急性期:脑实质内见均匀高密度病灶,形态可为肾形类圆形或不规则形,边界清楚,周围可见低密度水肿环;②吸收期:血肿周边密度逐渐减低,变模糊;③囊变期:血肿完全吸收,局部为低密度囊腔。

急性期及亚急性期出血的 CT 表现:①高血压病所致脑出血好发于基底节区;②新鲜血肿表现为均匀一致的高密度区,CT 值为 60~80Hu,与血红蛋白对 X 线的吸收高于脑实质、而外溢的血液容积较大有关;但极度贫血的患者出血灶可以是等密度的,而急速出血能在高密度血凝块内表现出低密度;③血肿周围常有一低密度环,与血肿内血凝块收缩以及血肿压迫周围脑组织造成缺血、坏死和水肿有关;脑水肿一般在出血后 3~7 日达高峰;④有占位效应,其程度与脑水肿的严重程度相平行,在出血后 3~7 日最明显,16 日左右占位效应开始减轻,大的血肿占位效应可维持 4 周左右。一般占位效应达高峰后(3~7 日),不再随着病程延长而加剧。

慢性期出血的 CT 表现:①慢性期血肿常表现为中心高密度,周边低密度,较小的为等密度甚或低密度;②周围水肿基本消退;③占位效应减轻;④在脑出血急性期进入蛛网膜下腔或脑室内者,慢性期不易再显示。

出血各期 MRI 表现:磁共振上出血信号的变化与出血的期龄有关。分为急性期、亚急性期和慢性期,各期时间的长短与血肿的大小及年龄有关。MRI 在显示出血、判断出血时间和病因分析等方面具有独特的优势,主要取决于含氧血红蛋白、脱氧血红蛋白、正铁血红蛋白和含铁血黄素等对磁共振信号的贡献。分期:①超急性期(4~6 小时):血肿在 T1WI 上为等或高信号,在 T2WI 上为等或高信号,灶边水肿和占位效应不明显;②急性期(7~72 小时):血肿在 T1WI 为等信号或低信号,T2WI 为低信号,明显的灶边水肿,占位效应明显;③亚急性期(3~14 天):T1WI 和 T2WI 血肿周围信号增高并向中心部位推进,至全部变为高信号,最后血肿周缘出现低信号环(含铁血黄素沉着);亚急性初期:(3~5 天):T1WI 开始出现高信号并向病灶中心扩展,T2WI 仍为低信号。外围高信号(正铁血红蛋白);亚急性中期:(6~8 天)高信号从外围向中心填充;亚急性末期:(10~14 天)血肿周缘出现低信号的含铁血黄素;④慢性期(>2W):慢性期早期:T1WI 和 T2WI 上均为高信号,高信号周围为低信号的含铁血黄素带,占位效应消失;慢性期晚期:血肿呈长 T1 长 T2 信号,但周围仍可见低信号的含铁血黄素环。

【鉴别诊断】

脑肿瘤并发出血:高密度影旁常有软组织病灶,占位效应明显并持续存在,随着病程延长,占位效应加剧;增强扫描,肿瘤部分可强化。MR 各期表现特异,并且可以通过出血的进展来证实,诊断不难。

复习思考题

1. 简述高血压性脑出血的 MR 诊断？
2. 简述外伤性脑出血与高血压性脑出血的鉴别诊断？

（二）蛛网膜下腔出血

病例 1-38

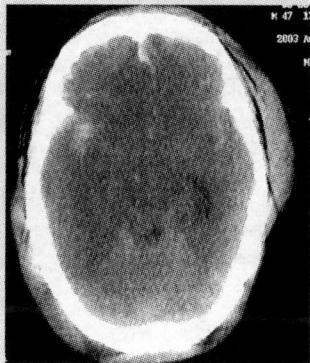

图 1-38

【病史摘要】 男性,65 岁。突发头痛 1 天。
【CT 征象】 如图 1-38,平扫示双侧外侧裂池前纵裂池及脑沟为高密度铸形,正常脑沟脑池低密度影消失。
【CT 诊断】 蛛网膜下腔出血。

相 关 知 识

蛛网膜下腔出血是指颅内血管破裂后血液流入蛛网膜下腔所致,占急性脑血管疾病的 7%~15%。临床上可将其分为外伤性与自发性两类。前者有明确外伤史,后者病因较多, 51% 为颅内动脉瘤,25% 为动脉硬化,6% 为动静脉畸形(AVM)所致,约近 20% 的病因不明。主要临床表现为:可发生于任何年龄,突然发病,发病前常有明显诱因如劳累、激动等。出现突发性剧烈头痛、呕吐、意识障碍、抽搐、脑膜刺激征等,腰穿可见血性脑脊液。

CT 表现:①特征性表现为基底池、侧裂池及脑沟内呈广泛高密度铸形,一般在出血 1 周内显示率高, 少量及慢性期不易发现;②脑池及脑沟内的密度与出血距 CT 扫描的时间、出血量及红细胞内血红蛋白含量(红细胞比积)等有关,部分病例可呈等密度,表现为脑池、脑沟消失,或呈低密度而不易显示;③可伴有脑内血肿、脑室内血肿或硬膜下血肿;④脑积水的发生率约占蛛网膜下腔出血的 20% ,与脑室内积血有关;⑤可伴有脑梗死,脑梗死与脑血管痉挛有关,如前交通动脉瘤破裂出血,可致双额叶近中线部位梗死而呈片状低密度影;⑥相应病因的征象,如较大脑 AVM、脑动脉瘤、脑肿瘤等,主要出现部位:外侧裂池、纵裂池、鞍上池、环池。

【鉴别诊断】

蛛网膜下腔出血的 CT 表现具有特征性时容易诊断。当呈低密度或等密度时应结合临床资料综合分析,腰穿作脑脊液检查具有确诊价值。在脑池造影或椎管造影后,如脑池充盈阳性造影剂而呈高密度铸形,询问病史即可确诊。有时蛛网膜下腔出血沿大脑镰局限性分布,应与正常大脑镰鉴别。

二、脑 梗 死

（一）缺血性脑梗死

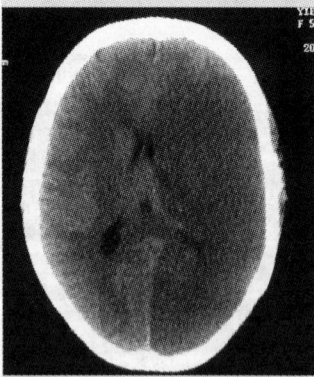

图 1-39

病例 1-39

　　【病史摘要】　男性,69 岁。突然肢体乏力、跌倒伴言语不清 8 天。

　　【CT 征象】　如图 1-39,平扫示左额叶及颞叶、枕叶大片状均匀低密度区,左侧脑室受压变窄,连同中线结构略右移。

　　【CT 诊断】　左侧大脑半球脑梗死。

病例 1-40

　　【病史摘要】　男性,51 岁。右侧偏瘫 1 天,有高血压病史。

　　【MR 征象】　如图 1-40,左侧基底节区、颞叶及部分枕叶可见扇形病灶,在 T1WI 上为稍低信号,在 T2WI 上为高信号,在 DWI 上呈明显高信号,病灶境界显示清楚。MRA 示左侧

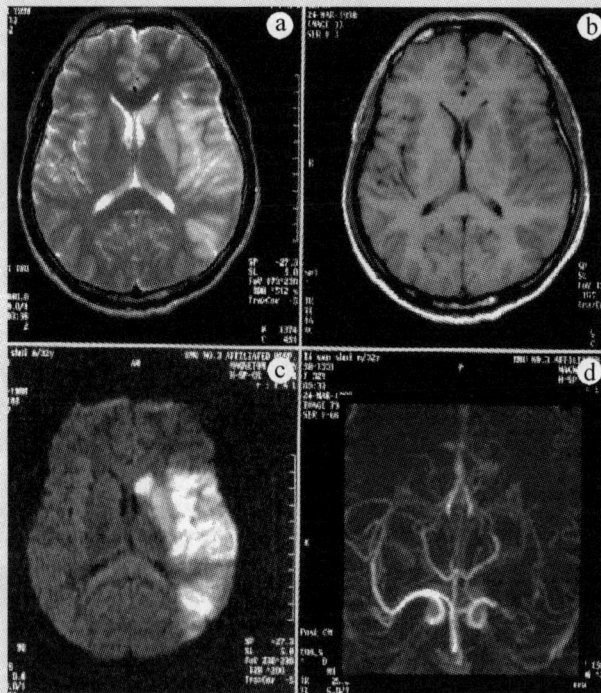

图 1-40

大脑中动脉中远段显示不佳,提示重度狭窄或闭塞。

　　【MR 诊断】　左侧大脑中动脉供血区缺血性脑梗死。

相 关 知 识

　　脑梗死是指供应脑部血管的某一支或数支动脉受阻,使其供应范围内的脑组织血流量急剧下降,发生缺血性坏死或软化,最常见于 50~60 岁的老年人。在急性脑血管疾病中,脑梗死占 50%~80%。根据脑梗死的原因,通常分为脑血管阻塞和脑部血液循环障碍两大类。前者又可分为血栓形成和栓塞;后者多是在脑血管原有病变的基础上由各种原因造成的脑组织供血不足所致。栓塞性脑梗死常突然发作,一开始即为完全性中风,占脑梗死的 30%~50%。栓子的来源可分为三类:①心源性:主要见于亚急性感染性心内膜炎、风湿性心脏病二尖瓣狭窄伴心房颤动的患者;②非心源性栓子:多见于动脉粥样硬化斑块脱落,亦有脂肪、肿瘤、空气栓子;③医源性栓子:如血管造影及手术所致。梗死部位和大小与闭塞血管供血范围一致:大脑前动脉供应额叶内侧镰旁,呈三角形;大脑中动脉供应颞叶大部,呈梯形;大脑后动脉供应枕叶内侧镰旁,呈三角形。临床表现:突然起病,表现较为复杂,与梗塞的部位、大小有关,主要症状有头昏头痛,恶心呕吐和不同程度的昏迷;主要体征有偏瘫,偏身感觉障碍,失语,抽搐及共济失调等。

　　CT 表现:①急性期(梗塞发生 24 小时之内)CT 上可为阴性或仅表现为局部脑回增宽,脑沟变平。缺血性脑梗死在 24 小时内,患者可出现豆状核、脑皮质稍低密度影,脑沟变窄或消失,灰白质分界不清,可有轻微占位征象,但这些表现通常在发病 6 小时后方可显示。少数可见血管腔内高密度影,2%~12% 的有"致密的大脑中动脉征";②在 2~15 日,梗死的低密度病灶显示最清楚,范围与所累及血管在灰白质的分布相一致,常为楔形或脑内见三角形或梯形低密度病灶,同时累及脑白质和灰质,发生在大脑中动脉时可有"基底节回避"现象;有不同程度的脑水肿和占位征象。一般在梗死第三周水肿基本消退,少数可见少量出血,好发于灰白质交界处;③脑梗死后 2~3 周,梗死区密度较前增高,在梗死区内和边缘出现弧形或结节状等密度或稍高密度影,病灶边缘显示不清楚,较小的病灶可完全为等密度。这种变化称为"模糊效应",占位效应减轻或消失;④在脑梗死 4~5 周,梗死病灶密度接近于脑脊液,但范围较急性期小,这与胶质增生有关;邻近脑沟、脑池及脑室扩大;⑤当脑梗死诊断不肯定时,增强扫描有价值。其病变区的强化,一般与梗死后血-脑屏障破坏、新生毛细血管增生,同时伴侧支循环形成、局部大量血流过度灌注有关。在脑梗死早期,尽管梗死区血-脑屏障破坏,血管通透性增加,因侧支循环尚不充分,通常不易发生强化。一般在梗死后 5~6 天出现强化,2~3 周后发生率最高,强化也最明显,可持续到第 8 周。增强扫描后多出现在脑皮质及基底核,可表现为脑回状强化、点线状强化,这两种强化均为灰质强化;而团块状强化、环状强化出现在病变中心,团块状强化的形态可与灰质团块形态一致,环状强化最常见于基底核梗死灶的周围;⑥栓塞性脑梗死呈扇形或不规则形低密度区,大片梗死区内有出血的高密度或多处皮质区梗死灶,且伴有出血征象;这是因为闭塞动脉的血栓常在 1~5 天内溶解,缺血区血管床再通,通透性增大和破坏,引起过度灌注而致使出血性梗死。

　　MRI 表现:在 MRI 上表现为长 T1 长 T2 信号,其部位和范围与闭塞的血管供血区一致,多呈扇形,扇尖指向中线结构,基底贴近颅骨内板。增强扫描:脑梗死强化在梗死后 2~3 周左右发生率最高,绝大多数表现为脑皮质的线状或脑回状强化。MRA 可表现为相应脑组织供血区血管的狭窄或闭塞。

　　分期:①超急性期(<6小时)常规MRI多为阴性表现,部分患者可在T2WI上信号增高,并可出现轻微脑水肿和占位效应。DWI通常表现为明显高信号,PWI通常为低灌注状态;②急性期(6~72小时):T1WI上信号减低,T2WI上信号增高,DWI上仍为高信号,PWI上仍为低灌注状态;③亚急性期(3~10天):表现为T1WI低信号和T2WI高信号;④慢性期(>11天):占位效应消退,T1WI上梗死区信号进一步降低,T2WI上为高信号,T2FLAIR序列上为低信号。局限性脑萎缩和软化灶形成是慢性脑梗死的标志。

　　【鉴别诊断】

　　①病毒性脑炎:病灶常发生于双侧颞叶和额叶,呈斑片状影,占位征象较轻,发病前常有呼吸道或消化道病毒感染史;②脑肿瘤:星形细胞瘤通常只在脑白质区出现异常病灶,并多沿白质扩散。增强扫描可见肿瘤呈不规则或环形强化。脑梗死区通常按某一动脉供血分布或位于分水岭区,多呈楔形;③转移瘤:皮质较少受累,指状水肿,占位征象明显,可见强化瘤结节。

复习思考题

1. 简述缺血性脑梗死的影像学表现?
2. 简述缺血性脑梗死需与哪些疾病鉴别?
3. 对于一个怀疑脑卒中的患者,首选影像学检查方法是什么,为什么?
4. 一个急性脑卒中的患者(8小时),左侧肢体中枢性瘫,右侧周围性面瘫,CT报告:右侧颞叶脑梗死。请问梗死的诊断有问题吗? 需要进一步检查吗? 为什么?
5. 一个身体健康20岁男性,晨起发现双下肢瘫,大小便失禁,请问首选影像学检查方法是什么? 为什么?

(二) 腔隙性脑梗死

病例1-41

　　【病史摘要】　男性,48岁,头晕头痛1个月余。

　　【MR征象】　如图1-41,双侧的基底节区可见散在斑点状稍长T1稍长T2信号病灶,边界清楚。脑室系统无扩大,中线结构居中。

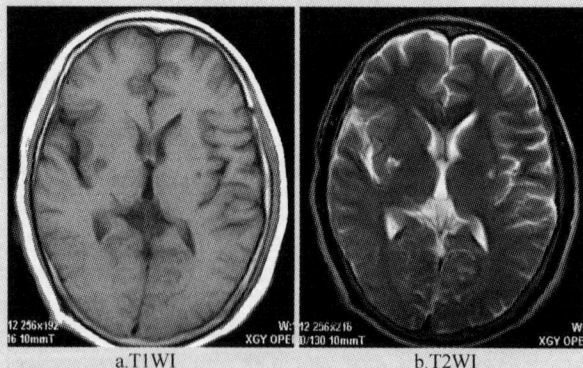

a.T1WI　　b.T2WI

图1-41

　　【MR诊断】　腔隙性脑梗死。

相 关 知 识

腔隙性脑梗死约占脑梗死的 15%~25%,临床上常有脑动脉硬化、糖尿病和高脂血症。系指深部髓质小血管闭塞所致,病灶范围小于 15mm,好发于基底节、丘脑、小脑和脑干,中老年多见。可有轻度头痛、头晕等症状。

MR 表现:通常为圆形、卵圆形或裂隙状病灶,T1WI 为低信号,T2WI 为高信号,边界清楚。早期在 FLAIR 成像上显示为高信号,晚期在 FLAIR 成像上显示为低信号,如果为不完全性脑缺血或脑梗死,FLAIR 成像上可始终显示高信号。

【鉴别诊断】

诊断要点:多发生于基底节区、半卵圆中心,其次为脑干。病灶的直径多在 2~15mm,呈类圆形、星形或裂隙状,呈稍长 T1 长 T2 信号。鉴别诊断:需与血管周围间隙鉴别,需结合临床,必要时可行增强扫描。

复 习 思 考 题

简述腔隙性脑梗死的 MR 表现?

三、脑动静脉畸形

病例 1-42

【病史摘要】 女性,28 岁。2 个月前无明显诱因头痛、呕吐,以后同样发作 2 次。神经系统检查阴性。

【CT 表现】 如图 1-42,左枕叶皮质可见团块状混杂密度病灶,其内有点状钙化,周围

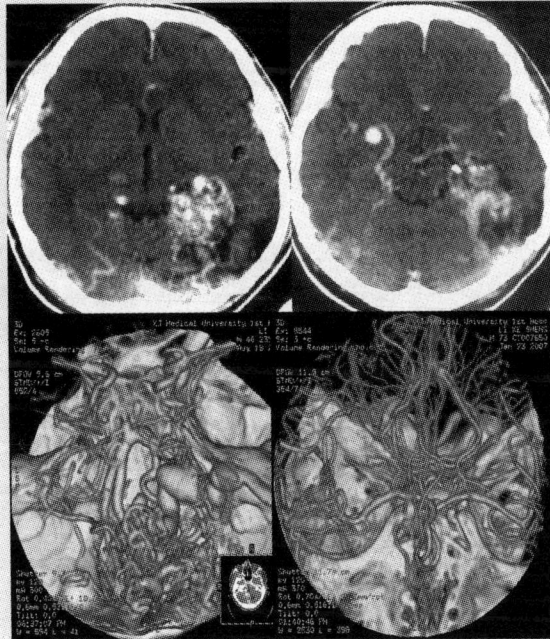

图 1-42 CT 扫描和 CTA 成像

可见低密度区,无明显占位效应。行 CT 增强扫描后见病灶内有增粗、扭曲的血管影,与枕部颅板关系密切,邻近硬膜窦亦见明显强化。经后处理血管成像观察局部病灶由细小的血管团构成,且与颅底动脉环关系不大,与枕后部血管关系较密切,且引流至硬膜窦。

【CT 诊断】 左枕部动静脉畸形。

【动脉造影示】 左枕部动静脉畸形。

病例 1-43

【病史摘要】 男性,10 岁。间断性抽搐 2 个月余。

【MR 征象】 如图 1-43,左顶叶不规则形团块状病灶,在 T1WI 和 T2WI 上均为低信号流空血管巢,周围无明显水肿带,无占位效应。MRA 可见畸形血管团的供血动脉来源于左侧大脑中、后动脉,并通过粗大的引流静脉回流到上矢状窦。

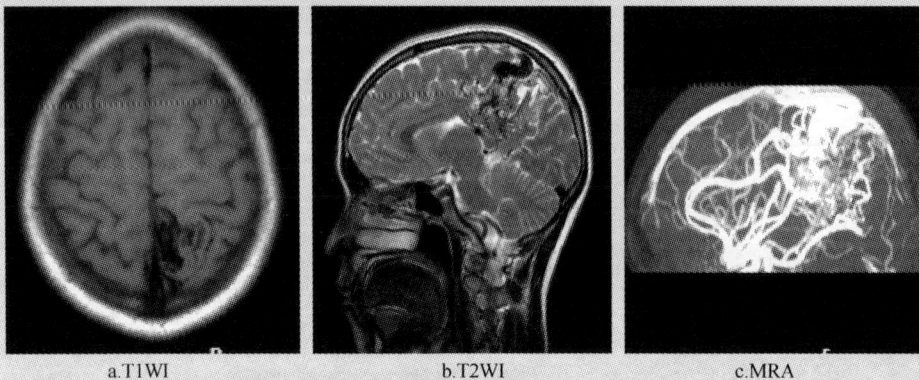

a.T1WI　　　　　　b.T2WI　　　　　　c.MRA

图 1-43

【MR 诊断】 左顶叶动静脉畸形。

相 关 知 识

颅内血管畸形是颅内血管床的先天性发育异常,指脑内某一区域血管发育异常,表现为颅内某一区域血管的异常增多和形态畸变,最多见于大脑中动脉分布区,主要由三种异常血管构成:①供血动脉;②异常血管团;③引流静脉。血管壁发育不良,极易造成出血,周围脑组织因血流障碍常继发萎缩性改变。临床表现:患者多在 40 岁前发病,主要表现有癫痫,头痛,出血。动静脉畸形(AVM)是脑血管畸形中最为常见的一种。好发年龄 21～30 岁,男略多于女。多发生于幕上,其中顶叶最为常见,依次为额叶、颞叶、基底节、视丘区和枕叶,幕下较少。病变区为异常扭曲、扩大、管壁极薄、粗细不匀的血管团。畸形血管团间可有正常脑组织。

CT 表现:①平扫见局部混杂密度区,边缘模糊不清;②形态可为点状,条状,蚯蚓状;③密度复杂多样:高密度为钙化、出血、含铁血红素沉积;等密度为血管、正常脑组织;低密度为液化脑组织、陈旧出血灶;④增强扫描可见点状,条状,蚯蚓状强化影,有时能见到粗大的供养动脉和引流静脉;⑤局部脑组织萎缩征象,如脑沟增宽,脑池扩大。

MR 表现:①由于流空效应,动静脉畸形表现为无信号或低信号迂曲成团的血管流空影,多呈蜂窝状;MRI 还可显示供血动脉及引流静脉,供血动脉表现为低或无信号区,引流静脉由于血流缓慢,在 T1WI 和 T2WI 均可表现为高信号;②病变区常可见新鲜或陈旧的局灶性出血信号,周围脑组织萎缩;③增强扫描病灶呈明显强化,能更清楚地显示血管;④MRA可直接显示动静脉畸形迂曲的血管团、供血动脉、引流静脉及静脉窦。

【鉴别诊断】

诊断要点:动静脉畸形在 MRI 上的特征性表现为毛线团状或蜂窝状血管流空影,MRA可显示其粗大的供血动脉和迂曲的引流静脉,有时合并出血、囊变、血栓形成。并发出血时需与其他病变所致脑出血相鉴别,主要根据发病部位、病史和原发病的特点。

复习思考题

简述动静脉畸形的主要 MR 表现?

四、动 脉 瘤

病例 1-44

【病史摘要】 男性,56 岁。突发意识不清。

【CT 征象】 如图 1-44,CT 平扫示蛛网膜下腔出血,CT 增强扫描及 CTA 检查如下:左侧颈内动脉后交通段球囊状的瘤体,形态不规则,大小约 1.5cm×2.0cm。

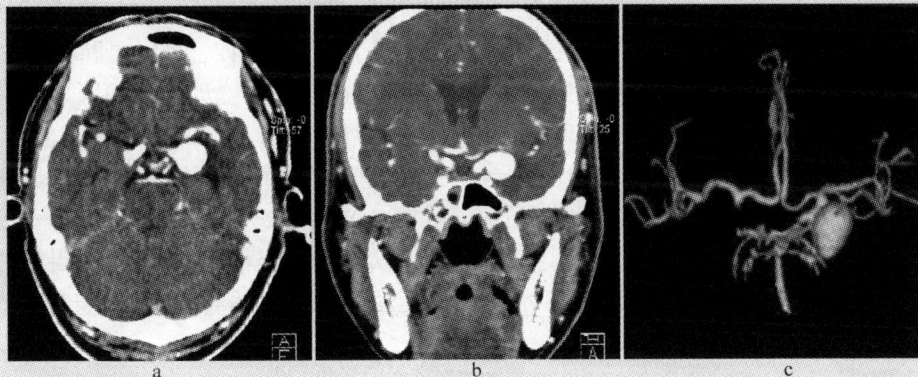

图 1-44

【CT 诊断】 左侧颈内动脉后交通段动脉瘤。

病例 1-45

【病史摘要】 女性,31 岁。阵发性头痛 1 年伴左眼视物模糊,呕吐 3 天。CT 检查考虑鞍区肿瘤。

【MR 征象】　如图 1-45,鞍区可见类圆形病灶,在 T1WI 和 T2WI 上均为低信号流空影,病变与左侧颈内动脉关系密切,占位效应不明显,周围无水肿。MRA 示左侧颈内动脉段血管呈球状显影。

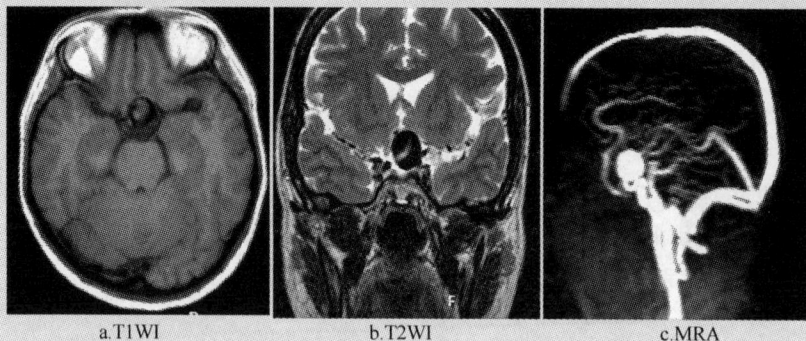

|a.T1WI|b.T2WI|c.MRA|

图 1-45

【MR 诊断】　鞍区动脉瘤。

相 关 知 识

颅内动脉瘤约 90% 起自颈内动脉系统,约 10% 起自椎-基底动脉系统。约 1/5 病例为多发,且多见于女性。影像学常根据动脉瘤的形态分为五种类型:粟粒状动脉瘤、囊状动脉瘤、假性动脉瘤、梭形动脉瘤、壁间动脉瘤(即夹层动脉瘤)。在临床上,动脉瘤未破裂时常无症状,部分病例可有癫痫、头痛、脑神经压迫症状以及由于血栓形成引起的脑缺血或脑梗死症状,出现症状的年龄多在 40~60 岁;破裂出血则出现蛛网膜下腔出血、脑内血肿相应症状。

MR 表现:①无血栓的动脉瘤:由于存在流空效应,常表现为境界清楚的圆形或椭圆形无信号或低信号影;②有血栓形成的动脉瘤:根据不同时期可有不同的表现,新鲜的血栓在 T1WI、T2WI 均呈高信号,陈旧性血栓呈中等信号;③较大的动脉瘤:由于瘤内血流速度不一,血流快的部分出现"流空效应",血流慢的部分在 T1WI 图像为低信号或等信号,T2WI 上为高信号;④对动脉瘤破裂引起的蛛网膜下腔出血、脑内出血等情况,MRI 可获得较好的诊断效果。MRA 表现:显示为与载瘤动脉相连的囊状物,可以从多方位、多角度观察动脉瘤的整体形态。

【鉴别诊断】

诊断要点:无血栓的动脉瘤由于存在流空效应,常表现为境界清楚的圆形或椭圆形无信号或低信号影。合并血栓的动脉瘤根据出血的不同时期可有不同的表现。

复习思考题

简述颅内动脉瘤的主要影像学表现?

五、海绵状血管瘤

病例 1-46

【病史摘要】　女性,40 岁,阵发性头痛 3 年。

【MR 征象】　如图 1-46,脑干上可见类圆形病灶,在 T1WI 为低信号,在 T2WI 上病灶中心为高信号,外围为环状低信号,无占位效应,周围无水肿。

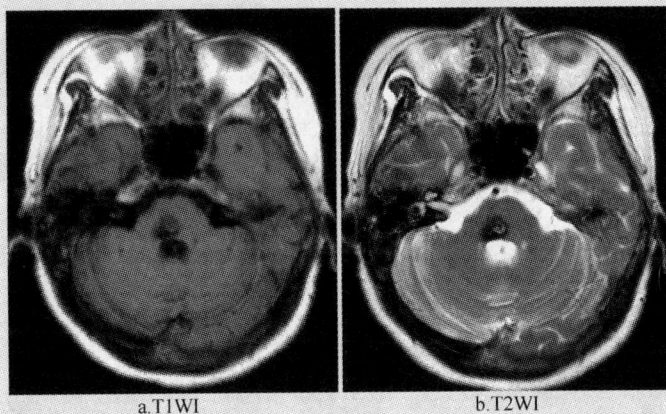

a.T1WI　　　　　　　　　　b.T2WI

图 1-46

【MR 诊断】　脑干海绵状血管瘤。

相 关 知 识

海绵状血管瘤是一种常见的脑血管畸形,可见于任何年龄,以 20~40 岁多见。该病可无任何症状,在影像学检查时偶然发现。大部分患者因伴发出血,患者出现癫痫、头痛和其他相应神经系统症状而就诊。病灶由窦状扩张的畸形静脉血管组成,血管壁薄,缺乏肌层和弹力纤维。病灶内常见不同时期的出血、血栓或钙化,瘤内不含正常脑组织,其周围脑实质常表现为陈旧出血的征象。海绵状血管瘤多位于幕上,以额叶、颞叶和基底节区多见,幕下者以脑干多见,可单发,约 2/3 的患者多发。由于海绵状血管瘤为隐匿型血管畸形,X 线血管造影不显影,但是 MRI 对海绵状血管瘤的诊断具有特异性。

MRI 表现:①由于其经常反复出血,MRI 图像可以见到各期出血的征象,如亚急性出血表现为短 T1 长 T2 信号;②GRE 脉冲序列 T2WI 适用于海绵状血管瘤的检出,由于该序列对磁场的不均匀性敏感,更易检出含铁血黄素沉积导致的低信号;③增强扫描部分病灶可强化。

【鉴别诊断】

在 MRI 表现典型,一般诊断不会存在困难,但出现大量出血时会掩盖病灶,需要等血肿吸收后确诊出血原因。

复习思考题

简述海绵状血管瘤的主要 MR 表现?

第四节 颅内感染性疾病

一、脑 脓 肿

病例 1-47

【病史摘要】 女性,5 岁。高热 12 天,伴头痛、恶心、呕吐。

【CT 征象】 如图 1-47,平扫示右侧顶叶圆形病灶,呈不均匀囊性密度,囊壁呈环状等密度,环周有片状低密度影;增强扫描示囊壁呈环状强化,壁较薄,厚度较均匀,未见壁结节。

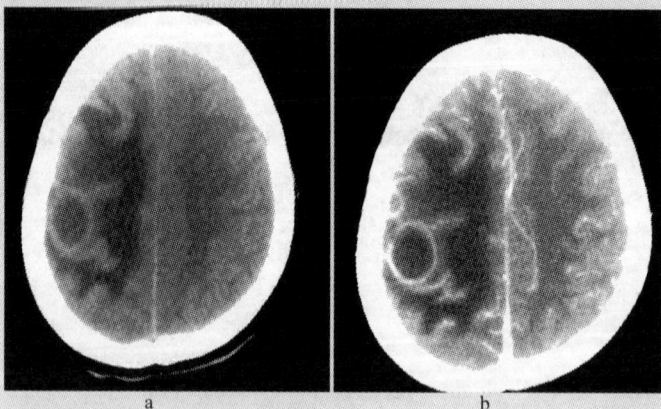

图 1-47

【CT 诊断】 右顶叶脑脓肿。

病例 1-48

【病史摘要】 男性,65 岁。体温增高一周,最高达 40℃,并伴有头痛,恶心、呕吐,既往有慢性中耳炎病史。

【MRI 征象】 如图 1-48,横轴位、矢状位和冠状位均示脑内多发片状长 T1 长 T2 异常信号,病变中央可见更长 T1 更长 T2 信号,病变的边界不清,范围较广泛,累及多个脑叶,并且大小不一,受累的脑组织肿胀,脑回增宽,脑沟变浅;病灶占位效应明显,致双侧侧脑室受压。增强扫描示脑内多发环状强化的病灶内壁光滑,最大的病变的直径为 23mm,病变的中央区域未见强化,病变周围的水肿带未见强化。

【MRI 诊断】 脑内多发占位,结合病史考虑脑脓肿可能性大。

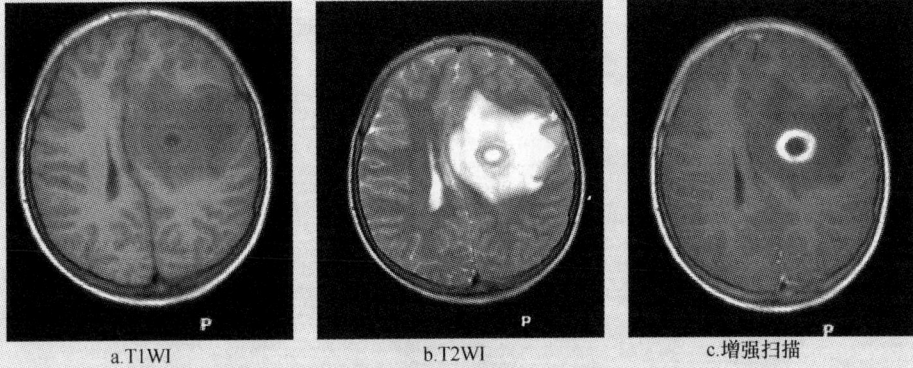

a.T1WI   b.T2WI   c.增强扫描

图 1-48

相 关 知 识

脑脓肿是由化脓性细菌入侵而在脑实质内形成的脓肿,多见于幕上,也可发生于幕下(多为耳源性),偶尔还可见于垂体。临床主要表现为感染中毒和局部神经损害症状。病因分类:耳源性占 40%~60%;血源性占 25%~40%,另有鼻源性、损伤性、隐源性。病理上按其发展过程可分为三个阶段:急性脑炎期:白细胞渗出和水肿为主。化脓期:单个或多中心坏死液化形成脓腔,之间由未完全坏死的脑组织形成分隔,周围有不规则的炎性肉芽组织。包膜形成期:由炎性肉芽组织和增生的神经胶质形成完整的脓壁,中央为液态或固态脓液。

CT 表现: 可分为四期:①脑炎早期:在发病 4 日内,CT 示病变为边缘模糊的低密度区,伴或不伴有斑片状或脑回样增强;②脑炎晚期:发病 4~10 日,病变为低密度区,呈环形强化,有占位效应及病变周围水肿,延迟扫描病变中心有强化;③脓肿壁形成早期:发病 10~14 日,CT 示边缘清楚的环形增强病变,壁薄而光滑;④脓肿壁形成晚期:14 天后脓肿壁增厚,但水肿及占位效应减轻。脑脓肿较小时,可呈小结节状强化,为脓肿内壁肉芽组织增生所致。

MRI 表现: ①急性脑炎期:病变范围小,位于皮质或皮髓交界处,T1WI 呈稍高信号,病变进一步发展,范围增大,T1WI 为低信号,T2WI 为高信号,占位效应明显;②化脓期和包膜形成期:T1WI 脓腔和其周围水肿为低信号,两者之间的脓肿壁为等信号环形间隔。T2WI 脓腔和其周围水肿为高信号,脓肿壁为等或低信号。增强扫描:脓肿壁显著强化,脓腔不强化。延迟扫描:增强环厚度进一步扩大,提示血-脑屏障损害。脓肿壁一般光滑,无结节,但多房脓肿,可形成壁结节假象。有些脓肿亦可有壁结节,花环状强化。

【鉴别诊断】

①慢性脑内血肿:病变可见环形强化,壁可厚可薄但多较均匀,呈低或等密度,周围基本无水肿,并随病程延长而消退,有近期急性脑出血病史;②转移瘤及胶质母细胞瘤:亦可为环状强化,环的厚度可不均匀,壁形态不规则,可见壁结节,病变内可有出血高密度影,瘤周水肿及占位效应重,且发病年龄较大。脑转移瘤者多可找到原发病灶,脑内病变常多发,较小的病变周围就可见明显的脑水肿,小瘤节大水肿为其特点;③星形胶质细胞瘤:临床无感染症状,环形强化时环不规则,壁厚薄不均,可见壁结节;④脑梗死:参考前节;⑤放射性脑病:有放射病史,强化不规则。

二、结核性脑膜脑炎

病例 1-49

【病史摘要】　女性,5 岁。反复间断性发热 19 个月。

【CT 征象】　如图 1-49,平扫显示幕上脑室扩张积水,增强扫描示环池及鞍上池内明显强化,呈高密度铸形。边缘轮廓欠光整。

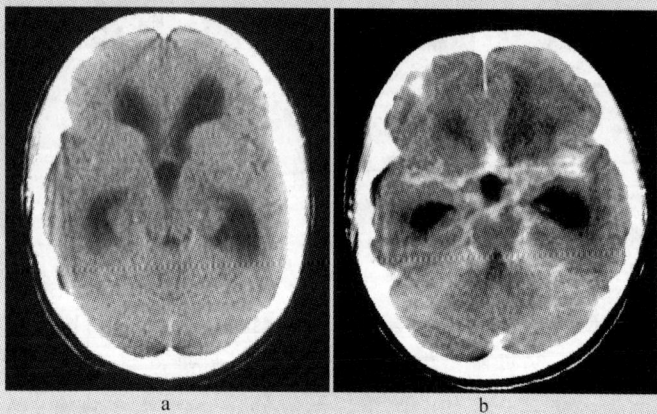

a　　　　　　　　　　　b

图 1-49

【CT 诊断】　活动性结核性脑膜炎。

病例 1-50

【病史摘要】　男性,67 岁,持续性头痛半年余,近 1 个月出现发烧、恶心、呕吐。腰穿脑脊液压力增高,生化检查示白细胞和蛋白含量显著增高。

【MRI 征象】　如图 1-50,双侧基底池明显闭塞,并且可见多发的大小不等的结节样稍

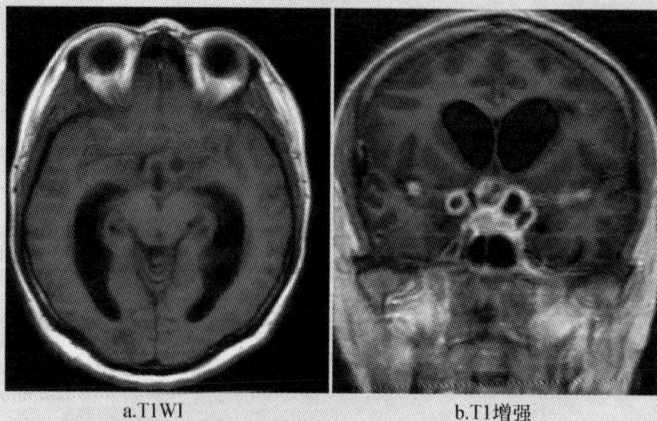

a.T1WI　　　　　　　　　　　b.T1增强

图 1-50

长 T1 稍长 T2 异常信号,水抑制序列除上述病变外,可见环池及中央导水管周围异常高信号;右侧顶枕叶交界可见小片状稍长 T1 稍长 T2 异常信号;双侧侧脑室和三脑室明显扩大,并且可见沿双侧侧脑室周围排列的长 T1 长 T2 信号。增强扫描后基底池可见多发的大小不等的结节样和环形强化,右侧顶枕之病变呈环形强化。

【MRI 诊断】　结核性脑膜脑炎。

相 关 知 识

结核性脑膜炎是软脑膜的慢性炎症,颅内结核的最常见表现形式,中枢神经系统结核感染多继发于身体其他部位结核。结核性脑膜炎多与结核性脑炎并存,称之结核性脑膜脑炎。结核性脑膜炎除一般脑膜炎的症状外,还可以出现脑梗死的症状,尤其是在豆纹动脉和丘脑穿支动脉的供血区,双侧梗死的发病率约 70%,常可出现脑积水症状。结核性脑膜炎主要累及基底池部位的脑膜,局部脑膜增厚,见灰色胶样渗出。可影响脑池脑沟内的脑脊液循环,导致梗阻性脑积水。

CT 表现:

1. 直接征象　①平扫示脑基底池、大脑外侧裂池密度增高,系由黏稠的胶样渗出液使脑池阻塞所致。增强扫描示脑池区强化,主要见于脑基底池,显示出阻塞性脑池轮廓,凸面脑膜亦可强化;②脑实质内散在粟粒状结节,平扫为等密度,增强扫描为高密度。

2. 间接征象　①结核灶周围脑水肿;②交通性脑积水;继发于血管痉挛的梗死、出血,最常见于大脑中动脉供血区。

MRI 表现:①脑基底池闭塞和明显强化:以鞍上池最多见,其次为环池和侧裂池。渗出充填物呈长 T1 长 T2 异常信号,伴 Willis 环流空血管影明显强化;②脑凸面的脑膜明显增厚并明显强化;③伴脑内结核瘤,增强扫描可显示平扫难以显示的位于基底节和皮质的病变;④局限性脑缺血与脑梗死,以基底节最多见,其次为丘脑、中脑及脑室周围深部脑白质,呈长 T1 长 T2 异常信号;⑤局限性脑出血,其中亚急性和慢性期的脑出血在所有成像序列中均为高信号,多见于基底节,是梗死后出血的表现。结核性血管炎易于引起出血性脑梗死;⑥可出现梗阻性脑积水和交通性脑积水。

【鉴别诊断】

①正常软脑膜强化:应与结核性脑膜炎早期较轻的病变鉴别。正常情况下,软脑膜可有某些强化,但厚度<0.1cm,且光滑而呈非连续的线样,除海绵窦外,较少出现在脑基底部;②其他感染性脑膜炎:如细菌性、真菌性及病毒性脑膜炎,与结核性脑膜炎相比相对较少见,单凭 CT 表现难以鉴别,但病毒性脑膜炎脑实质内常有斑片状病灶,确诊必须结合临床资料。结核性脑膜炎与其他致病菌引起的脑膜炎相鉴别时,脑脊液细菌培养对诊断与鉴别诊断具有重要的意义。

三、病毒性脑炎

病例 1-51

【病史摘要】　女性,9 岁。头痛 10 天、抽搐半天,无发热。

【CT 征象】 如图 1-51,平扫示双侧额叶片状低密度区,侧脑室稍变小,增强扫描示额叶病变未强化,仍呈低密度。

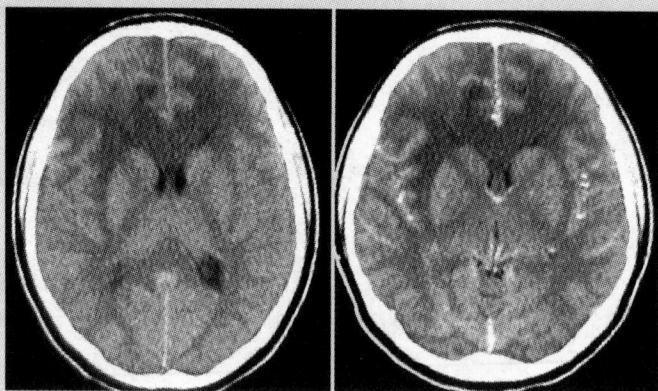

a.平扫图　　　　　　　　b.增强图

图 1-51

【CT 诊断】 病毒性脑炎。

病例 1-52

【病史摘要】 男性,5 岁。头痛 3 天、抽搐半天,发热。

【MR 征象】 如图 1-52,平扫示双侧岛叶及额底见斑片状稍长 T1 长 T2 异常信号影,在 T2 抑水序列病变显示较清楚,占位效应不明显。

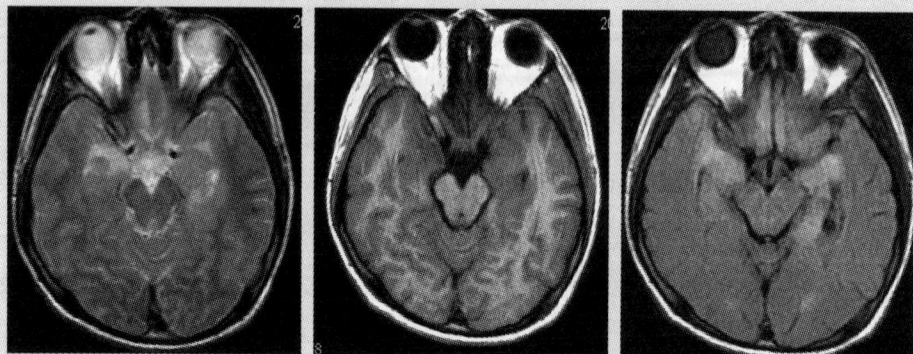

a.T2WI　　　　　　b.T1WI　　　　　　c.T2抑水像

图 1-52

【MRI 诊断】 单纯疱疹病毒性脑炎。

相 关 知 识

病毒感染所致的脑炎分为先天性感染和后天性感染两大类。后者主要有单纯疱疹病毒Ⅰ型脑炎、带状疱疹病毒脑炎等。单纯疱疹病毒Ⅰ型脑炎好发于单侧或双侧(20%~50%)颞叶、脑岛及额叶眶部。病毒性脑炎在 CT 上可无异常表现,当出现异常密度时亦多无特异性,诊断必须密切结合临床。因此 MRI 是本病的首选检查手段。

CT 及 MRI 表现:①平扫示脑实质单发或多发斑片状或大片状低密度区,在 MRI 上呈稍长 T1 长 T2 异常信号。单纯疱疹病毒 I 型脑炎首先发生在颞叶,50%伴有出血,其边缘模糊;②可有占位效应,但多较轻;③增强扫描多数有斑片状或脑回状强化,脑膜受累者可出现脑膜强化。

【鉴别诊断】

①原发性脑白质病:常为多发性,位于脑白质部位;一些脑白质病具有特征性的影像特点,如肾上腺脑白质营养不良,白质区病灶自两侧脑室后角开始向前发展,有一些不能与病毒性脑炎区分,其中有一些还可能与病毒感染有关;②多发性脑梗死:血栓性脑梗死多见于老年人,多位于基底核区,儿童及青年的脑梗死多与感染或心脏病有关,相应的病史有助于鉴别;③血管畸形:脑实质多发性病灶可见多发的血管畸形,但病变可见呈点状或条状钙化,增强扫描可见强化的异常血管影。

四、脑 囊 虫 病

病例 1-53

【病史摘要】 男性,20 岁。头痛并视物不清 2 个月余,皮下可扪及结节。

【CT 征象】 如图 1-53,CT 增强扫描两侧颞叶、枕叶、左额叶可见多个点状高信号影,部分病灶边缘可见水肿,中线结构居中。

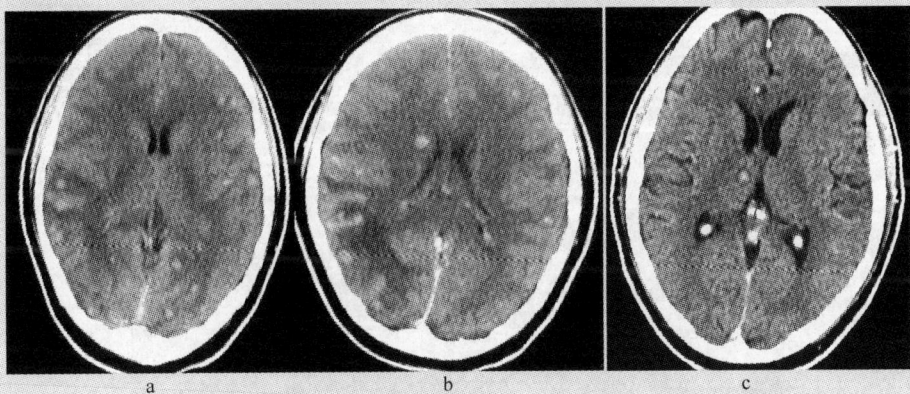

图 1-53

【CT 诊断】 脑囊虫病(活动期)。

相 关 知 识

脑囊虫病是指人食入猪肉绦虫的虫卵,经胃液消化出幼虫(猪绦虫尾蚴)寄生于颅内所致,占囊虫病的 80%。尾蚴呈圆形囊泡,囊壁上有头节,临床上分为囊虫存活期、死亡期和钙化灶。脑内散在多发小囊,内有头节,可以有强化或钙化。根据囊虫所在的部位可分为脑实质型、脑室型、软脑膜型和混合型。Martinez 将脑囊虫病分为活动期、退变期及非活动期。脑实质型脑囊虫病在活动期一般呈多发性小囊肿,大小一致,直径 0.4~1.0cm。存活期:脑内多发小圆形低密度影,其内见小点状高密度头节。活动期囊虫具有囊腔、囊壁及头节,CT 仅能显示部分病变,而 MRI 检出病变的敏感性高于 CT,故 MRI 是活动期脑囊虫的首选影像检查方法。

CT 及 MRI 表现:①脑实质内直径 0.3~0.6cm 的小囊肿,为多发性,一般不能显示囊壁;②囊内可见小点状影,直径 0.1~0.3cm,密度高于囊腔而呈高密度,但与脑灰质密度相仿的为囊虫头节;在 MRI 上囊虫结节多为圆形,内含囊液,头节表现为一侧囊壁上的点状结构,囊液呈长 T1 长 T2 信号,囊壁及头节为等信号;③存活期囊虫的囊腔周围基本上无脑水肿,当接近变性死亡时,病灶进展加剧,出现明显水肿和占位效应;④增强扫描病灶一般不强化,变性死亡时强化明显,表现为囊壁不规则增厚,头节变得模糊不清。

【鉴别诊断】

①脑转移瘤:多为不规则的厚环状强化,实质成分较多,瘤周水肿较明显;临床上以中老年人多见,有原发肿瘤史,多可鉴别;②脑结核瘤:一般为小结节状病灶,好发于脑底部,且无囊虫头节的特征表现,脑脊液检查及治疗随访有助于鉴别诊断;③细菌性脑脓肿:与脑囊虫脓肿形态相似,但炎性症状较明显,如发热、头痛。

第五节 颅脑先天性畸形及发育异常

一、胼胝体发育不全

病例 1-54

【病史摘要】 男性,6 岁。头痛 1 年余,加重 1 个月。

【MRI 征象】 如图 1-54,矢状位 T1WI 示胼胝体体部明显变薄;侧脑室体部扩大,双侧分离呈"八"字形。

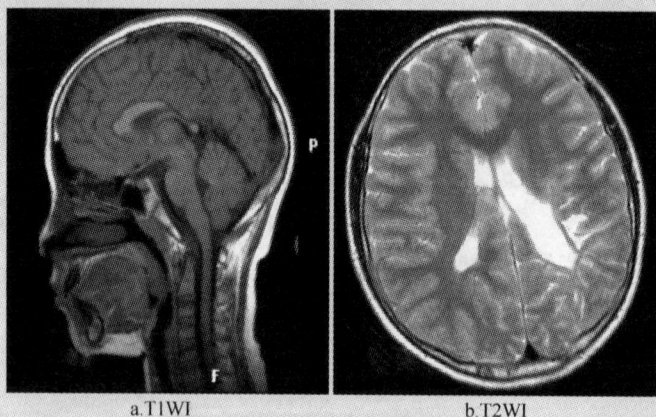

a.T1WI   b.T2WI

图 1-54

【MRI 诊断】 胼胝体发育不全。

相 关 知 识

胼胝体发育不全是神经系统较常见的先天性发育异常,包括完全性和部分性。胼胝体分为膝部、体部、压部和嘴部。完全性发育不全胼胝体各部均未发育;部分性发育不全时膝部和体部常发育完成,而压部和嘴部缺如。矢状位 T1WI 示胼胝体缺如;侧脑室体部扩大,双侧分离呈开放角,呈"八"字形;约 50% 的胼胝体发育不全常合并脂肪瘤和大脑纵裂的蛛网膜囊肿。

MRI 表现:胼胝体全部或部分缺如、变薄,压部失去正常球茎状轮廓。双侧额角狭小而远离,内侧凹陷,外侧角变尖。侧脑室体部扩大,双侧分离呈开放角。第三脑室扩大上抬,介于侧脑室之间。海马回、前联合、后联合全部或部分缺如,致颞角扩大。大脑皮质形成异常,可呈无脑回、多发小脑回及灰质异位症。

【鉴别诊断】

根据上述表现,胼胝体发育不全的诊断并不困难。鉴别诊断:透明隔囊肿:前者显示第三脑室位置正常,胼胝体位置、形态正常。

二、脑灰质异位

病例 1-55

【病史摘要】 女性,5 岁。阵发性、顽固性癫痫 4 年余,近 2 个月来加重。

【MRI 征象】 如图 1-55,横轴位 T1WI、T2WI 显示右侧顶部脑回肥厚,其深部脑白质内可见与脑灰质信号相似的信号。

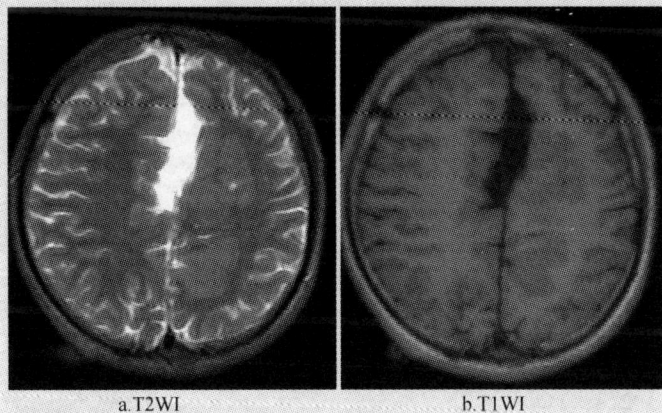

a.T2WI　　　　　　　　　　b.T1WI

图 1-55

【MRI 诊断】 脑灰质异位症合并中线蛛网膜囊肿。

相 关 知 识

　　灰质异位属于神经元移行类疾病,在胚胎神经母细胞向皮质移行过程中,由于遗传性或获得性等各种原因使正常的移行中断,导致神经元在异常部位的聚集,包括室管膜下、白质内或皮质下。灰质异位可发生在单侧或双侧,局限或弥漫。可以合并脑裂畸形或其他先天畸形。患者可以无临床症状或仅有癫痫发作。根据异位灰质的分布形态和位置分为 3 型:Ⅰ型为结节型,异位灰质呈结节状分布于侧脑室旁,并可突向侧脑室;Ⅱ型为局灶型,异位灰质不规则分布于脑白质内;Ⅲ型为带状型,呈带状对称分布于脑白质或皮质下,又称双层皮质。

　　MRI 表现:可清楚地显示与灰质信号一致的异位灰质团块位于白质内,多位于半卵圆中心,周围无水肿,一般无占位效应,注射对比剂后无强化。

　　【鉴别诊断】

　　①胶质增生:MRI 平扫常与脑皮质呈等信号,但多轻度强化,部分周围有水肿,有的可见钙化;②低度恶性星形胶质细胞瘤:平扫时常比脑白质信号高,星形细胞瘤有占位效应及瘤周水肿;③淋巴瘤:好发于脑室旁,平扫时常比脑白质信号高,瘤周有水肿,增强扫描病变强化。

三、脑 裂 畸 形

病例 1-56

　　【病史摘要】　男性,1 岁。不能行走伴语言障碍。

　　【MRI 征象】　如图 1-56,右侧颞部的蛛网膜下腔有一横行窄裂隙影抵右侧脑室,裂隙内呈脑脊液信号,两侧裂隙的前后均见脑灰质位于其旁。

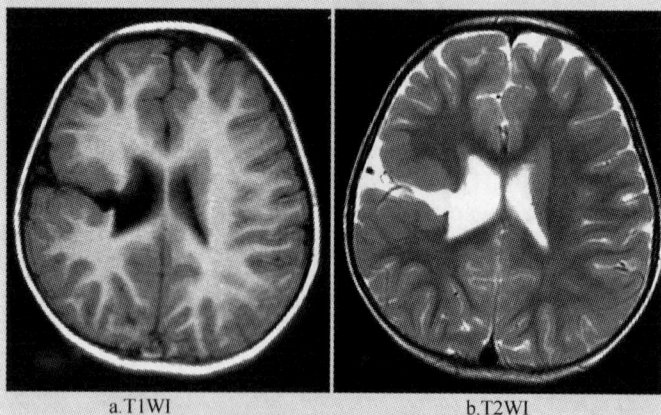

a.T1WI　　　　　　　　　　b.T2WI

图 1-56

　　【MRI 诊断】　脑裂畸形。

相 关 知 识

脑裂畸形是一种神经元移行异常的大脑发育畸形,系一段原始细胞形成障碍或原始神经母细胞移行之前发生障碍所致。其基本改变是横贯大脑半球的裂隙,致使裂隙外端的软脑膜与内端的室管膜相连接,形成所谓的软脑膜-室管膜裂缝,依其形态可分为融合型(Ⅰ型)和分离型(Ⅱ型)。患者可出现癫痫、运动障碍、智力低下及发育迟缓等症状。

MRI 表现: ①Ⅰ型多为单侧,位于大脑外侧裂旁区,从大脑半球表面延伸到侧脑室,但由于裂隙前后壁融合,容易漏诊,需注意下列两个重要征象:裂隙壁由异位灰质构成,表现为横贯大脑半球和灰质相同的带信号状影,外端同大脑表面灰质相连,内端抵侧脑室;裂隙两端常扩大,使外端大脑表面出现凹陷,内端脑室出现三角形憩室,在凹陷和憩室之间可见到带状异位灰质;②Ⅱ型常见,常为双侧,不融合,裂隙呈脑脊液信号,典型者裂隙由脑室延伸到颅内面,内窄外宽,两侧宽度对称或不对称,裂隙的表面覆以灰质;③80%~90%的病例伴有透明隔缺如、多脑回、胼胝体发育不全等畸形。MRI 的优势在于能进行多方位成像以及具有高组织对比分辨率,因此 MRI 是发现脑裂畸形的最佳影像学检查方法。

【鉴别诊断】

典型病例一般诊断不难。

第六节　椎管内常见疾病

椎管内肿瘤包括发生于椎管内各种组织的原发性和继发性肿瘤。根据肿瘤发生部位,可将其分为髓内、外,硬膜内、外肿瘤。①髓内肿瘤:占椎管内肿瘤的 10%~15%,绝大多数为胶质瘤,以室管膜瘤和星形细胞瘤最为多见。②髓外硬膜下肿瘤为椎管内最常见的肿瘤,约占原发椎管内肿瘤的 55%,绝大多数为良性肿瘤,以神经源性肿瘤(神经鞘瘤和神经纤维瘤)及脊膜瘤多见,神经源性肿瘤好发于 20~50 岁成年人,无男女性别差异,可见脊椎的任何阶段。脊膜瘤好发于 50~60 岁女性,男女之比为 1:4。③髓外硬膜外肿瘤:占椎管内肿瘤的 25%,绝大多数为恶性肿瘤,主要是转移瘤,也可是淋巴瘤、骨髓瘤或肉瘤等原发肿瘤。

一、髓 内 肿 瘤

病例 1-57

【病史摘要】　男性,40 岁。双上肢前臂肌肉萎缩半年余。

【MR 征象】　如图 1-57,矢状位:延髓至颈 7 椎体水平的脊髓增粗,以颈 2~4 水平的脊髓为甚,邻近的蛛网膜下腔变窄。颈 2~4 水平的脊髓内可见类椭圆形病灶,境界欠清,在 T1WI 上呈稍低信号,在 T2WI 上呈高信号,病灶的上下在 T1WI 上为稍低信号,在 T2WI 上为高信号,增强扫描:类椭圆形病灶呈不均匀的明显强化,邻近空洞病灶未见强化。

【MR 诊断】　颈髓内星形细胞瘤合并脊髓空洞。

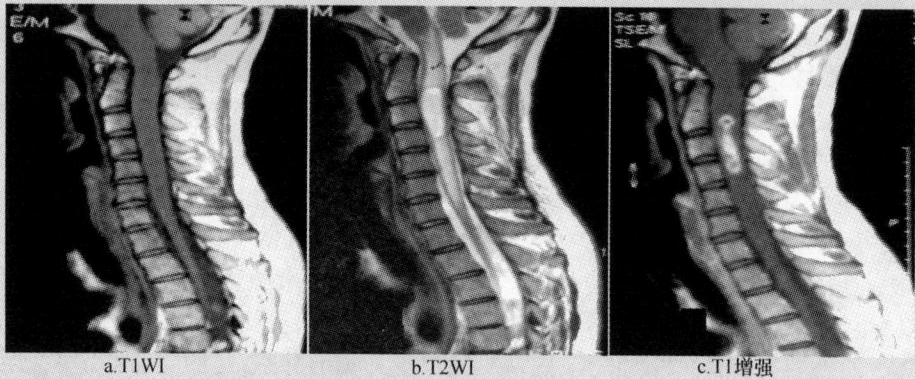

a.T1WI　　　　　　　　b.T2WI　　　　　　　　c.T1增强

图 1-57

相 关 知 识

星形细胞瘤占髓内胶质瘤的 30%,是成人第二位常见的髓内肿瘤,是儿童最常见的髓内肿瘤。平均发病年龄为 21 岁(9 个月至 70 岁)。无性别倾向。好发于颈胸髓占 75%,腰段脊髓 20%,终丝发病者仅占 5%,常见多阶段累及。

MR 表现:平扫以矢状位观察最佳,肿瘤区脊髓不规则增粗,邻近的蛛网膜下腔变窄。肿瘤呈长 T1 长 T2 信号,合并出血或囊变时,信号不均,钙化少见。典型者肿瘤范围相当广泛,多个脊髓阶段受累;肿瘤边界不清;肿瘤常位于脊髓后部,呈偏心性非对称性生长,部分外生性。肿瘤的两端常见非肿瘤的囊变区。增强扫描后,肿瘤呈明显不规则强化。有些肿瘤恶性度低,血-脑屏障完整时,早期可不出现强化,延迟 30~60 分钟后扫描,可见较大范围的强化区,瘤周水肿、囊变、软化灶不强化。少数恶性度高的胶质母细胞瘤可见脑脊液种植性转移,增强扫描对判断肿瘤的复发及检出沿脑脊液种植的转移灶非常有价值。

【鉴别诊断】

典型者大多可明确诊断。不典型者需与多发性硬化、室管膜瘤和其他炎症性病变相鉴别。

复习思考题

1. 简述髓内肿瘤的 MR 诊断?
2. 试述椎管内常见肿瘤的主要 MRI 表现?

二、髓外硬膜下肿瘤

病例 1-58

【病史摘要】　男性,45 岁。双下肢无力伴头痛 2 年余。

【MRI 征象】　如图 1-58,胸段椎管内见类圆形稍长 T1 等 T2 异常信号的病灶,边界清楚,相应段的脊髓受压变扁,向腹侧移位上下缘的蛛网膜下腔增宽,相应段的低信号硬膜位置正常。增强扫描后病灶较均匀强化。

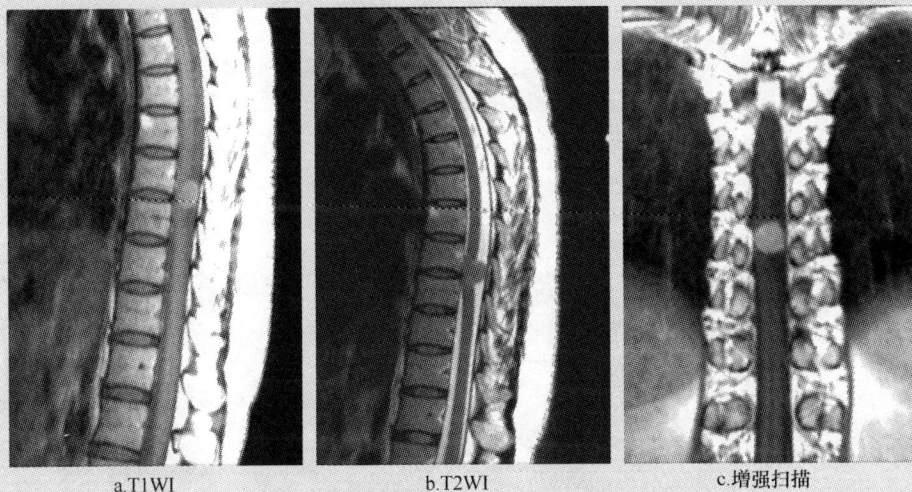

a.T1WI　　　　　　　　　　b.T2WI　　　　　　　　　　c.增强扫描

图 1-58

【MR 诊断】　髓外硬膜下神经源性肿瘤。

相 关 知 识

神经鞘瘤起源于神经鞘膜的施万细胞,神经纤维瘤起源于神经纤维母细胞,组织学上可见施万细胞、纤维母细胞、有髓鞘或无髓鞘的神经纤维等多种成分存在。两者的主要成分均是施万细胞和纤维母细胞。神经鞘瘤以鞘细胞为主要成分,神经纤维瘤以纤维母细胞为主要成分。二者均来源于施万细胞,故通称为神经源性肿瘤。1/6 的肿瘤位于硬膜外,通过神经孔伸到硬膜外或椎管,呈哑铃状。典型症状为神经根的压迫症状,表现为疼痛,以后出现肢体麻木、感觉减退。随着症状的进展可出现瘫痪及膀胱、直肠功能障碍。

MRI 表现:T1WI 上略高于或等于脊髓信号,T2WI 上肿瘤信号增高,边缘光滑,常较局限,肿瘤常位于脊髓背侧,脊髓受压向腹侧移位,肿瘤同侧蛛网膜下腔扩大;注射 Gd-DTPA 后,肿瘤明显均匀或不均匀强化,横断面或冠状面图像有时可清楚显示肿瘤穿越神经孔和哑铃状肿瘤的全貌。

【鉴别诊断】

诊断要点:髓外硬膜下肿瘤多位于脊髓的一侧,肿瘤致使脊髓受压移位,肿瘤同侧上下端的蛛网膜下腔增宽,对侧蛛网膜下腔变窄。肿瘤在 T1WI 上为低或等信号,T2WI 上为高信号。增强扫描后实性部分强化,囊性部分不强化。鉴别诊断需与胚胎类肿瘤和转移瘤相鉴别。

复习思考题

简述神经鞘瘤的 MR 诊断?

三、髓外硬膜外肿瘤

病例 1-59

【病史摘要】　男性,65 岁。半年前行肺癌手术,近日感胸背部不适。

【MR 征象】　如图 1-59,矢状位可见胸 5 椎体水平的硬膜外腔内可见一类圆形病灶,界清,病灶局部的硬膜外腔扩大,脊髓和硬脊膜均受压向腹侧移位病灶,在 T1WI 上呈稍低信号,在 T2WI 上为等信号,中央可见星状长 T1 长 T2 的坏死区,增强扫描可见肿瘤的实性部分明显较为均匀的强化,中心的坏死区未见强化。冠状位上显示肿瘤偏右侧生长,脊髓和硬膜受压向左侧移位。

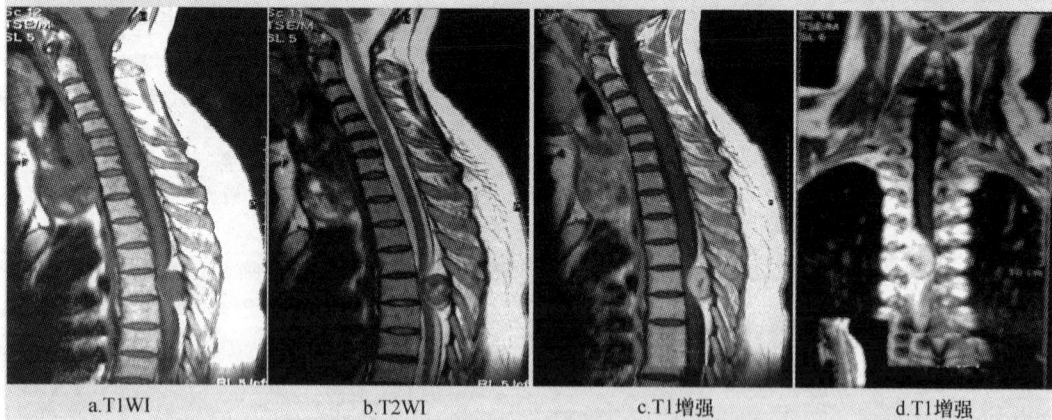

　a.T1WI　　　　　　b.T2WI　　　　　　c.T1增强　　　　　　d.T1增强

图 1-59

【MR 诊断】　硬膜外转移瘤。

相 关 知 识

转移瘤为髓外硬膜外最常见的肿瘤,其发病部位和发病率常与椎体转移瘤密切相关,两者常同时存在,有时难以区分是硬膜外还是椎体的肿瘤。肺癌、乳腺癌、甲状腺癌及前列腺癌常常引起转移。多位于硬膜外腔之侧后方,可影响椎体及附件。往往并有邻近软组织病灶,但椎间盘不受侵犯。临床上转移瘤多见于老年人,以胸段最多见,腰段次之,颈段最少,病程进展快,多数难以确定原发灶的部位。疼痛是最常见的首发症状,很快出现严重的脊髓压迫症。

MR 表现:①MRI 显示硬膜外软组织病灶伴椎体信号异常,T1WI 上显示肿瘤信号常与椎旁软组织信号相仿,呈低信号,T2WI 上呈不均匀等信号及高信号。病灶多位于硬膜外腔的侧后方。成骨转移者仍呈低信号。脊髓和硬脊膜囊受压、变形,蛛网膜下腔变窄或闭塞;②椎体转移常见于胸4~11椎体,受累椎体可有塌陷,但是椎间盘未见受累改变;③T2WI有利于确定转移所造成脑脊液梗阻平面的程度;④可见"硬膜外征",即脊髓和肿瘤之间T1WI和T2WI均显示的低信号带,它的组织学基础是硬脊膜和韧带。

【鉴别诊断】

诊断要点:好发于老年人,有原发灶。MRI表现为硬膜外软组织病灶伴或不伴椎体信号异常,脊髓和硬脊膜囊受压,蛛网膜下腔变窄或闭塞,椎间盘不受累。可见"硬膜外征"。需要与淋巴瘤相鉴别。

复习思考题

简述硬膜外肿瘤的MR诊断?

四、急性脊髓炎

病例 1-60

【病史摘要】　女性,28岁。突发双下肢无力,大便失禁3天。

【MR征象】　如图1-60,脊髓圆锥增粗,邻近蛛网膜下腔变窄,其内可见斑片状稍长T1长T2异常信号,病变在T2WI矢状位上显示较为清晰,边界不清楚。增强扫描后病变区域脊髓呈现斑片状强化。

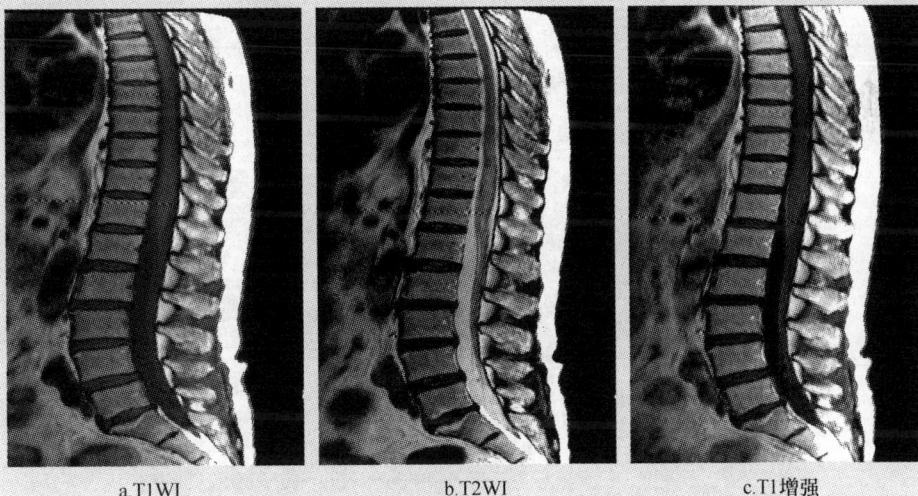

a.T1WI　　　　　　　b.T2WI　　　　　　　c.T1增强

图 1-60

【MR诊断】　脊髓圆锥急性脊髓炎。

相 关 知 识

急性脊髓炎是指非特异性局限于数个节段的急性横贯性脊髓炎症。病因不清,与病毒或病毒感染后引起的过敏反应、疫苗接种等有关。病变主要损害限于下颈段和上胸段。急性脊髓炎多发生在青壮年,临床特点为病变水平以下肢体瘫痪,各种感觉缺失,自主神经功能障碍。

MR 表现:急性期受累脊髓节段略有增粗,病变范围往往累及数个节段,受累脊髓显示为较均匀或多发斑片状异常信号,T1WI 为低或等信号,T2WI 为明显高信号,病变在 T2WI 矢状位上显示较为清晰,边界不清楚。增强扫描:病变脊髓呈现斑片状均匀强化或弥漫性、断续不均匀强化或不强化。

【鉴别诊断】

诊断要点:青壮年多见,起病急,多有病毒等感染的病史。脊髓增粗膨大,可见髓内斑片状长 T1 长 T2 信号,增强扫描可有异常强化。需与多发性硬化鉴别。脊髓炎水肿相对较重,患者症状逐渐加重;脊髓多发性硬化症状相对较轻且常有反复,病变区脊髓一般无增粗膨大,周围水肿不明显,沿脊髓纵轴分布,增强扫描活动期斑块显示为明显的异常对比增强,而静止期斑块无明显增强。

复习思考题

简述急性脊髓炎的 MRI 表现?

五、Chiari 畸 形

病例 1-61

【病史摘要】 男性,30 岁。四肢无力 1 年,逐渐加重 1 个月余。

【MR 征象】 如图 1-61,矢状位上可见小脑扁桃体下移疝入椎管,超过斜坡下端与枕骨大孔后下缘连线 5mm,延髓与第四脑室位置基本正常,颈 2~7 水平的脊髓内可见条形的长 T1 长 T2 信号。

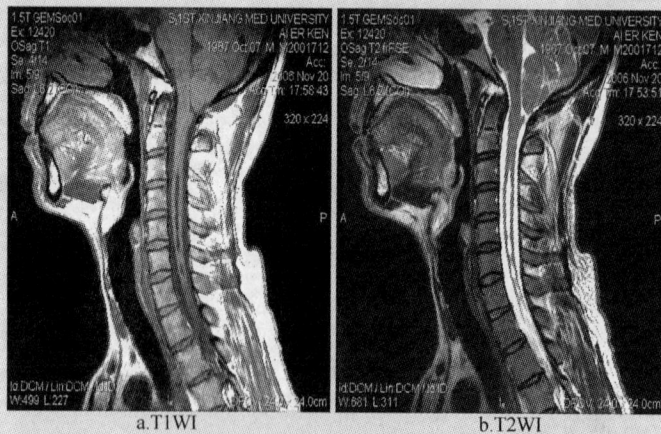

a.T1WI　　b.T2WI

图 1-61

【MR 诊断】 Chiari 畸形并脊髓空洞症。

相 关 知 识

Chiari 畸形即小脑扁桃体下移疝入椎管内属于先天性后脑畸形。从斜坡下端与枕骨大孔后下缘作一连线,正常时小脑扁桃体的下端应不低于此连线之下 3mm,超过此连线之下 3mm 者为可疑,超过此连线之下 5mm 者可以确诊。Chiari 畸形可合并脊髓空洞症及颅底和枕骨大孔的畸形。MR 诊断标准及分型:Ⅰ型:系指小脑扁桃体及下蚓部向下移位进入椎管,但延髓与第四脑室位置正常,此型常合并有脊髓空洞;Ⅱ型:是指在Ⅰ型的基础上,延髓与第四脑室拉长,位置下移,此型常合并有脑积水或其他颅脑畸形;Ⅲ型:延髓、小脑以及第四脑室疝入枕部或上颈段脑(脊膜)膨出。此型少见,仅见于新生儿。脊髓空洞症是一种髓内的慢性进行性疾病,目前认为枕骨大孔区的阻塞性病变是导致空洞形成的重要因素。病理上主要表现为脊髓内管状空腔形成,周围有胶质纤维增生。本病多见于 25~40 岁男性,临床主要表现为:节段型分离性感觉障碍,即痛温觉消失,触觉存在;有关肌群的下运动神经元性瘫痪,肌肉萎缩;若椎体束受累则可出现上运动神经元损害的症状。此外,还可伴有小脑扁桃体延髓联合畸形等相应症状。

MR 表现:正中矢状位上可清楚地显示脊髓空洞症的全貌,轴位上可见空洞在髓内的准确位置及分隔。①病变以颈胸段为多见,上至延髓,下达圆锥;②脊髓内纵向囊腔,边缘清楚锐利,其内可见横隔;③在 T1WI 上表现为脊髓中央低信号的管状扩张,在 T2WI 上空洞内液呈高信号。在空洞的上下端常有胶质增生,当增生的胶质组织在空洞内形成分隔时,空洞呈多房性。增强后脊髓空洞无强化;④脊髓可增粗或萎缩;⑤可伴发畸形、外伤、感染和肿瘤的相应表现。

【鉴别诊断】

Chiari 畸形诊断标准明确,一般不难诊断。脊髓空洞有时需与髓内肿瘤囊变及脊髓软化相鉴别。髓内肿瘤囊变时,其信号多不均匀,多较脑脊液信号为高,脊髓外形不规则膨大,增强扫描肿瘤明显强化可清晰显示其大小、部位、边缘和形态。脊髓软化多有外伤史,囊腔较小而欠光整,T2WI 上其信号较空洞高。合并症的表现:MRI 可同时显示颅颈交界部位的先天畸形;伴发脊髓肿瘤时,脊髓可不均匀增粗,其内信号不均,增强扫描后,脊髓空洞无明显强化,而肿瘤实质部分可明显强化,可清楚区分肿瘤和空洞;外伤后脊髓空洞症以多房性或腊肠样空洞为多见。

复习思考题

简述脊髓空洞症的 MR 表现?

(刘文亚 王 俭 燕桂新 丁 爽 娜迪拉 杨利霞 蒋 奕 依巴努)

第二章 呼吸系统疾病

第一节 气管及支气管疾病

一、支气管扩张

病例 2-1

【病史摘要】 男性,35 岁。反复咳嗽,咳大量脓痰 5 年余。

【X 线表现】 如图 2-1,左肺下野肺纹理增多,增粗,紊乱,呈"卷发样"改变,余肺野清晰,心影不大,双膈面光整,双侧肋膈角存在。

【支气管造影】 左肺下叶支气管增粗扩张,呈"柱状",管壁增厚,支气管聚拢。支气管扩张(柱状)。

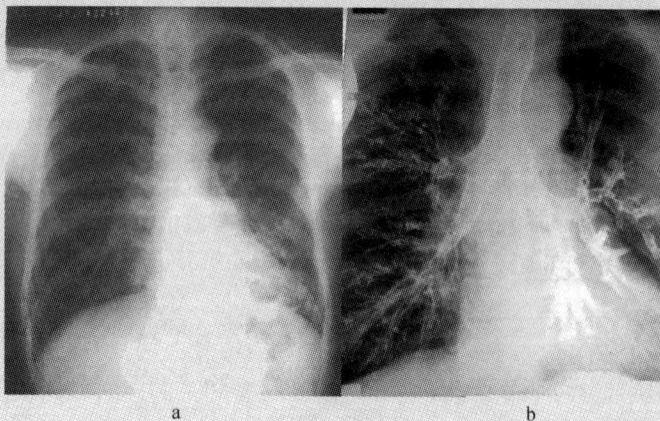

a   b

图 2-1

【X 线诊断】 左肺下叶支气管扩张。

病例 2-2

【病史摘要】 男性,37 岁。反复咳嗽、咳大量浓痰 10 余年。

【CT 征象】 如图 2-2,右肺中叶、下叶支气管明显扩张呈蜂窝样改变,支气管壁增厚,部分病灶内见液平面,部分呈囊状高密度影。

【CT 诊断】 右肺中叶、下叶囊状支气管扩张合并感染。

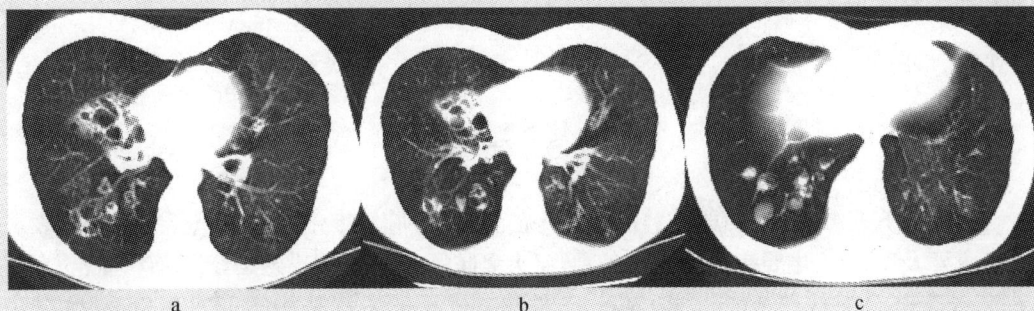

图 2-2

病例 2-3

【病史摘要】 男性,35 岁。反复咳嗽、咳痰 6 年余。

【CT 征象】 如图 2-3,右肺中叶舌段支气管径较伴行肺动脉内径增宽,且支气管壁明显增厚,局部可见"轨道征"。

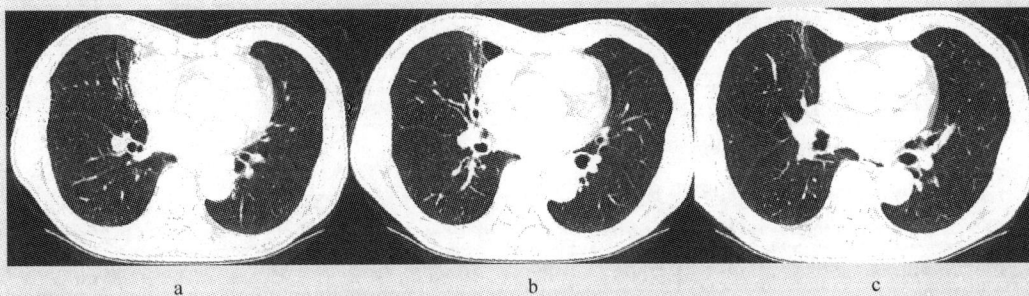

图 2-3

【CT 诊断】 柱状支气管扩张。

病例 2-4

【病史摘要】 男性,56 岁。反复咳嗽、咳痰 20 余年,加重伴发热 7 天。

【CT 征象】 如图 2-4,右肺中叶、左肺上叶舌段及双肺下叶支气管管壁明显增厚、管腔

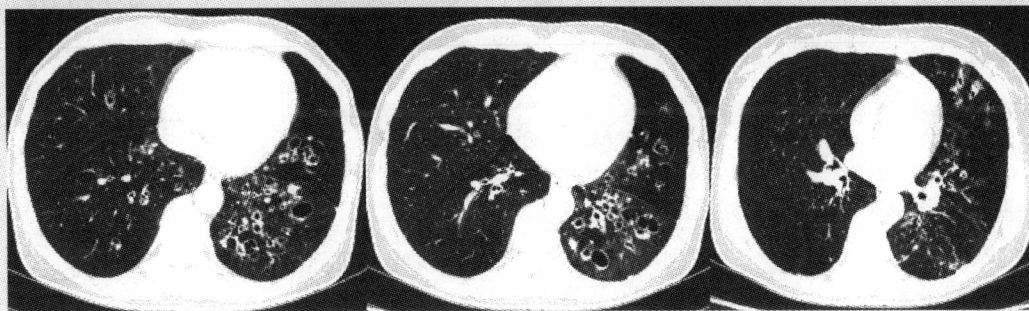

图 2-4

扩张,表现为大小不等的囊状影,且内可见液平面,部分管腔扩张呈柱状或蚯蚓状。

【CT诊断】 混合型支气管扩张(囊柱状、曲张型支气管扩张)。

相 关 知 识

支气管扩张多继发于支气管和肺部慢性炎症、肺不张、肺纤维化,少数为先天性。临床表现:多见于儿童及青壮年,主要症状是咳嗽、咳血、咯大量脓痰,反复呼吸道感染等,可有杵状指。

X线表现:①肺纹理增多、增粗、紊乱;②柱状支气管扩张表现为"轨道征";③囊状支扩表现为大小不等的囊状和蜂窝状影呈多个圆形或卵圆形薄壁透亮区,有时可见囊底有小液平;④合并感染时,支气管周围斑片或大片状模糊阴影,反复感染后肺体积缩小,肺纹理聚拢。

支气管造影表现:①柱状支扩:支气管管腔呈柱状或杵状不均等扩大,或远端扩大,管壁不规则增厚;②囊状支扩:病变支气管远端膨大呈囊状,对比剂充盈后形成葡萄状或蜂窝状,病变多侵及5~6级以下的支气管;③曲张型支扩:病变支气管粗细不均,管腔形态不规则,典型的呈串珠状改变。CT特别是高分辨率CT(HRCT)对显示支气管扩张有极高的价值,其显示支气管扩张的敏感性与支气管造影相仿,对两肺广泛性支气管扩张,CT可以替代支气管造影。

CT表现

1. 支气管腔扩大,管壁增厚。

2. 支气管扭曲变形并聚拢。

3. 不同类型的支气管扩张表现不一 ①柱状支气管扩张表现为扩张的支气管直径大于其伴行的肺动脉管径,支气管壁增厚,当支气管呈水平走向时,呈圆柱或管状表现为"轨道征";②囊状支气管扩张呈大小不等的囊袋状,囊内外壁光滑,多个相邻的扩张的支气管构成蜂窝状改变,可有液平面;③曲张型支气管扩张与柱状支气管扩张相似,呈蚯蚓状迂曲,当其为水平走向时,采用高分辨率CT可与柱状支扩区分。

4. 有伴随征象,如支气管黏液栓,表现为扩张的支气管内柱状或结节状高密度影,伴发感染或阶段性肺不张时,可见扩张支气管周围不规则或片状密度增高影。

【鉴别诊断】

①肺大泡:是由多个肺泡壁破裂,融合形成的较大含气空腔,常位于肺野边缘部,呈圆形、类圆形或较扁的长方形透亮影,多个肺大泡靠在一起可呈多面状,其壁极薄,空腔不与支气管树相通,无液平;②多发性肺囊肿:为先天发育异常,其囊壁薄,囊肿相对较大,较少有液平面。

复习思考题

1. 诊断支气管扩张安全无创伤的检查方法是( )

    A. 胸片   B. 体层   C. HRCT

    D. 支气管造影   E. 以上都不是

2. 支气管扩张患者,CT示扩张的细支气管比伴行的肺动脉粗,两者共同构成的影像,称为( )

    A. 葡萄征   B. 印戒征   C. 晕环征

    D. 手套征   E. 轨道征

3. 简述支气管扩张的分型及 CT 表现。

二、慢性支气管炎合并肺气肿

病例 2-5

　　【病史摘要】　男性,56 岁。慢性咳嗽、咳痰 10 余年。

　　【X 线征象】　如图 2-5,胸廓前后径增大,呈桶状,肋骨平举,肺野透光度增强,双肺纹理增粗、稀疏,膈肌低平。

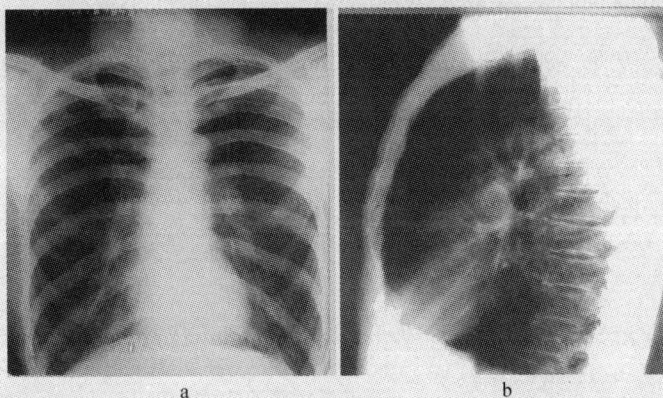

图 2-5

　　【X 线诊断】　慢性支气管炎合并肺气肿。

病例 2-6

　　【病史摘要】　男性,66 岁。慢性咳嗽、咳痰 20 余年。

　　【CT 征象】　如图 2-6,胸廓前后径增大,双肺纹理增粗,双肺野透光度增强,并于左肺上叶可见空腔影。

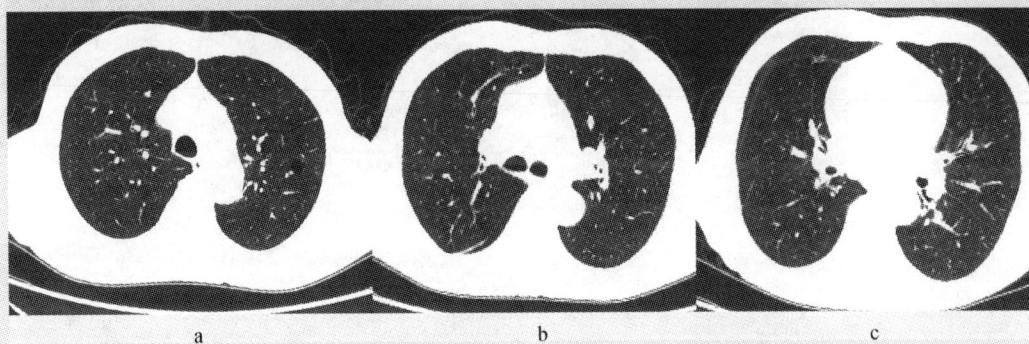

图 2-6

　　【CT 诊断】　慢性支气管炎,肺气肿。

相 关 知 识

慢性支气管炎是支气管、支气管黏膜及周围组织的慢性非特异性炎症,随着病程的迁延和发展,大多数病人可并发慢性阻塞性肺气肿,肺大泡形成,肺间质纤维化,甚至可导致肺源性心脏病。临床上以咳嗽、咳痰为主要症状,可闻及哮鸣音。后期出现气短,发生肺源性心脏病时,则气急加重,甚至有发绀及颈静脉怒张等征象。平片表现:肺纹理增多、增粗、扭曲,以中内带为著,肺纹理杂乱交织呈网状;肺气肿表现为肋骨平行,膈下移,胸廓呈桶状,甚至出现肺大泡;肺血量减少,使肺纹理显著稀少而纤细,尤其在肺源性心脏病伴右心功能不全时易出现;慢性支气管炎后期,当病变累及细支气管和肺泡壁,形成纤维组织增生,产生肺间质纤维化。

第二节　肺 部 炎 症

一、大叶性肺炎

病例 2-7

【病史摘要】　女性,23 岁。突发高热、寒战、咳嗽、胸痛,化验检查白细胞增高。

【X 线征象】　如图 2-7,右中下肺野心缘见密度均匀增高大片状阴影,上缘清楚,下缘模糊。侧位:病灶位于右肺中叶,呈尖端指向肺门的致密影。双膈面光整,两侧肋膈角清晰锐利。

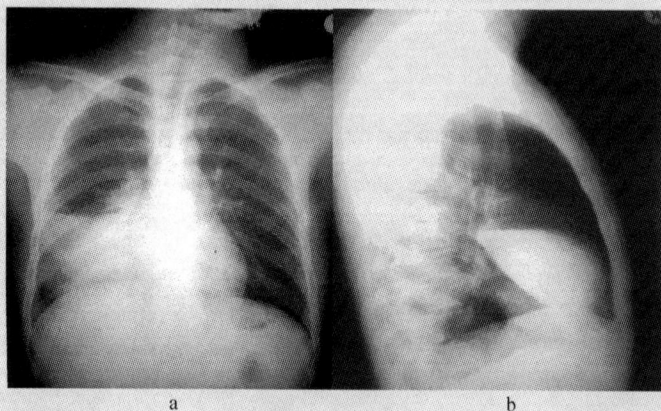

a　　　　　　　　　　　　　　b

图 2-7

【X 线诊断】　右肺中叶大叶性肺炎。

病例 2-8

【病史摘要】　男性,34 岁。受凉后咳嗽、咳痰伴高热 4 天。

【CT 征象】　如图 2-8,右肺下叶可见大片状高密度影,纵隔窗显示为实变影,病灶内可见支气管充气征。

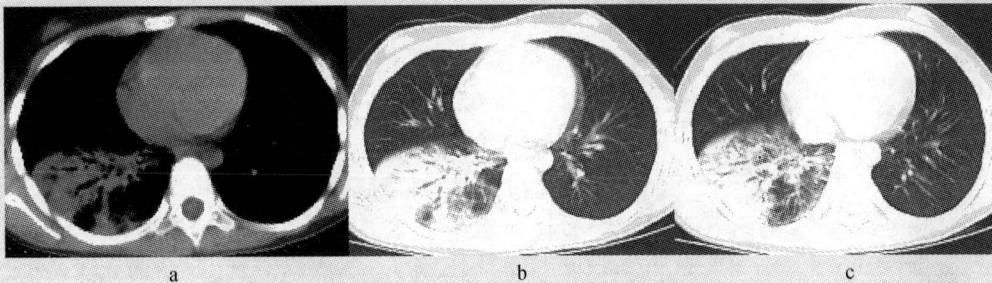

图 2-8

【CT 诊断】　右肺下叶大叶性肺炎。

相 关 知 识

大叶性肺炎的病原菌主要是由肺炎双球菌或肺炎链球菌引起的肺叶或肺段的炎症。好发于冬春季,多见于青壮年。主要临床表现为高烧、寒战、咳嗽、胸痛、咳铁锈色痰等。大叶性肺炎病理上可分 4 期:①充血期:为病变的早期。病变的范围较为局限,肺泡壁毛细血管充血、扩张、肺泡内有炎性渗出。②红色肝变期:病变累及肺叶及肺段。肺泡腔实变,充满纤维蛋白及红细胞渗出物,使肺组织的剖面呈红色,质地如肝脏。③灰色肝变期:肺泡腔内大量白细胞代替红细胞,致使肺叶剖面呈灰色,质地仍如肝脏。④消散期:肺泡腔内炎性渗出物逐渐被吸收,病变范围缩小,肺泡腔内重新充气。

X 线表现:①充血期:肺野可无异常发现,或仅见病变区肺纹理增多、增粗模糊,肺野透光度略降低。②实变期:肺叶、肺段呈均匀一致密度增高,内可见支气管充气征,肺纹理消失。③消散期:表现为病变的范围逐渐减小,阴影的密度减低,但密度不均匀,呈散在斑片状及条索状阴影。病变多在两周内吸收。

CT 表现:①充血期:病灶呈密度略高的磨玻璃样改变,边缘模糊不清;②实变期:可见大叶性或肺段性分布的高密度影,中央密度均匀一致,周边密度逐渐减低;实变区内可见充气支气管征,且充气的支气管的分布走行正常,叶间裂区病变边缘平直光整,其余部分边缘模糊,炎症实变的肺组织体积多无明显改变;③消散期:实变影密度逐渐减低,病灶呈散在、大小不一的斑片状,进一步吸收可为索条影,然后可全部吸收,消散不完全者,可形成纤维化,转化为机化性肺炎。

【鉴别诊断】

①肺不张:大叶性肺不张,肺叶呈均匀性密度增高影,肺叶形态变小,边缘向内凹陷。相邻的肺组织因代偿性气肿而透亮度增强。下叶不张者横膈升高,纵隔、气管向患侧移位,这与大叶性肺炎有所不同。②干酪性肺炎:多见于右肺上叶,其密度较高,可见大片实变影中

有多处虫蚀样空洞影。同时其他肺野常有播散性结核灶。

二、支气管肺炎

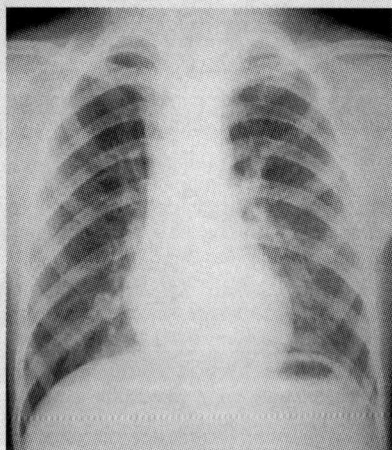

图 2-9

病例 2-9

【病史摘要】 女性,10 岁。发热 咳嗽、呼吸困难、发绀及胸痛。

【X 线征象】 如图 2-9,两中、下肺野内中带肺纹理增多、增粗、模糊,并可见沿肺纹理分布的小片状影模糊致密影,密度不均。两侧肺门未见增大。心影大小、形态正常,两侧胸廓对称,双膈面光整,两肋膈角清晰锐利。

【X 线诊断】 支气管肺炎。

病例 2-10

【病史摘要】 女性,2 岁。咳嗽、咳痰伴发热 3 天,听诊右下肺可闻及湿性啰音。

【CT 征象】 如图 2-10,双肺下叶肺纹理增多,并于右肺下叶可见沿肺纹理分布的小斑片状高密度影,边缘模糊。

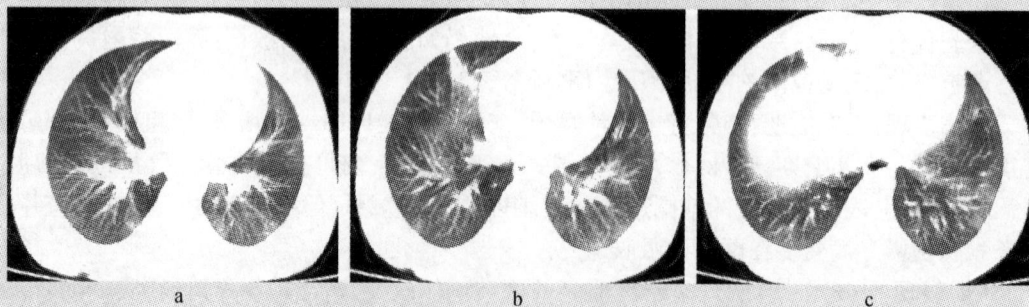

a   b   c

图 2-10

【CT 诊断】 支气管肺炎。

相 关 知 识

支气管肺炎又称为小叶性肺炎,常见的病原菌有金黄色葡萄球菌、肺炎双球菌和链球菌等,病毒及真菌也可引起支气管性肺炎。病原菌先引起支气管炎,支气管黏膜发生充血、水肿及浆液性渗出,进而累及呼吸性支气管及肺泡,终末细支气管炎可引起阻塞性肺气肿或小叶肺不张,终末细支气管黏膜充血水肿可引起阻塞性肺气肿。

　　影像学表现:病变多位于两侧中下肺野的内中带;肺纹理增多,并见沿支气管分布的斑片状模糊影,病灶可融合成大片状阴影;有时可伴有肺门炎症致肺门增大、小叶性肺不张和肺气肿等。支气管肺炎主要依靠 X 线平片检查。CT 检查可用于判断病变内有无空洞及胸腔积液,以确定是否合并肺脓肿及脓胸。

三、间质性肺炎

病例 2-11

　　【病史摘要】　男性,6 岁。发热三天,咳嗽、气急。

　　【CT 征象】　如图 2-11,两肺野透光度明显减低,肺纹理增多紊乱呈细网状磨玻璃样改变。

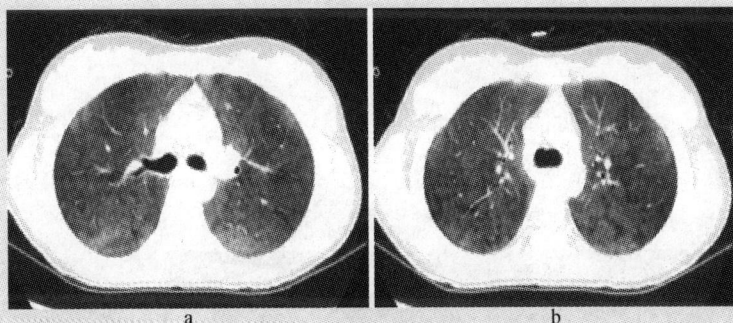

图 2-11

　　【CT 诊断】　间质性肺炎。

相 关 知 识

　　间质性肺炎主要由病毒引起,病变局限于肺间质、肺泡间隔、支气管壁和肺泡壁。本病多见小儿,常继发于麻疹、百日咳、流行性感冒。

　　CT 表现:①病变广泛分布于两肺中下叶;②肺野内为纤细而不规则的条状阴影,交织成网,致肺透亮度下降。在网织阴影的基础上有弥漫的小点状密度增高影;③肺门增大,模糊,结构紊乱;④常伴有肺气肿;⑤病变吸收较缓慢,不易完全被吸收。

　　【鉴别诊断】

　　①与Ⅱ型结核鉴别,间质性肺炎病灶多分布在两下肺,肺尖较少见,结节影位于网状阴影内;Ⅱ型结核弥漫性分布于两肺尖及两中上肺野,结节影不和网状影并发。②与尘肺鉴别,粉尘有接触粉尘的病史,结节中心区密度较高。

四、肺 脓 肿

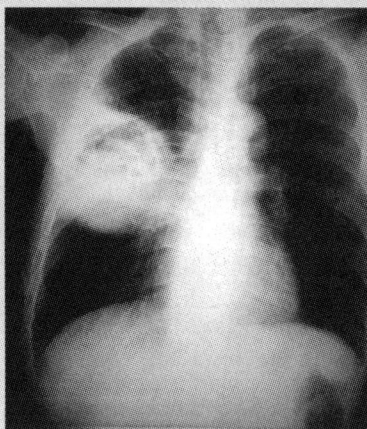

病例 2-12

【病史摘要】 男性,35 岁。高热、咳嗽、咳大量脓痰(痰气味较臭),化验查白细胞明显增高。

【X 线征象】 如图 2-12,右肺中叶可见大片致密影,边缘模糊,密度欠均匀。其内可见含有液平的厚壁空洞,内壁略不规则。余肺野未见明显异常。两侧胸廓对称,心影大小形态正常,双膈面光整、两侧肋膈角清晰锐利。

【X 线诊断】 右肺中叶肺脓肿。

图 2-12

病例 2-13

【病史摘要】 男性,38 岁。咳嗽、咳大量脓痰伴发热 20 天。

【CT 征象】 如图 2-13,右肺下叶后段可见一 52mm×45mm 的椭圆形的空洞影,壁厚,内壁较光整,外壁周围模糊,可见淡片状密度影。

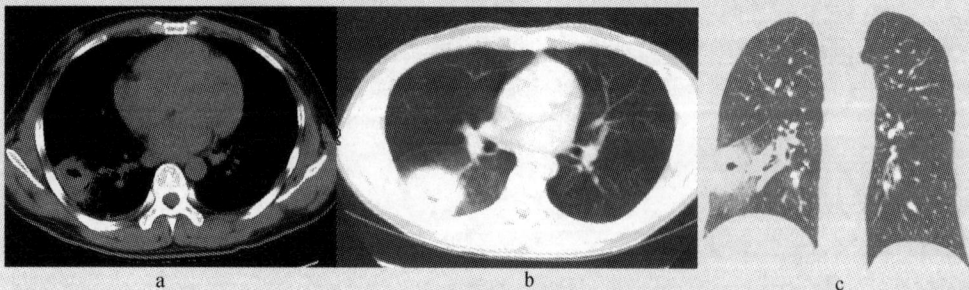

a   b   c

图 2-13

【CT 诊断】 右肺下肺后段肺脓肿。

相 关 知 识

肺脓肿系化脓性细菌引起的肺部坏死性炎性疾病,病程小于 3 个月为急性,大于 3 个月为慢性。病原菌主要为金黄色葡萄球菌、肺炎链球菌及厌氧菌等。感染途径最常见是经由支气管吸入到肺内,也可经血行或直接蔓延途径感染。临床主要表现为高热、咳嗽、寒战,胸痛、大量脓痰,部分病人有咯血。厌氧菌感染时痰气味较臭。患者全身症状较明显。白细胞明显增高。

X 线及 CT 表现:①急性期肺脓肿在脓肿形成前,呈大片状模糊阴影,多位于上叶后段及下叶背段,靠近胸膜下。病灶液化坏死形成空洞后,在大片阴影中有低密度区及气液平,空洞壁较厚,空洞壁内缘光滑或不规则,外缘模糊。周围有斑片浸润阴影;②慢性期肺脓肿为边界清楚的厚壁空洞,或实性肿块内多发的小空洞,可有液平。周围肺纹理增多,局部胸膜增厚;③血源性肺脓肿为多发斑片状或结节阴影,边缘模糊。在两肺中下野多见,脓肿内可有空洞及液平面。

【鉴别诊断】

①空洞型肺结核:结核性空洞多为薄壁空洞,好发于上叶尖后段及下叶背段,病灶周围多有卫星灶,且常合并多发纤维索条影,空洞内多无液平。②肺癌:肺癌空洞多为厚壁空洞,且洞壁厚薄不均,外缘有分叶、毛糙,内缘凹凸不平。

第三节 肺 结 核

病例 2-14

【病史摘要】 男性,16 岁。咳嗽、低热、盗汗两个月。

【X 线征象】 如图 2-14,左肺门明显增大,左肺下叶可见斑片状高密度影,边缘模糊,两者之间可见索条状高密度影。

【X 线诊断】 原发性肺结核(原发综合征)。

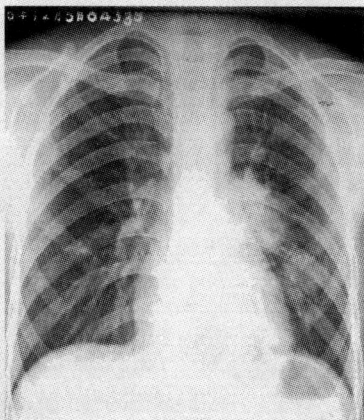

图 2-14

病例 2-15

【病史摘要】 女性,25 岁。反复咳嗽伴低热 2 个月余。

【CT 征象】 如图 2-15,左肺下叶背段可见斑片状高密度影,边缘毛糙,可见多个小结节影,见肿大淋巴结。左上肺门增大。

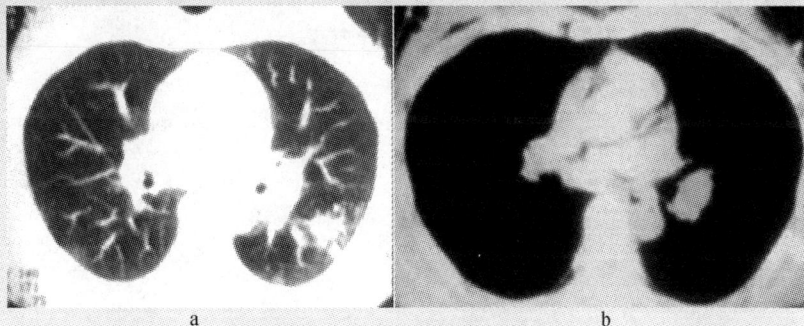

a   b

图 2-15

【CT 诊断】 左肺原发性肺结核。

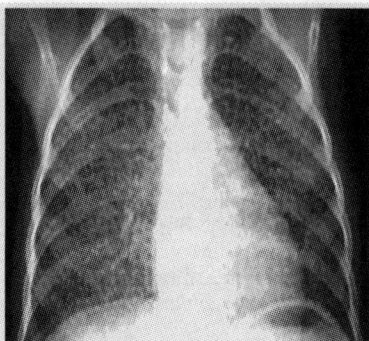
图 2-16

病例 2-16

　　【病史摘要】　　男性,12 岁。突发咳嗽、咳痰伴高热 2 天。

　　【X 线征象】　　如图 2-16,双肺野自肺尖至肺底可见弥漫分布的大小、密度、分布均匀的粟粒状结节影,边缘尚清楚。

　　【X 线诊断】　　Ⅱ型肺结核(急性血型播散型肺结核)。

病例 2-17

　　【病史摘要】　　女性,23 岁。咳嗽、咳痰伴高热 2 天。

　　【CT 征象】　　如图 2-17,双肺可见弥漫分布的粟粒状结节影,直径 2mm 左右,大小、密度、分布均匀。

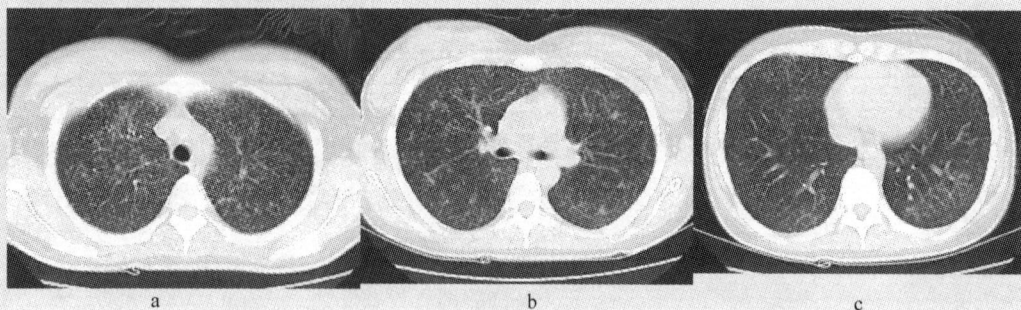
图 2-17

　　【CT 诊断】　　Ⅱ型肺结核(急性血型播散型肺结核)。

病例 2-18

　　【病史摘要】　　男性,32 岁。咳嗽伴盗汗 2 周。

　　【X 线表现】　　如图 2-18,右肺中上野及下叶可见片状高密度影,边缘模糊,左侧肋膈角变钝,可见外高内低的渗液曲线。

　　【X 线诊断】　　右肺Ⅲ型结核(浸润型)合并左侧少量胸腔积液。

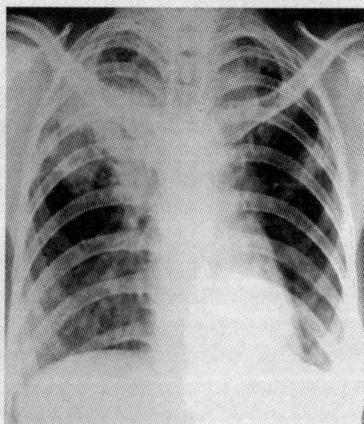
图 2-18

病例 2-19

【病史摘要】 男性,36岁。有结核病史一年,近日自觉症状加重。

【X线表现】 如图2-19,右肺中上野可见大片状高密度影,内可见多发大小不等透光区。

【X线诊断】 右肺上叶干酪型肺结核。

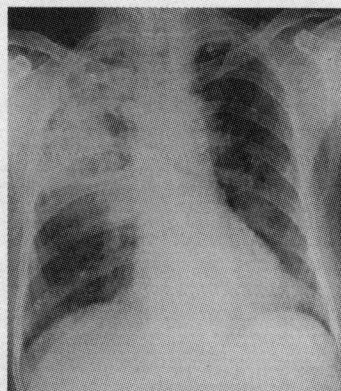

图 2-19

病例 2-20

【病史摘要】 女性,26岁。肺结核病史半年。

【X线表现】 如图2-20,左肺中野可见一直径约32mm的类圆形结节影,边缘尚光整,病灶周围可见散在的小结节影。

【X线诊断】 左肺结核球。

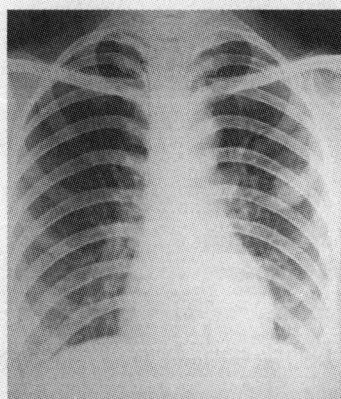

图 2-20

病例 2-21

【病史摘要】 男性,42岁。疲乏、低热、盗汗、咳嗽及咯血。

【CT征象】 如图2-21,右肺上叶尖段可见一大小28mm×32mm的结节影,内密度不均匀,可见点状钙化灶,边缘欠光整,病灶周边可见长索条影,左侧背侧胸膜腔内可见新月形

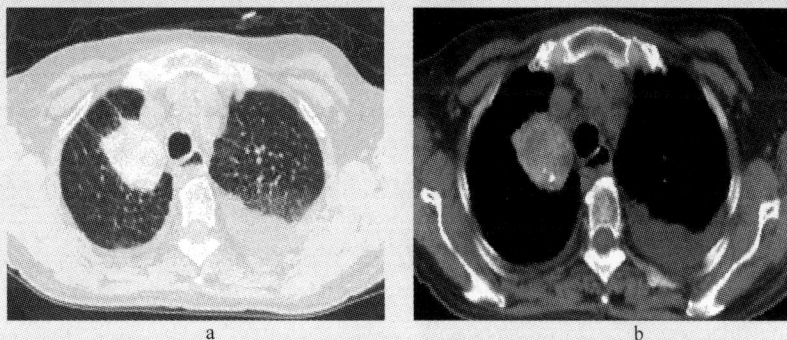

a   b

图 2-21

水样密度影。

【CT 诊断】 右肺上叶尖段结核球并左侧少量胸腔积液。

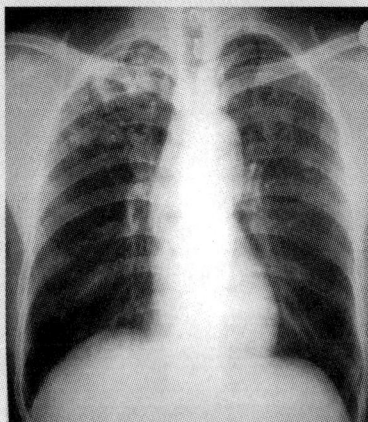

病例 2-22

【病史摘要】 男性,35 岁。疲乏、低热、盗汗、咳嗽及咯血。

【X 线征象】 如图 2-22,两侧锁骨上下区可多发的斑点及纤维索条影,以右肺为重。右肺上叶可见类圆形空洞其内壁光整、边缘欠规则。其余肺野未见明显异常。两侧胸廓对称,心影大小形态正常,双膈面光整、两肋膈角清晰锐利。

【X 线诊断】 慢性纤维空洞型肺结核。

图 2-22

病例 2-23

【病史摘要】 男性,33 岁。肺结核治疗 2 个月后复查。

【CT 征象】 如图 2-23,双肺上叶可见斑片状、结节状及纤维索条状高密度影,另于左肺上叶尖后段可见多发空洞影,较大者 48mm×42mm,内外壁均欠光整,病灶周边可见纤维索条影及散在结节影。

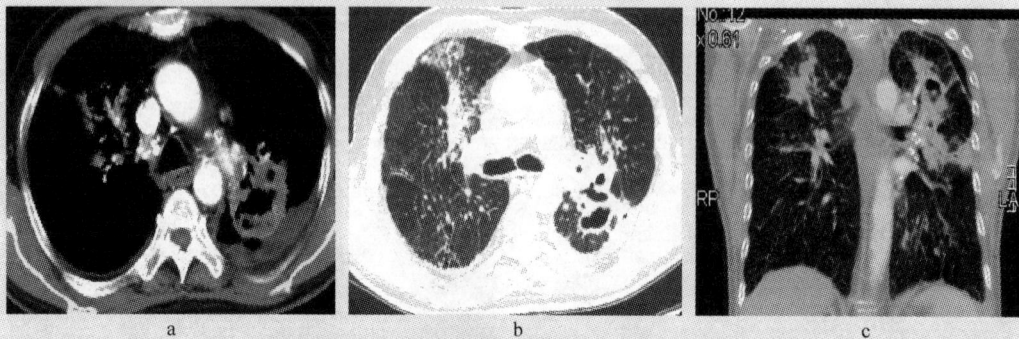

a　　　　　　　　　　b　　　　　　　　　　c

图 2-23

【CT 诊断】 双肺上叶Ⅲ型肺结核(慢性纤维空洞型)。

相 关 知 识

肺结核由人型或牛型结核杆菌引起的肺部慢性传染病。分为五型:Ⅰ型:原发性肺结核,分为原发综合征和胸内淋巴结结核。Ⅱ型:血行播散型肺结核,分为急性、慢性及亚急性血行播散型肺结核。Ⅲ型:继发性肺结核。Ⅳ型:结核性胸膜炎。Ⅴ型:其他肺外结核,按部位及脏器命名(本文以2001年制定新五大分类法叙述)。X线片的意义在于发现病变、确定性质、类型和病变范围并能观察治疗效果等。肺结核的病理变化、临床及X线表现较复杂。初次感染结核主要是淋巴管炎和淋巴结炎,再次感染肺部呈多种病理变化。3mm甚至5mm以下的渗出性病变X线一般不能清楚显示。急性血行播散性肺结核一般在临床症状出现后一周才能在照片上显示出来。部分支气管内膜结核及较小的肺门淋巴结核也难发现,少数肺结核X线缺乏特征性,需要进行CT检查。

X线及CT表现:Ⅰ型(原发性肺结核):①原发病灶表现为云絮状或斑片状密度增高影,边缘模糊不清,多见于上叶和下叶背段;②肺门及纵隔内肿大的淋巴结;③自原发病灶引向肿大淋巴结的淋巴管炎,表现为一条或数条较模糊的条索状高密度影,上述三点即为原发综合征。CT可清楚的显示原发病灶,引流的淋巴管炎及肿大的肺门淋巴结。

Ⅱ型(血行播散型肺结核):急性血行播散型肺结核表现为两肺均匀分布的粟粒状结节状影,其特点为病灶分布均匀、大小均匀、密度均匀,即所谓"三均匀"。亚急性及慢性血行播散型肺结核表现为肺内病灶大小不一的结节,有的融合呈成片;病灶分布不均匀,以两中上肺野分布为多;病灶密度不一,新病灶密度低,老病灶密度较高,可发生纤维或钙化。上述表现又称为"三不均匀"现象,是其重要的X线特征。

Ⅲ型(继发性肺结核):①渗出浸润为主型:好发于上叶尖后段及下叶背段,病灶可单发或多发,局限于一侧或两侧肺尖及锁骨下区,病灶多呈斑片状或云絮状,边缘模糊。②干酪为主型:包括结核球和干酪型肺炎,结核球为一种干酪性病变被纤维组织包裹而形成的球形病灶,好发于上叶尖后段及下叶背段,多数为单发,少数为多发,大小多为2~3cm,少数可达4cm,结核球轮廓多较光滑,少数者可略呈切迹很浅的分叶状,密度较高且均匀,部分结核球内可见呈环形的或散在斑点状钙化,周围可见散在的增殖性或纤维性病灶。干酪性肺炎为大量结核杆菌经支气管侵入肺组织而迅速引起的干酪样坏死性肺炎,表现为肺段或肺野实变,轮廓较模糊,与大叶性肺炎相近,以上叶多见,密度较高,同侧或对侧肺内可见经支气管播散的斑片状或结节状模糊阴影,以下肺多见。③空洞型:以纤维薄壁空洞、广泛的纤维性变及支气管播散病灶组成病变主体,由于广泛的纤维收缩,常使同侧的肺门上提,肺纹理垂直向下形成垂柳征,下野及病灶周围常有支气管播散灶,可继发支气管扩张,未被病变所累及的肺野常呈代偿性肺气肿表现。

Ⅳ型(结核性胸膜炎):见本书胸膜疾病中胸膜炎章节。

【鉴别诊断】

①结核球与周围型肺癌的鉴别:结核球边缘多较光整且病灶内多伴发钙化,病灶周围可见卫星灶,周围型肺癌亦为肺内球形病灶,多有浅分叶,病灶周边可见长短不一的毛刺征,并可见胸膜凹陷征,病灶较大时可有液化坏死,形成偏心形厚壁空洞,病灶内钙化少见。②慢性纤维空洞型肺结核与癌性厚壁空洞鉴别:慢性纤维空洞型肺结核的空洞多为薄壁空洞,病灶内壁多较光整,周围可见多发纤维索条影且肺野内可见支气管播散灶,而癌性空洞多为厚壁空洞,且内外壁均不光整,内壁可见结节状隆起。

第四节 肺部肿瘤

一、中央型肺癌

病例 2-24

【病史摘要】 男性,50 岁。咳嗽伴胸闷一个月。

【X 线表现】 如图 2-24,右肺上肺门增大,右肺上叶可见大片高密度影,边缘凹陷,水平裂上移,侧位片见右肺上叶尖前段致密影。

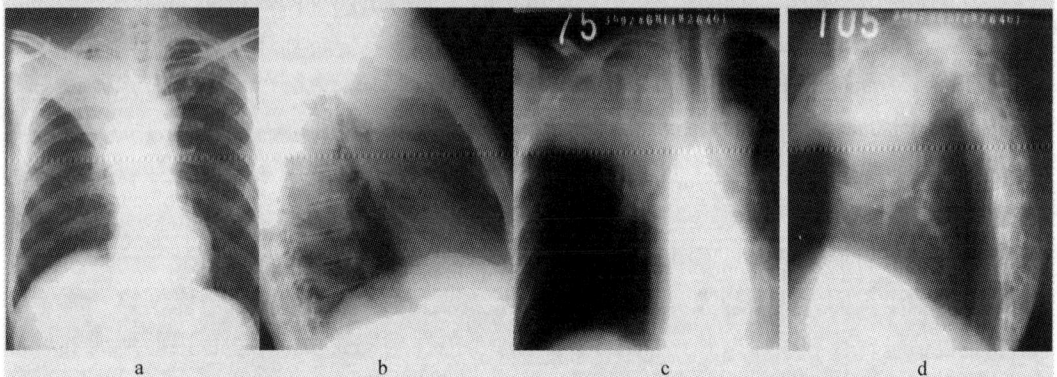

a   b   c   d

图 2-24

【体层摄影】 右肺上叶支气管闭塞,远端见楔形的尖端指向肺门的致密影。

【X 线诊断】 右肺上叶中央型肺癌合并右肺上叶阻塞性不张。

病例 2-25

【病史摘要】 男性,74 岁。胸痛并刺激性咳嗽 1 个月,咳血 2 次。

【CT 征象】 如图 2-25,右肺下叶支气管周围见软组织块影,密度尚均匀,右肺下叶支

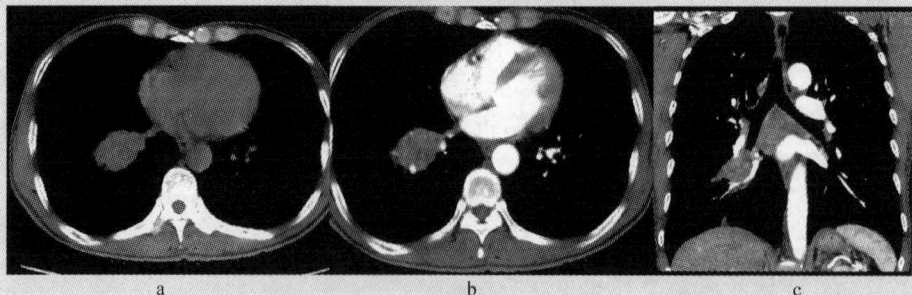

a   b   c

图 2-25

气管呈鼠尾状狭窄,远端阻塞,增强后肿块轻度强化,MPR 显示右肺下叶支气管呈"鼠尾状"狭窄,管壁增厚,远端阻塞、截断。

【CT 诊断】 右肺下叶中央型肺癌。

相 关 知 识

原发性支气管肺癌是常见的恶性肿瘤之一,起源于各级支气管黏膜上皮。大体分型:中央型肺癌,是指发生于肺段以上支气管的肺癌。中央型肺癌根据生长方式分为管内型,管壁型和管外型;周围型肺癌,发生于肺段以下支气管的肺癌;细支气管肺泡细胞癌发生于细支气管或肺泡上皮的肺癌等三种类型。组织学类型:来自支气管表面上皮的癌,包括鳞状上皮癌、腺癌、鳞腺癌、大细胞癌;来自神经内分泌细胞的癌,包括高分化的类癌、中分化的不典型类癌、低分化的小细胞癌;来自细支气管 Clara 细胞和 II 型肺泡细胞癌;细支气管肺泡癌。临床症状与肺癌的发生部位、病理组织类型、分期密切相关,早期多无症状,常为体检时偶然发现,呛咳、无痰或偶有少量白色黏液痰是最常见的症状,间断性出现的痰中带有少量血丝为早期肺癌的常见症状。胸部 CT 是诊断肺癌的首选影像学检查方法,而 X 线片作为体检筛查肺癌的手段。

X 线表现:直接征象:肺门肿块,肿块边缘不规则呈分叶状,可伴偏心空洞,右上叶支气管肺癌,肺门肿块和肺不张形成横行"S"状下缘。间接征象:阻塞性肺气肿、阻塞性肺炎、阻塞性肺不张及代偿性肺气肿。

体层摄影表现:支气管腔内息肉样软组织影,支气管呈局限性环形狭窄或锯齿状,管壁不规则增厚,支气管呈锥状、漏斗状、杯口状阻塞。

CT 表现:①支气管改变,主要包括支气管壁增厚、支气管腔狭窄或阻塞。正常支气管壁厚薄均匀,约 1~3mm,但肿瘤浸润时,在周围充气的肺组织的衬托下,可清晰地显示支气管壁的不规则增厚和管腔的狭窄;②肺门肿块,表现为分叶状、不规则的肿块,同时伴有阻塞性肺炎及肺不张,阻塞性肺炎表现为受累支气管远侧肺组织实变,多为散在分布,发生肺不张时则表现为肺叶或肺段的均匀性密度增高并伴有肺叶体积缩小;③侵犯纵隔:中央型肺癌常直接侵犯纵隔结构,受侵犯的血管可表现为受压移位、管腔变窄或闭塞、管壁不规则等改变;④纵隔淋巴结转移:增强扫描可明确显示肺门、纵隔淋巴结增大的部位、大小及数量;⑤胸膜转移:表现为胸腔积液或胸膜结节。

复习思考题

1. 下列哪项不符合原发性肺癌继发 X 线表现(　　)
   A. 空洞形成　　　　　B. 肺门淋巴结钙化　　　　C. 阻塞性肺炎
   D. 阻塞性肺不张　　　E. 支气管闭塞

2. 中央型肺癌的 CT 征象,错误的是(　　)
   A. 肺门肿块　　　　　B. 肺野中外带球形肿块　　C. 阻塞性炎症
   D. 阻塞性肺不张　　　E. 支气管狭窄或阻塞

3. 关于肺癌组织学分型,下列肿瘤类型哪项不在其中( )

 A. 鳞癌   B. 小细胞癌   C. 透明细胞癌

 D. 腺癌   E. 大细胞癌、腺鳞癌、类癌等

4. 请简要叙述中央型肺癌的 CT 表现。

二、周围型肺癌

病例 2-26

【病史摘要】 女性,55 岁。右侧胸疼伴咳嗽、咳痰,痰中带血 10 天。

【X 线表现】 图 2-26,右肺上叶后段可见直径约 26mm 的球形病灶,密度尚均匀,边缘欠光整,可见胸膜凹陷征。

【X 线诊断】

1. 右肺上叶后段周围型肺癌。

2. 结核球。

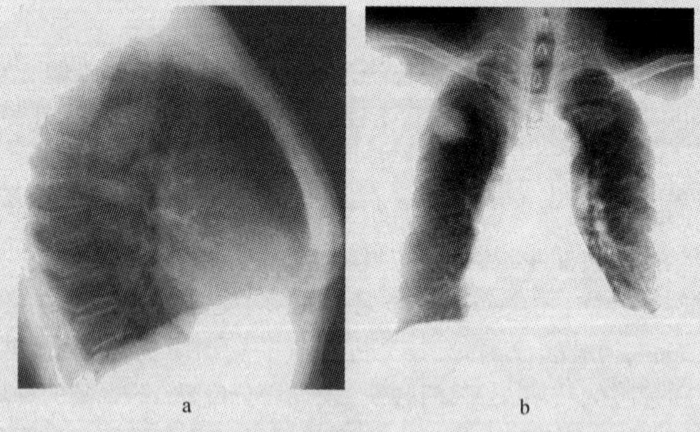

a   b

图 2-26

【病理诊断】 右肺上叶后段周围型肺癌。

病例 2-27

【病史摘要】 男性,75 岁,咳嗽胸痛三个月,偶有痰中带血。

【CT 征象】 如图 2-27,右肺上叶尖段可见 35mm×32mm 分叶状软组织肿块影,内密度尚均匀,边缘可见短小毛刺征,周围可见血管集束征,局部胸膜增厚,并可见胸膜凹陷征,MPR 显示病灶特点及周围征象更为清晰直观。

【CT 诊断】 右肺上叶尖段周围型肺癌。

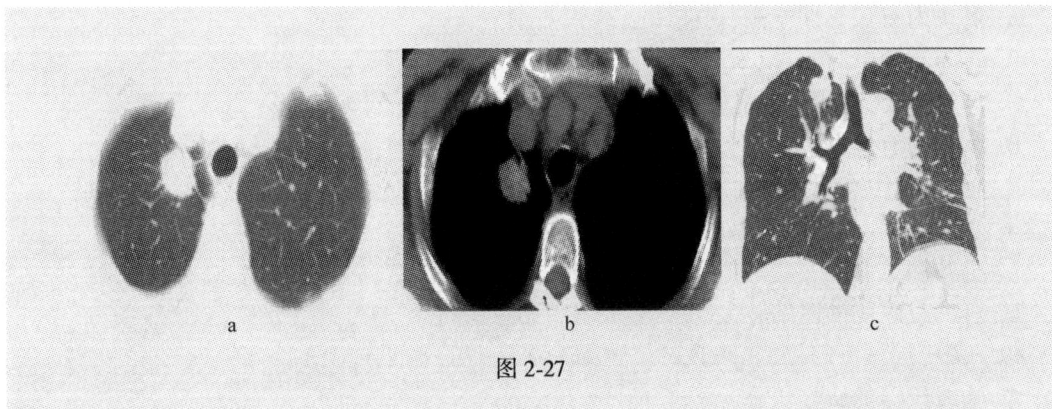

图 2-27

相 关 知 识

周围型肺癌多为腺癌,早期多无临床症状,晚期常见的临床症状有咳嗽、血痰、胸痛、气急。

X 线表现:①早期肺癌:直径 2cm 以内的结节影肿块呈圆形或椭圆形,有分叶、脐样切迹、细短毛刺或边缘平滑肿块密度多较均匀,部分瘤体坏死,形成偏心厚壁空洞(鳞癌),或者病灶内见小低密度透光区,称小泡征(多见肺泡癌和腺癌);②肿瘤内钙化较少见:病变边缘模糊或斑片阴影,为较小支气管阻塞性肺炎或肺不张;③邻近胸膜受侵:局部胸膜增厚、凹陷,后者称"尾征"或"兔耳征";④胸膜转移:胸腔不等量积液;⑤胸壁侵犯:胸壁软组织肿块伴肋骨破坏;⑥肺门纵隔淋巴结肿大。

CT 表现:①肿瘤的密度:空泡征是肿瘤灶内未受肿瘤侵及的肺的支架结构如肺泡、扩张扭曲的细支气管或含黏液的腺腔结构,在 CT 上主要表现为结节内的小透光区,约 2mm 左右。含气支气管像为条状含气影像,这种征象多见于细支气管肺泡癌和腺癌,较大的肿瘤形成偏心性空洞;②肿瘤的边缘:边缘毛糙,有细小的毛刺或呈分叶状;③肿瘤的周围征象:胸膜凹陷征以腺癌多见,有的肿瘤近段见血管集束征;④转移征象:肺内血行转移表现为多发边缘光滑或呈大小不等的结节;肿瘤经淋巴道转移表现为肿瘤内侧的支气管血管束增粗及肺门、纵隔淋巴结肿大;肿瘤直接侵及胸膜引起胸膜肥厚,胸膜结节和胸腔积液;肺上钩癌易引起胸椎和肋骨破坏。

【鉴别诊断】

1. 错构瘤 病灶内有脂肪密度,可有空洞,但 CT 值多在-40～-90Hu,病灶边缘光滑锐利,有时病灶内可见特征性"爆米花"样钙化。

2. 炎性假瘤 偶可见空洞,但病灶边缘多清楚,锐利,多无分叶或分叶较浅,可有长毛刺征。

3. 空洞性肺结核 ①多表现为薄壁空洞,空洞内壁多光滑,但亦可不规则;②空洞内少有液平面;③空洞壁常有钙化影;④其外缘可较光滑,病灶周围有结节或有长索条影,索条影多向肺门侧延伸;⑤空洞附近胸膜常增厚;⑥其周围可见支气管播散灶。

复习思考题

1. 周围型肺癌的 X 线特征(   )

A. 肿块内有偏心性空洞,内壁凹凸不平

B. 多为薄壁空洞

C. 厚壁空洞,有浅小液平面,附近有斑点状播散灶

D. 病灶内有多发虫蚀样空洞

E. 壁薄,其中有大液平面,病灶内壁光滑

2. 下列征象中哪项对周围型肺癌最有诊断价值(　　)

A. 分叶和毛刺　　　　　　　B. 空洞　　　　　　　　C. 钙化

D. 肺门或纵隔淋巴结肿大　　　E. 无卫星病灶

3. 以下关于周围型肺癌 CT 表现的描述哪一项是不正确的(　　)

A. 边缘较深的脐样切迹

B. 肿瘤内可有钙化

C. 细小毛刺征诊断肺癌的特异性并不高

D. 癌性空洞多为厚壁不规则空洞

E. 癌组织沿肺泡壁生长形成小泡征

4. 简述周围型肺癌的 CT 表现。

三、细支气管肺泡癌

病例 2-28

【病史摘要】　女性,30 岁。反复咳嗽、咳痰两个月。

【CT 征象】　如图 2-28,双肺野弥漫分布的高密度小结节影,病灶 2～5mm 不等,且大部分病灶内可见"空泡征"。

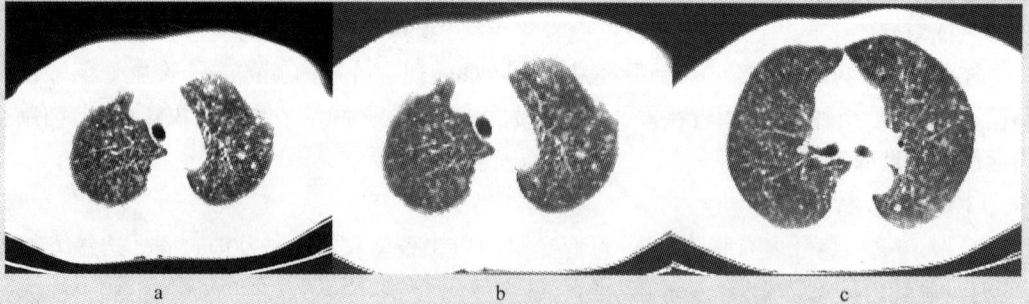

a　　　　　　　　　　　b　　　　　　　　　　　c

图 2-28

【CT 诊断】　细支气管肺泡癌。

相 关 知 识

细支气管肺泡癌来自细支气管的 Clara 细胞和 II 型肺泡细胞,占肺癌的 1.5%～6.5%,从

形态上大体可分为三型：①单发结节型：均位于肺外周胸膜下，直径0.7~4.5cm；②多发结节型：为形态大小不等的结节，散布于肺的一叶、多叶甚至两肺；③弥漫型：病变常累及肺的数叶或两肺弥漫性分布。

CT表现：①单发结节型表现为圆形、不规则形或斑片状，位于肺外周胸膜下；大多数病灶有空泡征或空气支气管征；②弥漫型或多发结节型病变可累及一个肺段或肺叶，广泛分布于多个肺叶或两肺，有多种特征性表现：蜂房征：病变呈圆形或多边形，大小不一，密度不均的蜂房状改变；空气支气管征：呈枯树枝状；磨玻璃征：病变肺组织呈透亮度减低模糊近似水密度的网络状结构；血管造影征：增强扫描见实变的肺野内有强化的树枝状血管影，两肺弥漫分布的斑片状或结节状影，可融合；③肺门和纵隔淋巴结转移占15%~35%，少数有胸水。

【鉴别诊断】

1. 慢性血型播散型肺结核 ①主要分布于两肺上中野，下野较少；②病灶大小不等，小者为1~2mm，大至10mm左右，呈粟粒状、小结节状或小片状；③病灶密度各不相同，一般呈较高密度，边缘模糊或清楚，较小的病灶在常规CT平扫其边缘模糊；④多种不同性质病灶，如增殖、渗出、钙化、空洞及纤维索条混合存在。

2. 间质性肺炎 间质性浸润伴蜂窝状阴影为常见，晚期与特发性肺间质纤维化相似，主要分布于两肺下叶，以胸膜下为主呈细网格状，膈面上方层面较明显。

3. 结节病 典型者表现为双侧肺门肿大，并肺内多发结节，可伴有纵隔淋巴结肿大，单侧肺门淋巴结肿大只占1%~3%。淋巴结无中心低密度区，肺内病灶主要为小肉芽肿及早期纤维化。

复习思考题

1. "空泡征"提示哪一种疾病（　　）

   A. 周围型肺癌，尤其是支气管肺泡癌　　　B. 中心型肺癌　　　C. 肺气肿

   D. 肺结核　　　E. 肺脓肿

2. 细支气管肺泡癌与慢性血行播散型肺结核鉴别诊断要点是什么？

四、肺转移瘤

病例2-29

【病史摘要】 男性，56岁。确诊为甲状腺癌6个月，并咳嗽、胸痛1月余。

【X线表现】 如图2-29，双肺野弥漫分布的大小不一的多发的球形病灶，病灶边缘光整，以两肺中下野为著。

【X线诊断】 双肺多发转移癌。

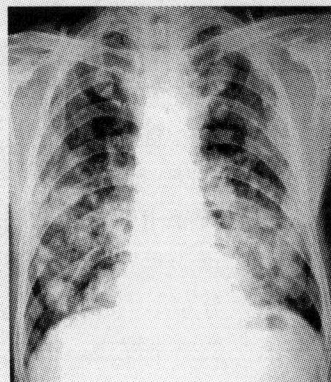

图2-29

病例 2-30

　　【病史摘要】　男性,58 岁。原发性肝细胞肝癌术后 1 年,现头痛、胸痛。

　　【CT 征象】　如图 2-30,双肺野内可见多发散在分布结节影,大小 3~35mm 不等,边缘光整,多数分布在胸膜下。

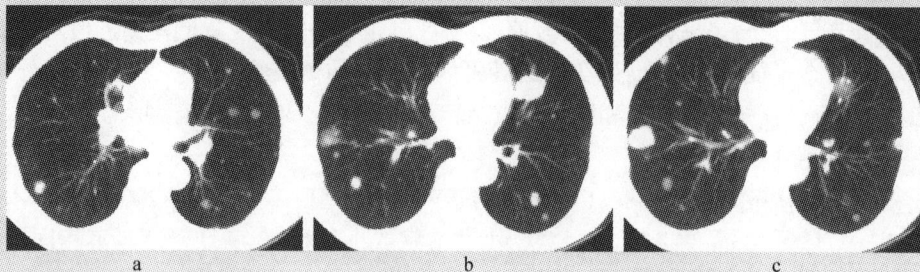

图 2-30

　　【CT 诊断】　双肺多发转移癌。

相 关 知 识

　　肺转移占肺内肿瘤的 20%~54%。头颈部、乳腺、消化系统、肾、睾丸、骨等原发恶性肿瘤均可以转移到肺部。肺转移瘤以血型转移较为多见,少数为淋巴道及其他方式转移。病变特点一般为多发,以两肺中下肺野为多见,病灶多位于肺中外带胸膜下。胸片是显示肺转移的首选及最基本方法,可发现直径 6mm 以上的结节。CT 显示肺转移的敏感性明显高于胸片,能发现胸片未显示的微小病灶或隐匿部位如脊柱旁、心脏后、胸骨后、肺尖及膈肌附近等处的病灶,能明确是否有转移灶及其病变数目。诊断依据:结合临床有原发肿瘤病史,合并呼吸道症状及影像学改变。大多数病人有原发肿瘤引起的症状,且原发肿瘤的部位和性质已核实。

　　X 线表现:两肺单发或多发,大小不等的球形病灶,边缘光滑,密度均匀,中下肺野多见;两肺弥漫性粟粒状阴影,边界模糊。病灶内出现钙化:多见于骨肉瘤,软骨肉瘤。

　　CT 表现:①血行转移:大小不一,边缘清楚的多发或单发结节,病变有钙化者常见于骨肉瘤,软骨肉瘤及结肠癌肺转移。②淋巴道转移:约半数病人有纵隔及肺门淋巴结肿大。

　　【鉴别诊断】

　　①肺泡细胞癌:可表现为多发结节,密度较低,边缘较模糊,病灶从粟粒到黄豆大小,分布以中下肺野内中带为主,临床上肺泡细胞癌患者痰中常能找到癌细胞,而转移瘤分布以中下肺野周边部为主,常可找到原发病灶。②亚急性或慢性血型播散型肺结核:表现为两肺有大小不等、分布不均的病灶,与转移瘤有相似之处。但结核病灶以两肺中上野为主,下野少见,各种病变的密度亦不相同,有些病灶可能已经钙化,而另一些仍为增殖或渗出病灶。结合临床病史容易鉴别。

复习思考题

1. 关于肺转移瘤的描述哪项是错误的（　　）

　　A. 人体许多部位的原发肿瘤都可转移至肺

　　B. 血行转移 X 线表现为两中下肺野散在小结节或球形病灶

　　C. 血行转移多见于肝癌、胰腺癌、甲状腺癌或绒癌

　　D. 淋巴转移 X 线表现为两肺中下野多发小结节、粟粒状或网格状阴影

　　E. 两肺中上野均匀分布的粟粒状结节影

2. 肺转移瘤最常见表现形式是（　　）

　　A. 肺内弥漫分布的粟粒状结节影

　　B. 大小不等的多发结节影

　　C. 弥漫蜂窝状影

　　D. 斑片状影

　　E. 孤立性结节影

3. 简述肺转移癌的 X 线表现。

第五节　肺间质纤维化

病例 2-31

　　【病史摘要】　男性，52 岁。反复咳嗽十余年，气短 3 个月。

　　【CT 征象】　如图 2-31，胸廓前后径增大，双肺野小叶间隔增厚，双肺野外带呈蜂窝状、网格状改变。

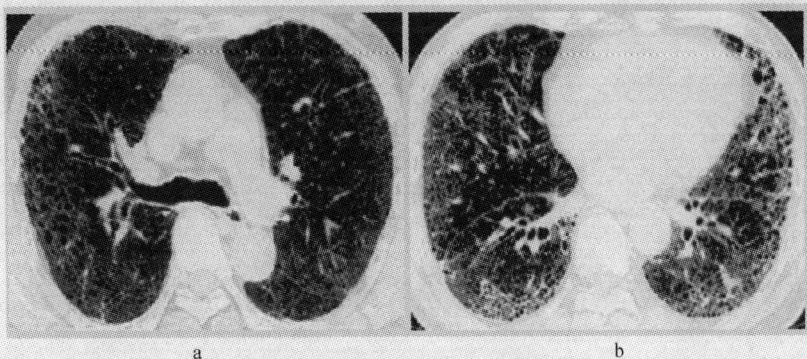

图 2-31

　　【CT 诊断】　双肺间质纤维化。

相 关 知 识

CT 表现：①网状阴影：为小叶间隔增厚及次级小叶结构紊乱；②蜂窝征：为直径 5～20mm 的过度透亮区，呈囊状或斑片状，好发于胸膜下，呈弥漫分布；③胸膜下间质纤维化：可见脏层胸膜不规则增厚和叶间裂增厚；④肺内长纤维索条状影，向胸膜下延伸；⑤磨玻璃样密度，见于周围肺野。上述病变以下两叶肺胸膜下分布为主，各种阴影可并存，也可以某一阴影为主，但病变的解剖分布特点不变。

【鉴别诊断】

特发性肺间质纤维化、结缔组织病的肺内表现、慢性间质性肺炎等都与肺间质纤维化的 CT 表现相似，单纯依靠 CT 鉴别这些疾病相当困难，应结合临床、实验室检查方法有助于明确诊断。

第六节 肺寄生虫病

病例 2-32

【病史摘要】 男性，18 岁。胸闷不适 2 个月。在牧区生活多年。

【X 线征象】 如图 2-32，双肺野内可见多发大小不等球形病灶，内密度均匀，边缘光整。

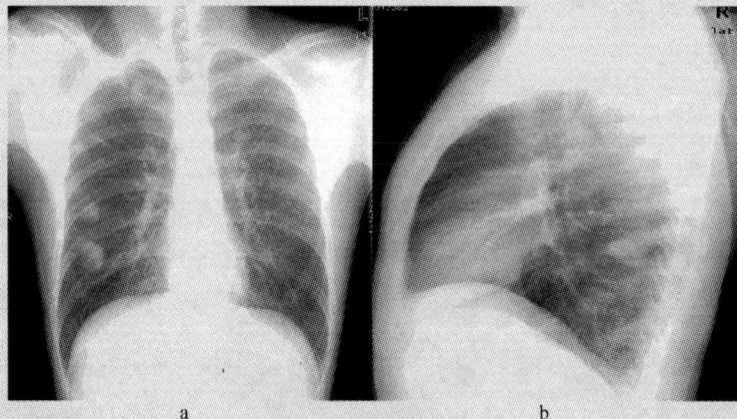

a   b

图 2-32

【X 线诊断】

1. 双肺多发包虫。

2. 转移瘤。

【最后诊断】 肺包虫。

病例 2-33

【病史摘要】 女性,24 岁。胸闷 1 个月。

【CT 征象】 如图 2-33,双肺野可见多发囊性低密度区,密度均匀一致,边缘光整,锐利,有完整包膜。

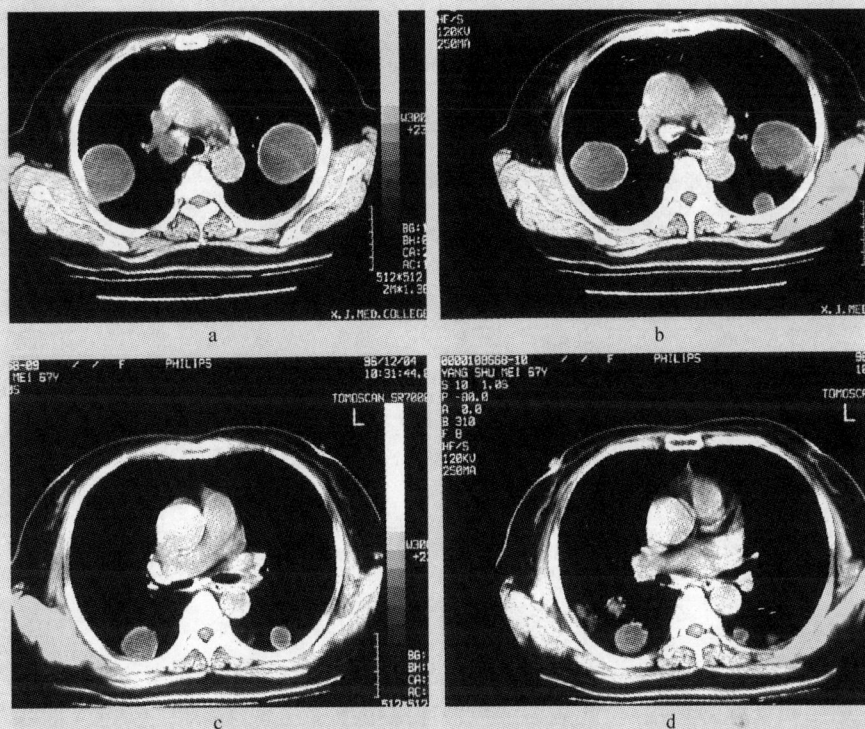

图 2-33

【CT 诊断】 双肺多发肺包虫。

病例 2-34

【病史摘要】 男性,10 岁。反复咳嗽,咳痰 2 个月,近日痰中有囊皮样物咳出。

【影像学表现】 如图 2-34,右肺中上叶可见 182mm×142mm 囊性占位,内可见软组织密度影,并可随体位改变,即站立位胸片位于囊腔下方,仰卧位位于囊腔后方,CT 冠状重建见囊腔内可见飘带征,CR 片可见囊腔内有水上浮连征。

【影像学诊断】 右肺巨大包虫破裂。

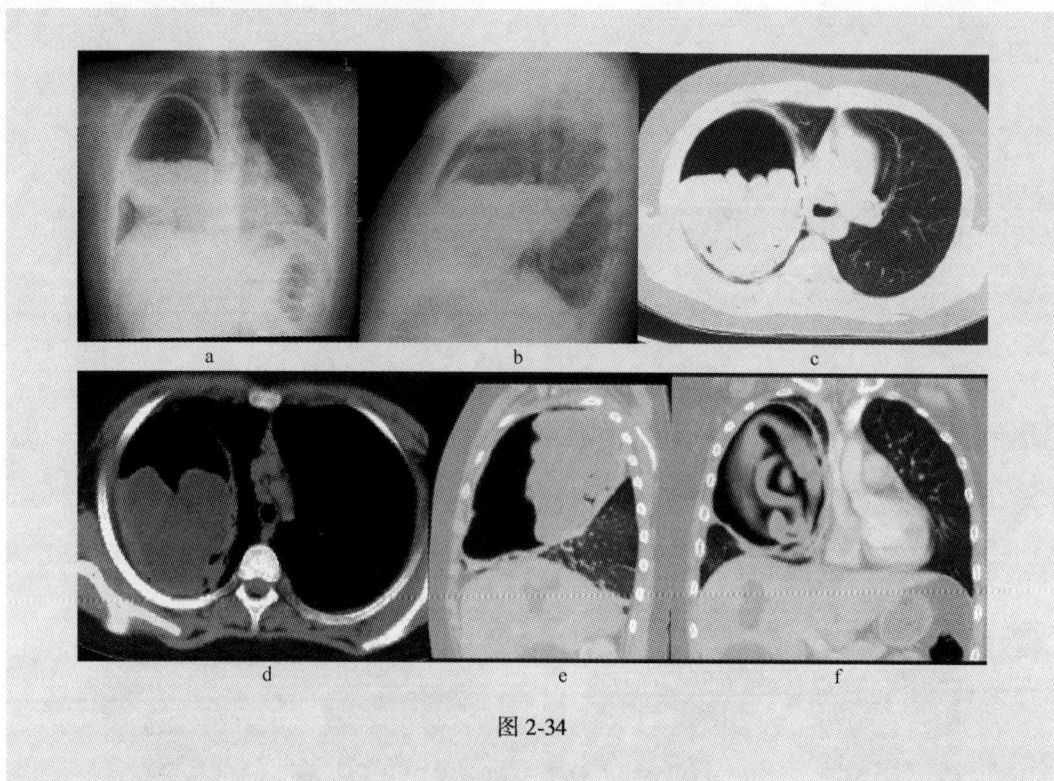

图 2-34

相 关 知 识

肺棘球蚴病又称肺包虫病,此病为细粒棘球绦虫或多房棘球绦虫之幼虫(即棘球蚴)感染人体所致,在人体寄生的棘球蚴病称为包虫囊肿。病人一般无症状,感染时可有咳嗽、咳痰和胸痛,巨大的囊肿引起呼吸困难,囊肿破裂可咳出囊壁碎片,囊肿感染可出现肺脓肿症状。

X 线和 CT 表现:典型征象为轮廓清楚的类圆形囊性影,直径 1~10cm 不等,边缘光整,密度均匀,CT 值为水样密度,少数囊肿边缘可有环状钙化,增强后不强化,囊壁显示更清楚,病灶可发生于肺的任何部位,以两下肺野多见,且肺与肝合并发生包虫者较常见。囊肿合并感染时失去典型征象,其边缘模糊,密度增高,类似肺脓肿表现。囊肿破裂可形成支气管瘘,咳出部分囊液和囊皮,而且空气进入囊内后出现气-液平面。若外囊破裂而内囊未破时可,有少量气体进入内外囊之间,呈新月形或镰刀状气体影。若内外囊均破裂,空气进入外囊内,而内囊塌陷并漂浮于液面上,为“水上浮莲征”。CT 上这些改变较 X线平片显示清楚。

【鉴别诊断】

肺脓肿:肺脓肿内多有气液平,增强后脓肿壁明显强化,包虫病人常有明确的牧区居住和与家畜接触史,包虫皮肤试验和补体结合试验阳性。

第七节 纵隔疾病

一、胸 腺 瘤

病例 2-35

【病史摘要】 男性,32 岁。体检胸透发现上纵隔增宽。

【X 线表现】 如图 2-35,上纵隔影明显增宽,边缘较光整,侧位片见上纵隔胸骨后间隙密度增高,右肺中野中带可见一点状钙化结节,余肺及心膈未见异常。

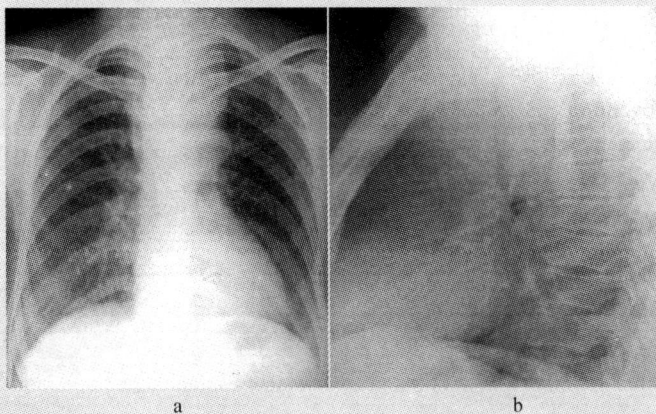

图 2-35

【X 线诊断】 ①胸腺瘤;②畸胎瘤。

【病理诊断】 胸腺瘤。

病例 2-36

【病史摘要】 男性,56 岁。刺激性干咳 1 月余。

【CT 征象】 如图 2-36,纵隔窗位示左前纵隔实质性肿块,密度均匀,稍有分叶,大小为 5cm×5.2cm,边缘光整,增强后病灶均匀中度强化。

【CT 诊断】 胸腺瘤。

【病理诊断】 非侵袭性胸腺瘤。

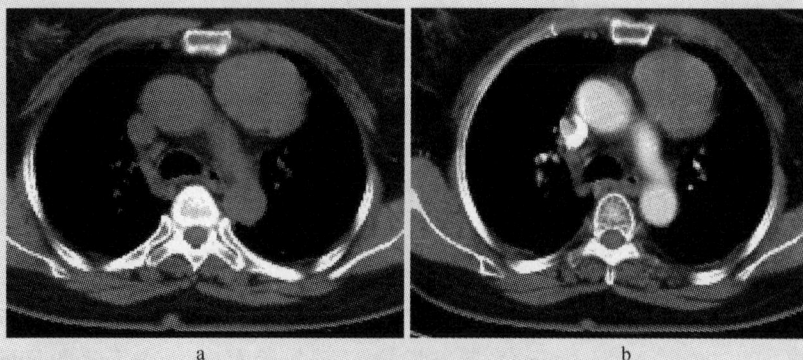

图 2-36

病例 2-37

【病史摘要】 女性,58 岁。胸闷不适 2 个月余。

【CT 征象】 如图 2-37,前上纵隔胸腺区可见不规则软组织肿块影,增强后肿块呈中度不均匀强化,并可见肿块包绕血管,并与气管及食管大血管分界不清。

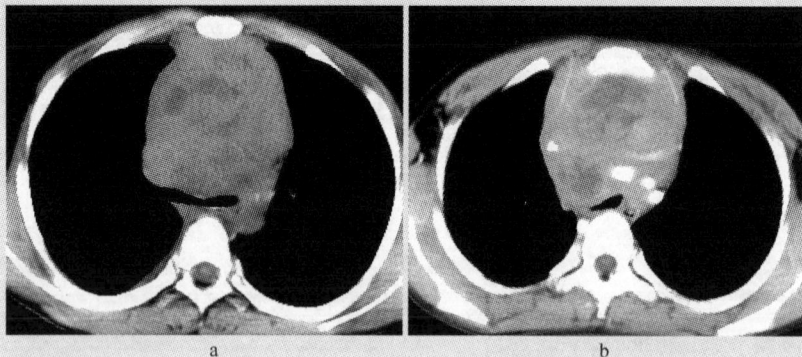

图 2-37

【CT 诊断】 侵袭性胸腺瘤。

相 关 知 识

胸腺瘤是前纵隔最常见肿瘤,多发于胸骨后主动弓平面,少数伴有重症肌无力。CT 可示胸腺瘤的范围,亦可判断胸腺瘤是侵袭性和非侵袭性肿瘤。有助于分期及手术可切除的评价。胸腺瘤分为淋巴细胞型、上皮细胞型和混合型。10% ~ 15% 的胸腺瘤为恶性的,常发生胸膜种植转移,但很少有血型或淋巴转移。依据肿瘤的包膜是否完整以及肿瘤是否侵犯周围组织结构来判定胸腺瘤的良恶性。胸腺瘤为前纵隔常见肿瘤,良性胸腺瘤有完整的包膜,恶性者包膜不完整,肿瘤可向邻近组织侵犯和转移。

X 线表现:前、中纵隔增宽,侧位示胸骨后、心前间隙有圆形、梭形肿块,正位片多向一侧突出,较大时可向两侧突出。

CT 表现:①发生于胸骨后血管前间隙的卵圆形肿块,直径为 1 ~ 10cm,边缘较光滑,可分叶;②肿块多为软组织密度,多较均匀,可有囊性变,亦可有钙化,很少有脂肪样密度;③增强扫描示均匀或不均匀强化;④肿瘤周围的纵隔脂肪消失。肿瘤包绕大血管、气管等,甚至侵入肺实质内表明为侵袭性,如肿块周围脂肪间隙存在清晰,则可能为非侵袭性;⑤肿瘤体积小或有钙化,并不一定提示良性。

【鉴别诊断】

胸内甲状腺肿:①常位于胸骨后间隙。也可发生于纵隔的任何部位,主支气管常受压移位;②肿块常向颈部延伸;③增强扫描可有明显强化;④钙化比较常见。畸胎瘤:发病年龄小于胸腺瘤,肿块内可见多种成分,如脂肪、骨、钙化等;囊变多见。淋巴瘤:肿大的淋巴结多位于血管前间隙及气管周围,亦可在纵隔内蔓延浸润,常融合呈团块状,包绕周围结构,其密度均匀或少数中心低密度坏死。

复习思考题

1. 良、恶性胸腺瘤鉴别征象,错误的是(　　　)
   A. 边缘不规则侵袭邻近组织　　　B. 胸腔积液　　　C. 心包增厚和(或)积液
   D. 钙化　　　　　　　　　　　　E. 胸膜多发转移结节
2. 前纵隔不常见的肿瘤是(　　　)
   A. 恶性淋巴瘤　　　　　　　　　B. 恶性畸胎瘤　　　C. 胸骨后甲状腺
   D. 胸腺瘤　　　　　　　　　　　E. 皮样囊肿
3. 简述胸腺瘤的 CT 表现。

二、畸 胎 瘤

病例 2-38

【病史摘要】 女性,30 岁。胸闷 1 个月余。

【X 线表现】 如图 2-38,前中纵隔偏左侧可见一球形病灶突向肺野内,密度均匀,边缘

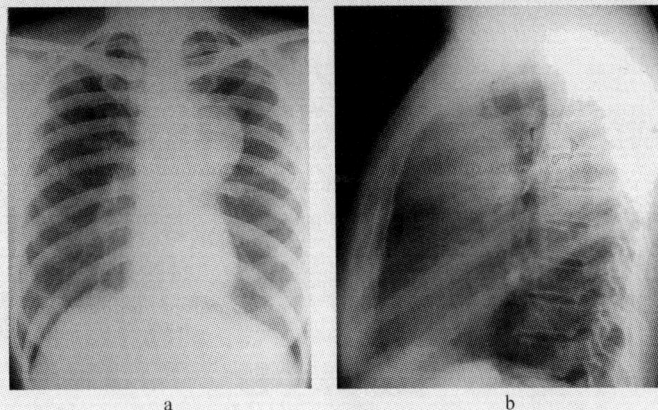

a　　　　　　　　　　　　　　　b

图 2-38

光整,局部与纵隔间夹角呈钝角。

【X线诊断】 畸胎瘤。

【病理诊断】 畸胎瘤。

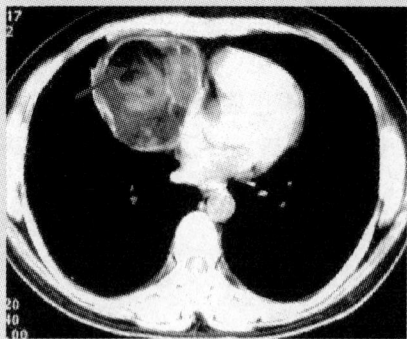

病例2-39

【病史摘要】 男性,56岁。体检发现纵隔增宽。

【CT征象】 如图2-39,前中纵隔偏右侧可见一65mm×58mm的类圆形的混杂密度肿块,内含脂肪密度,边界清楚。

【CT诊断】 前中纵隔畸胎瘤。

图2-39

相 关 知 识

胸内畸胎瘤可分为囊性、实性两种,囊性者有囊性胸腺瘤和皮样囊肿,由外胚层或内、外胚层构成,囊壁常有角化鳞状上皮,囊内容物可为清亮浆液或黏稠的皮脂样物。实性者称为畸胎瘤,含有三个胚层成分。该类肿瘤见于30岁以下的年轻人,最常见于前纵隔的中下部,常位于胸骨及心脏大血管之间。CT有较高的密度分辨率,可清楚地显示瘤内的各种结构。

X线表现:①部位:好发于前纵隔中部,心脏与主动脉交界处;②肿块:一侧性生长,大小不等,分叶状,肿瘤轮廓光滑;③密度:囊性畸胎瘤密度较低,囊壁可见弧形钙化,密度不均,还可见牙齿骨骼影。

CT表现:①发生于前纵隔中下部的囊性或囊实性病变;②囊内多为液性密度,可有脂肪性低密度或骨骼密度,当出现脂肪-液体平面诊断有特征性;③囊壁可能发生钙化,但不常见;④增强扫描囊壁可呈环形强化,囊内一般不强化。

【鉴别诊断】

①囊性胸腺瘤:发病年龄较囊性畸胎瘤大,多见于前纵隔中上部,囊壁较薄,分隔不明显,极少见脂肪密度,但有时与囊性畸胎瘤较难鉴别。②支气管囊肿:较少发生于前纵隔,多见于中纵隔、气管隆突旁,与气管关系密切形态较规则,囊壁较光滑,内部结构均匀,无分隔,囊壁很少钙化,无脂肪成分。③淋巴管囊肿:纵隔淋巴管囊肿较少见,小儿多位于前纵隔的中上部,部分与颈部淋巴管囊肿同时存在;成人多位于前纵隔的中下部,亦可位于中纵隔。肿物呈圆形或不规则形,边缘光滑、壁薄,无钙化,可有分隔,但囊内容物可为均匀样水密度,无脂肪密度及软组织块影。

复 习 思 考 题

1. 纵隔内畸胎瘤典型的CT表现(　　)

　A. CT显示纵隔肿块内有脂肪和骨性密度

    B. 不含脂肪成分

    C. 一般可显著均匀强化

    D. 畸胎瘤可见于中后纵隔

    E. 是上纵隔最常见的肿瘤

2. 位于前纵隔的肿瘤有(　　　)

    A. 胸腺瘤　　　　　B. 皮样囊肿　　　　　C. 畸胎瘤

    D. 神经纤维瘤　　　E. 支气管囊肿

3. 简述囊性畸胎瘤的 CT 表现。

三、淋　巴　瘤

病例 2-40

    【病史摘要】　男性,40 岁。无明显诱因发热一周。

    【X 线表现】　如图 2-40,中纵隔明显增宽,侧位片上可见病变主要位于中纵隔,似可见多发结节影。

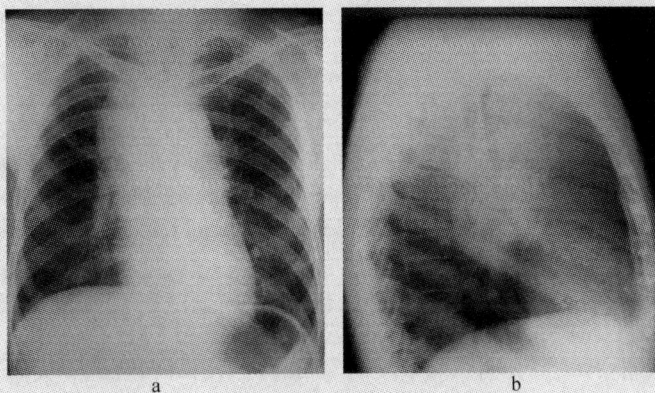

图 2-40

    【X 线诊断】　①淋巴瘤;②胸腺瘤;③转移瘤。

    【病理诊断】　淋巴瘤。

病例 2-41

    【病史摘要】　女性,30 岁。双侧颈部肿块 2 个月伴咳嗽、气喘 30 天。

    【CT 征象】　如图 2-41,气管旁及隆突下可见多发的肿大淋巴结,部分融合呈团块状,其内密度尚均匀,增强后轻度强化。

    【CT 诊断】　①纵隔淋巴瘤;②纵隔淋巴结转移。

    【病理诊断】　淋巴瘤。

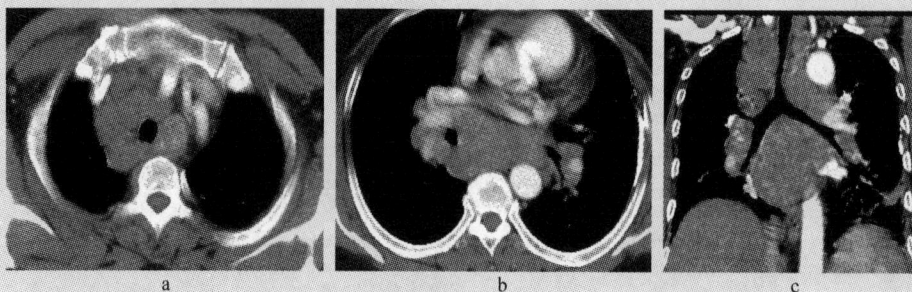

图 2-41

相 关 知 识

　　淋巴瘤在病理上可分为霍奇金病(HD)和非霍奇金病(NHL)两类,是引起中纵隔增宽最重要的原因,特别是 HD 病,约 67%~84% 侵犯纵隔淋巴结。Filly 等检查 300 例未经治疗的恶性淋巴瘤患者,67% HD 和 43% NHL 的患者胸片中均发现病变。90% HD 和 46% NHL 患者的病变侵犯血管前和气管前间隙内的淋巴结。Ellert 等发现 57% HD 和 46% NHL CT 扫描有纵隔淋巴结增大。

　　X 线表现:纵隔和肺门淋巴结肿大,纵隔影增宽,多向两侧分叶状,侧位于中上纵隔。

　　CT 表现:①淋巴结肿大可为单发结节状肿块,多位于气管旁或血管旁间隙;②结节状或融合呈团块状的软组织肿块,位置以中纵隔及前纵隔为常见,通常为双侧;③肿块的密度平扫时稍低于软组织,增强扫描仅轻度强化,密度可不均匀,而明显囊变坏死少见,钙化罕见,通常发生于放射治疗后;④邻近血管被包绕或推移,其脂肪间隙消失;⑤当肿块较大时通常侵犯肺、胸膜壁及心包。

　　【鉴别诊断】

　　①侵袭性胸腺瘤:肿瘤位于前纵隔呈浸润生长时可从前方包绕纵隔大血管,致使血管前间隙和大血管间脂肪层消失,一般不侵及气管旁,多无颈部肿块。10%~42% 的患者可合并重症肌无力。②纵隔淋巴结转移:范围相对局限,多为单侧或两侧,但不对称;肿大淋巴结融合较少,可找到原发病灶。病灶中心液化坏死较明显。③结节病通常以双侧淋巴结肿大为主;转移性淋巴结肿大最多见于肺癌,常见于原发灶一侧的肺门及气管旁淋巴结。④结核性淋巴结肿大,一般也仅出现一侧的肺门淋巴结,且常出现钙化,增强后环形强化,中心呈低密度。

复习思考题

1. 淋巴瘤的好发部位是(　　)
　　A. 前上纵隔　　　　　　　B. 前下纵隔　　　　　　C. 中纵隔
　　D. 后纵隔　　　　　　　　E. 肺门区
2. 淋巴瘤的 CT 表现错误的是(　　)
　　A. 多位于中纵隔,气管旁或血管旁间隙

B. 淋巴结肿大可为单发结节状肿块

C. 淋巴结肿大可为多发结节,边缘光整

D. 多为纵隔双侧对称发生

E. 表现为纵隔内的多发钙化淋巴结

3. 简述淋巴瘤的分型及其 CT 表现。

四、神经源性肿瘤

病例 2-42

【病史摘要】 男性,33 岁。体检发现主动脉弓旁球形病灶。

【X 线表现】 如图 2-42,正位片见主动脉弓旁可见一球形病灶,边缘光滑,侧位片见病灶位于后纵隔并与脊柱重叠。

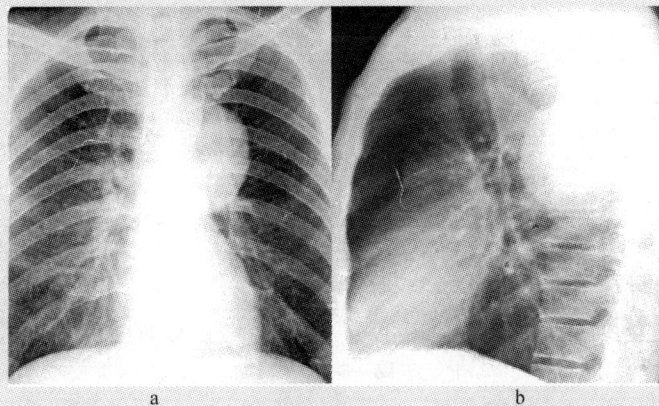

图 2-42

【X 线诊断】 后纵隔神经源性肿瘤。

【最后诊断】 后纵隔神经鞘瘤。

病例 2-43

【病史摘要】 男性,45 岁,偶感胸痛 3 个月。

【CT 征象】 如图 2-43,平扫示后纵隔椎体右侧有一圆形肿物,密度均匀,边缘光滑锐利,局部胸椎椎间孔扩大,肿块经椎间孔与神经根及脊髓分界不清,形成"哑铃状"结构。

【CT 诊断】 后纵隔神经鞘瘤。

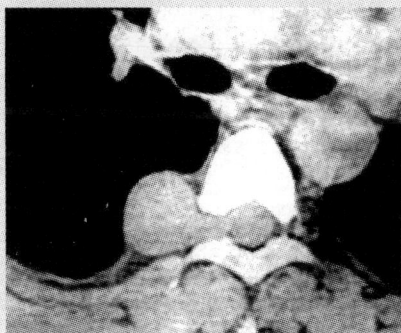

图 2-43

相 关 知 识

神经源性肿瘤为后纵隔最常见的肿瘤,一般位于椎旁沟处紧贴椎体外侧缘椎间孔附近,部分肿瘤组织可存在于椎管内。病理上可分为:①起源于周围神经的神经纤维瘤和神经鞘瘤;②起源于交感神经节的交感神经瘤、神经母细胞瘤、节神经母细胞瘤;③起源于副交感神经节的副交感神经瘤。其多数为良性,恶性占30%,多无明显症状,常于体检时发现,神经压迫症状为常见的临床表现。

X 线表现:后纵隔脊柱旁的病灶,类圆形或哑铃状,后者一端位于椎管内另一端通过椎间孔生长于脊柱旁,致椎间孔扩大,临近骨质有吸收或破坏。

CT 表现:①肿块位于脊柱旁;②呈圆形或卵圆形,亦可为扁平形;③密度均匀,与肌肉相似,但部分神经鞘瘤含有类脂质,其 CT 值稍低;④椎体、椎间孔或肋骨上可见边缘光滑的压迹,如肿瘤部分位于椎管内,部分居椎管外,则椎间孔常扩大;⑤增强扫描,肿块有不同程度的强化;⑥肿块的边缘是否清晰、邻近结构是否受侵,是良、恶性肿瘤的区别点。

【鉴别诊断】

支气管囊肿:可发生于胸腔纵隔内的任何部位,当蛋白或黏液含量高时,其密度较高。如发生在后纵隔,CT 平扫时形态、密度与神经鞘瘤不易区分,但增强扫描支气管囊肿不强化,而神经鞘瘤呈环形或球形中度到明显强化。

复习思考题

1. 最常见的后纵隔肿瘤是(   )
   A. 神经节细胞瘤   B. 淋巴瘤   C. 神经母细胞瘤
   D. 支气管囊肿   E. 转移
2. 神经源性肿瘤的 CT 表现错误的(   )
   A. 肿块位脊柱旁
   B. 呈圆形或卵圆形,亦可为扁平形
   C. 椎体、椎间孔或肋骨上可见边缘光滑的压迹,如肿瘤部分位于椎管内,部分居椎管外,椎间孔常扩大
   D. 肿块内常有爆米花样钙化
   E. 神经纤维瘤密度较均匀,边界清楚
3. 简述神经源性肿瘤的 CT 表现。

五、支气管囊肿

病例 2-44

【病史摘要】 女性,65 岁。左房旁块影 14 年。

【CT 征象】 如图 2-44,支气管隆突下见一卵圆形囊性密度区,密度均匀,囊壁极薄,病变边缘清晰锐利,心脏受压。

【CT 诊断】 ①心包囊肿;②支气管囊肿;③淋巴管囊肿。

【最后诊断】 支气管囊肿。

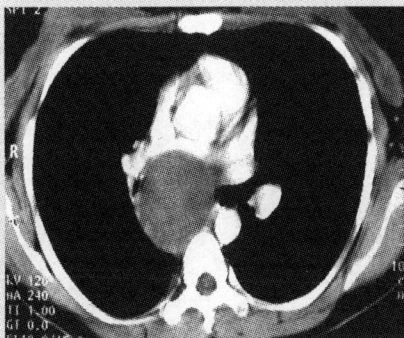

图 2-44

相 关 知 识

支气管囊肿来源于胚胎发育期的气管发育异常,其囊壁内有柱状上皮,可分泌不同的液体,其成分为清亮浆液性物质到乳白色或棕黄色黏液物质,囊肿不与支气管相通,故囊内罕见空气或液气平。囊肿可发生在纵隔和肺的任何部位。当发生在纵隔时,90% 位于中纵隔,Maier 将纵隔支气管分为五型:即气管旁型、隆突下型、肺门型、食管旁型及其他部位型。

X 线表现:多发生于中纵隔的中上部,囊肿呈类圆形的均匀致密影。

CT 表现:①囊肿密度不均匀,半数呈水样密度,半数近似软组织密度甚至更高密度,CT 值为 0~100Hu。密度特点与内含液的性质有关;②病变呈圆形或类圆形,边缘光滑锐利;③囊壁薄,内缘光滑整齐,但囊肿为软组织密度时不能显示囊壁,一般无钙化;④增强扫描,囊壁及内含液不强化。

【鉴别诊断】

①心包囊肿:与本例支气管囊无论在发病部位及病变密度等特点上均无法区别,故此术前易误诊为心包囊肿。②淋巴管囊肿:不同于支气管囊肿之处为好发于前纵隔,密度为水密度,一般没有软组织密度,囊肿张力较低,易变形。

复 习 思 考 题

1. 成年男性,CT 示气管与右主支气管交界处直径 4cm 圆形肿物,CT 值 20Hu,密度均匀,不增强,选择最可能的诊断( )
   A. 支气管囊肿　　　　B. 肺癌　　　　　　C. 肺门淋巴结肿大
   D. 结节病　　　　　　E. 肺门淋巴腺结核
2. 支气管囊肿好发于( )
   A. 前上纵隔　　　　　B. 中纵隔　　　　　C. 后纵隔
   D. 前下纵隔　　　　　E. 肺门区
3. 简述支气管囊肿的 CT 表现。

六、心 包 囊 肿

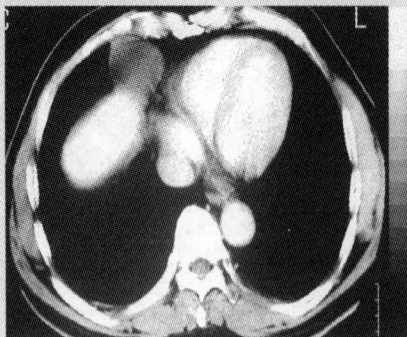

图 2-45

病例 2-45

【病史摘要】 女性,49 岁。右胸闷 5 年,加重 2 周。

【CT 征象】 如图 2-45,平扫示右侧心膈脚区有一类圆形均匀水样低密度影,大小为 38mm× 42mm,边缘清楚、锐利,囊壁未见钙化。

【CT 诊断】

1. 心包囊肿。

2. 囊性畸胎瘤。

【病理诊断】 心包囊肿。

相 关 知 识

纵隔内水样密度的囊性病变相对常见支气管囊肿、胸腺囊肿和心包囊肿。心包囊肿在心包的反折处均可发生,以宽基底或窄蒂附于心包,常位于右心肋膈角处。多呈圆形或类圆形,大多数含清亮液体。

CT 表现:①单房性囊性肿物常位于心肋膈角处,CT 值为 0~10Hu;②形态与大小有关,较小者为圆形、类圆形、梭形,较大者可沿心影塑形而成为新月形;③囊壁薄或呈线形,不易显示,偶有钙化。

【鉴别诊断】

①胸腺囊肿:位置一般在主动脉平面,当心包囊肿亦位于心底部时,两者从形态上不能鉴别。②支气管囊肿:多位于中纵隔、气管分叉上方,部分密度较高。当病变为水样密度且位于心膈角区时,CT 不能与心包囊肿区分。③囊性畸胎瘤:囊壁相对较厚,易显示,可见钙化,囊内容物密度较低,可低于-15Hu。④淋巴管囊肿:儿童可与颈部病变相连,成人罕见,位于前纵隔,部分并不固定在心包的反折处,可为多房性。

复 习 思 考 题

1. 主要分布于中纵隔的肿瘤(   )

    A. 畸胎瘤   B. 霍奇金病   C. 心包囊肿

    D. 神经纤维瘤   E. 支气管囊肿

2. 关于心包囊肿的 CT 表现错误的是(   )

    A. 一般在中下纵隔

    B. 多为圆形、类圆形、梭形

    C. 囊壁薄或呈线形,不易显示,偶有钙化

    D. 多为软组织密度影

E. 病变宽基常紧贴心包

第八节 胸膜疾病

一、胸膜炎

病例 2-46

【病史摘要】 男性,17 岁。确诊结核性胸膜炎 2 个月,治疗后复查。

【X 线征象】 如图 2-46,双侧胸廓对称,右侧肋膈角变钝,并可见外高内低渗液曲线,边缘光整。

【X 线诊断】 右侧少量胸腔积液。

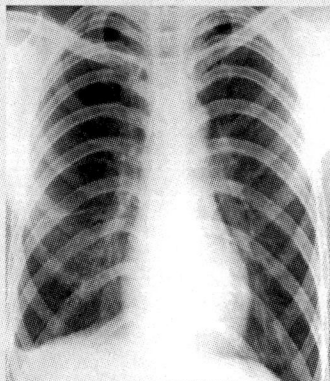

图 2-46

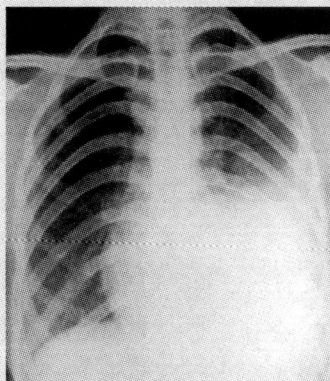

病例 2-47

【病史摘要】 男性,25 岁。胸闷伴低热、盗汗 3 周。

【X 线征象】 如图 2-47,左侧第 3 前肋以下肺野内呈大片状高密度影,其上缘可见外高内低渗液曲线,边缘模糊。

【X 线诊断】 左侧中等量胸腔积液。

图 2-47

病例 2-48

【病史摘要】 男性,24 岁。咳嗽伴低热 2 个月余。

【CT 征象】 如图 2-48,双肺可见多发斑片状不规则实变影,边缘模糊,右侧背侧胸膜腔内可见新月形水样密度影,边缘光整,心包增厚,冠状动脉左支走行区可见点条状钙化灶。

【CT 诊断】 双肺Ⅲ型结核并右侧中等量胸腔积液。

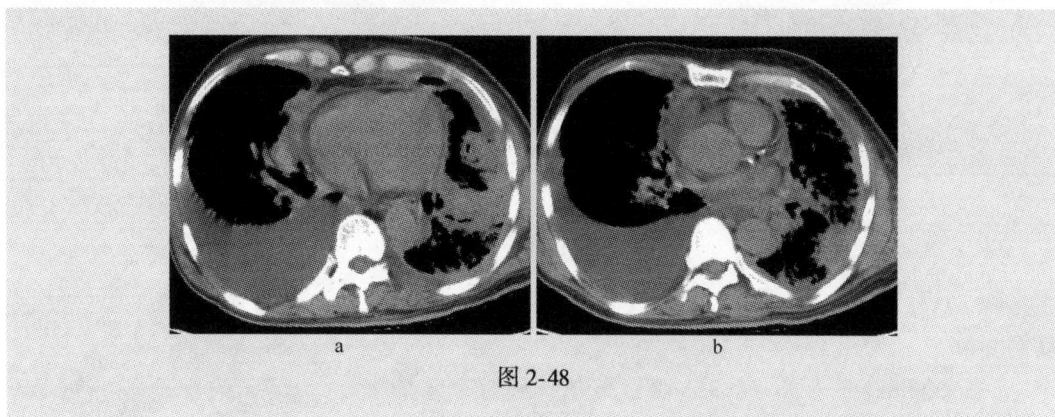

图 2-48

相 关 知 识

胸膜炎的原因包括感染(细菌、病菌、真菌、寄生虫)、肿瘤、变态反应(风湿热、类风湿性关节炎、系统性红斑狼疮)及化学(尿毒症、胸腔内出血)和物理(创伤)等因素,其中感染是胸膜炎的常见原因,在感染性的胸膜炎中,以结核性胸膜炎最常见。

X 线表现:①游离性胸腔积液,少量胸腔积液表现为液体上缘在第 4 肋前端以下,液体最先积聚于位置最低的后肋膈角,站立后前位胸片上难以发现,液体量达 250ml 左右时,于站立后前位检查时也只表现为肋膈角变钝。透视下液体可随呼吸及体位的变化而移动,以此可与轻微的胸膜粘连鉴别,随积液量的增加可闭塞外侧肋膈角,进而掩盖膈顶;中等量积液上缘在第 4 肋前端平面以上,第 2 肋前端平面以下,立位胸片上液体上缘呈外高内低的边缘模糊的弧线状,称为渗液曲线,为胸腔积液典型 X 线表现;大量胸腔积液,积液上缘达第 2 肋前端以上,患侧肺野呈均匀的致密阴影,有时仅见肺尖部透明,可见肋间隙增宽,横膈下降,纵隔向健侧移位。②局限性胸腔积液:积液聚集于胸腔的某一局部,其中以包裹性积液比较多见,常见于结核。叶间积液可由心衰或结核引起,少数肿瘤转移也可表现为叶间积液。肺下积液也常见于结核。包裹性积液,多见于侧后胸壁,胸下部比上部多见。在切线位片上表现为自胸壁向肺野突出的半圆形或扁丘状阴影,其上下缘与胸壁的夹角呈钝角,边缘清楚,密度均匀;叶间积液指积液局限于水平裂或斜裂内,可单独存在也可与胸腔的游离积液并存,在侧位胸片上,典型表现是位于叶间裂部位的梭形阴影,密度均匀,边缘清楚。③肺下积液:积液位于肺底横膈之间胸膜腔者称为肺下积液,右侧多见,被肺下积液向上推挤的肺下缘呈圆顶形状,与膈升高相似。肺下积液所致的膈升高圆顶最高点位于外 1/3 处,肋膈角深而锐利,可与真正的膈升高鉴别。

CT 表现:①游离性胸腔积液:少量积液在纵隔窗上表现为后胸壁内侧与胸壁平行一致的弧形窄带状液体样密度影,边缘光滑整齐;中等量积液表现为后胸壁内侧新月形液体样密度影,密度均匀,边缘整齐,局部肺组织轻度受压;大量胸腔积液则整个胸腔为液体样密度影占据,肺被压缩于肺门呈软组织影,有时很像肿块,其内有时可见支气管影,纵隔向对侧移位。②包裹性积液:在 CT 的纵隔窗上侧胸壁的包裹性积液表现为自胸壁向肺野突出的呈凸透镜形的液体样密度影,基底宽而紧贴胸壁,与胸壁的夹角多呈钝角,边缘光滑,邻近胸膜多有增厚,胸膜尾征,局部肺组织可受压,有时为多发。③叶间积液:为叶间少血管区内片状或带状液体样密度影,有时呈梭状或球状,其两端的叶间胸膜常有增厚。

【鉴别诊断】

在 CT 上横膈附近的胸腔积液需与腹水的鉴别:①横膈征:当腹水或胸腹水存在时,横膈有时可显示为弧形线状影,该线状影内侧液体为腹水,外侧的液体为胸腔积液。②膈脚移位征:胸腔积液积聚在膈脚与脊柱间,可使膈脚向前外侧移位,而腹水积聚在膈脚的前外侧,可将膈脚推向后内侧。③界面征:腹水直接贴着肝,腹水与肝交界面清楚,而胸腔积液与肝之间隔着横膈,因此胸腔积液与肝的交界面模糊。④裸区征:肝的后部直接附着后腹壁,而没有腹膜覆盖,属于裸区,该区阻断腹腔导致腹水不能达到脊柱侧。胸腔积液则可积聚于脊柱侧。

二、气胸、液气胸

病例 2-49

【病史摘要】　男性,20 岁。突发性胸痛伴呼吸困难 2 小时。

【X 线征象】　如图 2-49,右肺野外带见带状无肺纹理透光区,肋膈角区可见气液平面,内缘可见被压缩的肺组织缘。

【X 线诊断】　右侧液气胸。

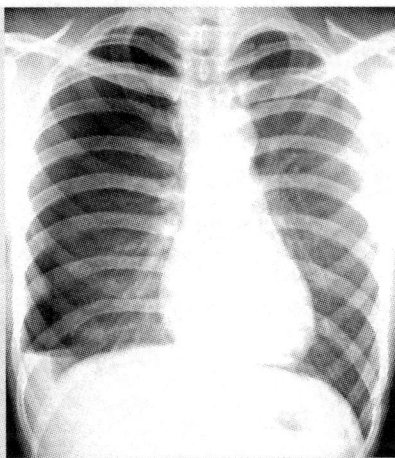

图 2-49

病例 2-50

【病史摘要】　男性,85 岁。突发性左侧胸痛 2 小时。

【CT 征象】　如图 2-50,左肺野外带见无肺纹理透光区,内缘见被压缩肺组织缘,皮下可见积气影像。

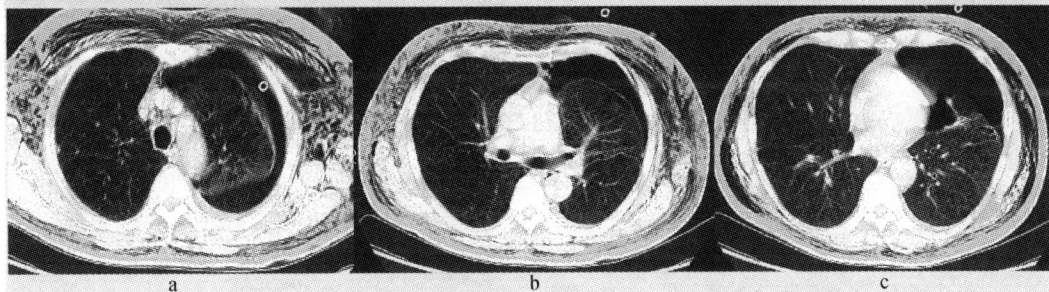

图 2-50

【CT 诊断】　左侧气胸并皮下气肿。

相 关 知 识

气胸是空气进入胸膜腔所致。即首先是胸壁的壁层胸膜或脏层胸膜破裂,继而空气进入胸膜腔使其负压的环境被破坏。气胸产生的机制主要为两个方面:一是肺表面的破损,可见于肺气肿,尤其是胸膜下的肺大泡发生破裂,肺结核或其他肺部感染引起肺组织坏死也可使脏层胸膜破溃;某些病人无明显的肺及支气管病史,在突然用力时使胸膜腔内压突然增高,致肺泡及脏层胸膜破裂,此类气胸称自发性气胸。二是胸壁外伤致壁层胸膜破裂,气体从外伤道进入胸膜腔而形成气胸称为外伤性气胸。

X 线表现:普通 X 线检查即可对气胸、液气胸做出诊断,并可判断肺组织被压缩的程度。透视检查可以动态观察,尤其是对液气胸、液平面的观察。气胸表现主要有两个方面,一是胸膜腔的气体呈低密度位于较高的部位,另一方面是受压的肺组织。其密度高于正常肺组织,并向肺门方向收缩,液气胸则在上述表现基础上出现气液平面。

CT 表现:最可靠的征象为脏层胸膜线的显示,呈弧形的细线样软组织影,与胸壁平行,其外侧为无肺纹理的透亮区,CT 可以发现少量的气体及液体,可以更清楚地显示肺组织的受压情况,且易于检出可能合并的皮下气肿和纵隔气肿。

【鉴别诊断】

气胸主要需与肺表面较大的肺大泡鉴别,肺大泡表现为胸膜下无肺纹理区,多发且大小不一,一般不随体位变化而变化,气胸及液气胸发病急,临床表现明确而严重,可兹鉴别。

三、胸膜肥厚、粘连和钙化

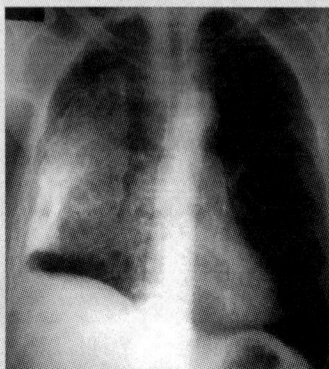

图 2-51

病例 2-51

【病史摘要】 男性,50 岁。胸膜炎病史 20 年。

【X 线表现】 如图 2-51,右侧胸廓较对侧塌陷,右肺野内见大片状高密度影,内密度不均匀,右侧肋间隙变窄,右侧肋膈角变钝。透视示,右侧胸廓呼吸运动受限,旋转观察于侧位时可见病灶贴于后胸壁,仰卧位时肋膈角仍变钝,未见显示。

【X 线诊断】 右侧胸膜肥厚、粘连、钙化。

病例 2-52

【病史摘要】 男性,48 岁。既往有胸膜炎病史多年,现要求复查。

【CT 表现】 如图 2-52,左侧侧后胸膜增厚,钙化,内可见水样密度影,局部肋间隙变窄。

【CT 诊断】 左侧少量包裹性胸腔积液合并胸膜增厚、粘连、钙化。

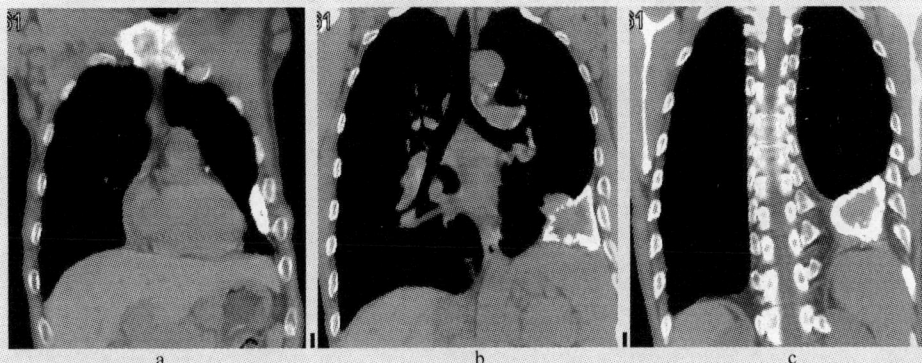

图 2-52

相 关 知 识

胸膜肥厚粘连和钙化的原因很多,可以是外伤、感染、尘肺及结缔组织病等。胸膜肥厚是由纤维素的沉积及肉芽组织的增生引起。胸膜粘连是由于同样的原因引起(主要为纤维蛋白沉积),致两层脏胸膜、脏壁胸膜之间或在反折处粘合,胸膜钙化是上述改变或其他病变后钙盐沉积所致。

X 线表现: X 线透视检查正对病灶时呈现为片状高密度影,与肺内病变不易区别,但转动体位多轴像观察时,可找到切线位,可见局部胸膜明显增厚呈高密度线、带影,钙化时更明显。深呼吸观察见肺活动度受限,活动范围明显减少。若行胸部摄片检查与上述表现相同。

CT 表现: CT 检查可以显示轻微的胸膜肥厚、钙化、表现为细线样软组织密度影,钙化时CT 值高达 100Hu 以上,病变严重或范围较大时更容易显示,并可以对病变原因做出推测和诊断。

【鉴别诊断】

需与胸膜肿瘤如胸膜间皮瘤鉴别,后者多胸膜增厚呈结节状,有融合倾向。胸膜肥厚粘连并非一个独立的疾病,是其他病变的后遗表现,若为化脓性胸膜炎,结合其原发病史,依据其线样或新月形软组织密度影(钙化时出现高密度影)可做出诊断。

四、胸 膜 肿 瘤

病例 2-53

【病史摘要】　女性,34 岁。右侧胸痛 3 周余。

【CT 表现】　如图 2-53,右侧胸膜不规则增厚,可见多发大小不等的结节影,边缘欠光整,右侧背侧胸膜腔内见窄带状水样密度影。

【CT 诊断】　右侧胸膜间皮瘤。

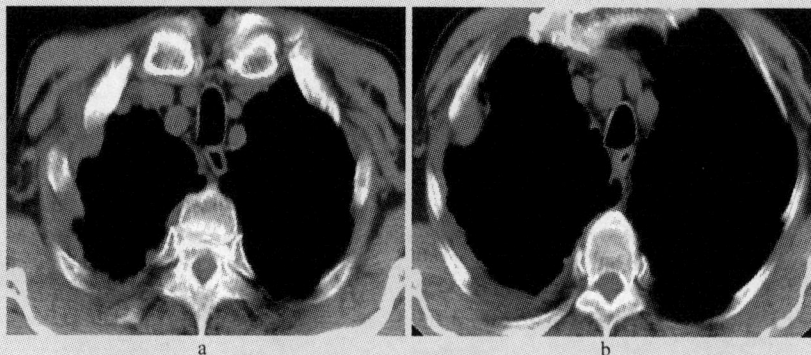

图 2-53

病例 2-54

【病史摘要】 男性,56 岁。胃癌术后一年,近日感胸闷不适。

【CT 表现】 如图 2-54,右侧胸膜腔内见新月形水样密度影,前方可见不张的肺组织影,腹腔内肝周、脾周亦可见水样密度影。

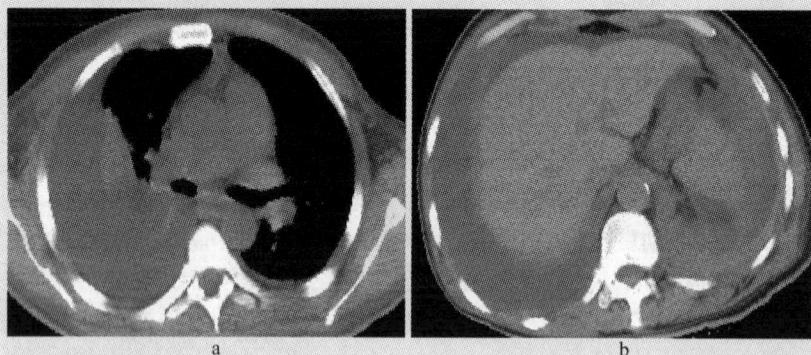

图 2-54

【CT 诊断】 右侧胸腔中等量积液,腹腔积液(转移性)。

相 关 知 识

分为原发性和继发性两大类。胸膜原发肿瘤较少见,其中主要是间皮瘤,其他如纤维瘤、脂肪瘤、血管瘤等均罕见。胸膜继发性肿瘤主要为转移瘤,全身很多部位的肿瘤均可转移至胸膜,常见于肺癌、乳腺癌和胃肠道肿瘤等。

1. 胸膜间皮瘤 源于胸膜的间皮细胞和纤维细胞。可发生于胸膜腔任何部位,肿瘤底部一般较宽平,贴附于胸膜上。临床上将胸膜间皮瘤分为局限性和弥漫型两种类型,局限性胸膜间皮瘤多为良性,弥漫性胸膜间皮瘤均为恶性,胸膜间皮瘤的发病原因不明,弥漫型胸膜间皮瘤与接触石棉有关。局限性的良性的胸膜间皮瘤多无症状,恶性胸膜间皮瘤可表现为胸痛(多为剧痛)、呼吸困难、咳嗽、体重下降,部分病人可出现肥大性骨关节病。

X 线表现：X 线透视与胸部平片难以显示小病灶，有时仅可见胸腔积液，病变可以显示突入肺野的结节，呼吸时随肋骨运动，而肺内的肿块呼吸时随膈肌一起上下移动。

CT 表现：局限性的胸膜间皮瘤多发生在肋胸膜，亦可发生于胸膜的其他部位，呈类圆形或分叶状的肿块，边缘光滑锐利，亦可带蒂，与胸膜可呈锐角或钝角相交，带蒂者就更证明病变来源于胸膜，并为良性，肿瘤内偶可见钙化和出血坏死，增强检查多呈均匀一致的强化（液化坏死区及钙化部分除外），弥漫型的胸膜间皮瘤主要的 CT 表现是胸膜较广泛的结节状或不规则状的增厚，伴胸腔积液，以胸膜下部受累多见，亦可累及其他部位的胸膜，若纵隔胸膜受累可引起纵隔固定。由于恶性胸膜间皮瘤多经淋巴转移，故可发现肿大的淋巴结影，有些病例可见锥体及肋骨破坏。

2. 胸膜转移瘤　是其他部位的肿瘤沿血型或淋巴途径达胸膜所致。主要的病理变化为胸膜散在多发的转移性结节，且多伴有胸腔积液（血性）。临床上主要表现为胸痛及进行性呼吸困难。

X 线表现：X 线胸片难以发现小的转移病灶，主要表现为胸腔积液。

CT 表现：CT 检查可仅见胸腔积液而无明显的结节性病灶，部分病例可见胸腔散在的结节形成或不规则的结节状增厚，同时可见纵隔内肿大的淋巴结，其表现大致与弥漫性的胸膜间皮瘤近似，增强检查胸膜间皮瘤的结节影强化明显。

【鉴别诊断】

恶性弥漫型胸膜间皮瘤需与胸膜转移瘤鉴别，影像学上表现相似，无特异性鉴别点，主要依据胸膜转移瘤有原发肿瘤的病史，依据胸腔积液细胞学检查和（或）胸膜活检而确定诊断。

（木合拜提　迪里拜尔　于　芬　刘德浩）

第三章 乳腺疾病

第一节 乳腺增生病

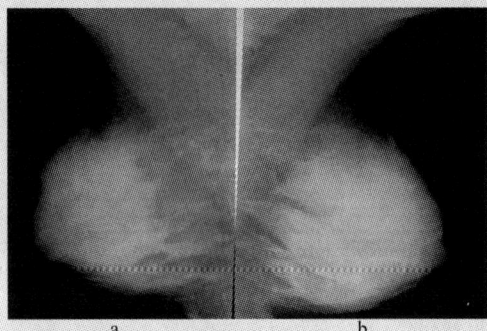

图 3-1

病例 3-1

【病史摘要】 女性,42 岁。双乳房胀痛半年余,月经周期症状加重。

【X 线征象】 如图 3-1,双乳腺弥漫性片状密度增高影,边界不清。

【X 线诊断】 双侧乳腺增生。

病例 3-2

【病史摘要】 女性,45 岁。双乳房胀痛三年余,月经周期症状加重。

【超声征象】 如图 3-2,乳腺内部回声不均,回声光点增粗,低回声区与带状强回声交织成网状。

【超声诊断】 双侧乳腺增生。

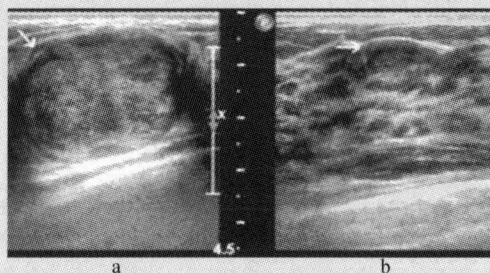

图 3-2

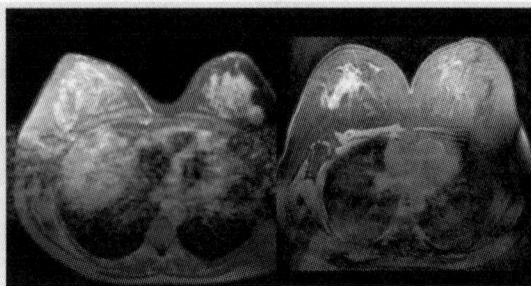

a. T1抑脂　　　b. T1增强

图 3-3

病例 3-3

【病史摘要】 女性,35 岁。右乳房胀痛两年余。

【MRI 征象】 如图 3-3,右乳腺体结构紊乱,呈不规则团片状。动态增强局部较均匀强化。

【MRI 诊断】 右侧乳腺增生病。

相 关 知 识

乳腺增生病为女性乳腺疾病中最多见的一种疾病,发病的高峰年龄在 30~40 岁,可单侧或双侧发病。在乳腺增生病的影像诊断中,首先应注意以下几点:①增生病的影像学诊断应密切结合患者的年龄、临床症状、体征、生育史及月经情况等。因为同样的 X 线表现,在年轻、无临床症状的患者,可能是正常的致密型乳腺;但若为中老年曾生育的患者,则提示有增生可能。②多种成分的增生,当难以区分何种成分为主时,统称为增生病。

X 线表现:因乳腺增生成分不同而表现各异,通常表现为乳腺内局限性或弥漫性片状、棉絮状或大小不等的结节影,密度较高,边界不清。

超声表现:乳腺增大,内部回声不均,回声光点增粗,低回声区与带状强回声交织成网状或类似豹皮样回声结构。如有囊状扩张伴大小不等、形态不规则的无回声区,多有包膜,边缘清楚。后方有增强效应,无回声区亦可显示管状分布。

CT 表现:平扫病变呈片状或结节状多发密度增高影,密度较周围正常腺体组织高,在增厚的腺体组织中可见条索状低密度影,增强后有轻度强化。

MRI 表现:病灶呈片状或结节状,平扫 T1WI 为低或中等信号,与正常乳腺组织信号相似,在动态增强扫描时,强化程度与增生的严重程度成正比,增生越严重则强化越显著。

【鉴别诊断】

局限性乳腺增生需与浸润性乳腺癌鉴别,前者无血运增加、皮肤增厚及毛刺等恶性征象出现,若有钙化,也多散在,且增生多见双侧。

复习思考题

1. 试述乳腺增生病的影像学表现?
2. 试述局限性乳腺增生与浸润性乳腺癌影像学鉴别要点?

第二节 乳腺纤维腺瘤

病例 3-4

【病史摘要】 女性,40 岁。发现左侧乳腺肿物 2 个月余。专科检查:左乳房外上象限可扪及直径约 5cm 的肿物,质中,边缘光滑,可活动。

【X 线征象】 如图 3-4,左乳腺外上象限见一类圆形密度均匀的肿块,直径约 5cm,边缘锐利、光滑,有大分叶,未见钙化。

【X 线诊断】 左乳腺纤维腺瘤。

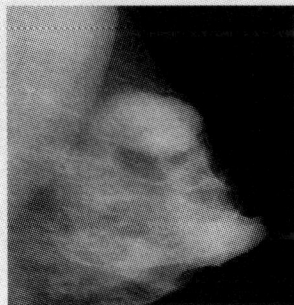

图 3-4

病例 3-5

【病史摘要】 女性,35 岁。发现左侧乳腺肿物 1 个月余。

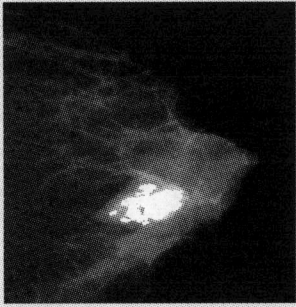

图 3-5

【X 线征象】　如图 3-5,左乳房外下象限见一类圆形密度增高的肿块,直径约 3cm,边缘锐利、光滑,有大分叶,中央可见粗颗粒状的钙化。

【X 线诊断】　左乳腺纤维腺瘤。

病例 3-6

【病史摘要】　女性,30 岁。发现双乳腺肿物 1 个月余。

【超声征象】　如图 3-6,双乳腺体组织回声增粗、增强,呈斑片状分布。腺管未见扩张。双乳各见类圆形低回声包块,包膜完整、平滑,内部回声均匀,透声良,可见侧壁声影,肿块大小右乳外上象限为 3.0cm×1.2cm,下象限为 0.7cm×0.4cm,左乳上象限 1.0cm×0.5cm,后方回声稍增强,肿块活动度大。CDFI:乳腺内未见彩色血流增多。左乳肿块内未见彩色血流,肿块周围未见血流包绕。右乳外上限肿块内见短棒状动脉,VP 9.4cm/s,RI0.56。

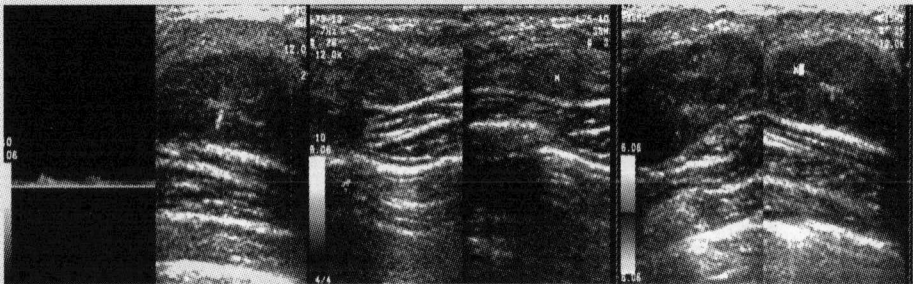

图 3-6

【超声诊断】　乳腺纤维腺瘤。

病例 3-7

【病史摘要】　女性,35 岁。发现右乳腺肿物 1 个月余。

【MRI 征象】　如图 3-7,右乳外侧肿块,T1WI 为低信号,T2 压脂为高信号,增强后明显均匀缓慢渐进性强化。

【MRI 诊断】　右乳腺纤维腺瘤。

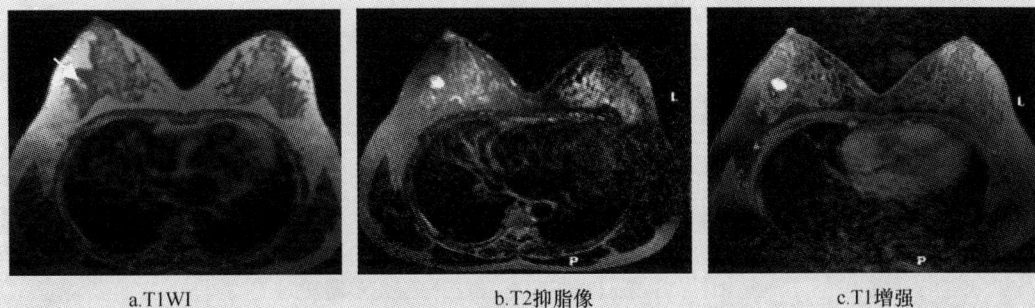

a.T1WI   b.T2抑脂像   c.T1增强

图 3-7

相 关 知 识

　　乳腺纤维腺瘤是最常见的乳腺良性肿瘤,约占乳腺良性肿瘤的 3/4,好发于青年女性,很少发生于月经初潮前或绝经后。根据肿瘤中纤维组织和腺上皮成分多少分为纤维腺瘤和腺纤维瘤。

　　X 线表现:纤维腺瘤呈类圆形、密度均匀的肿块,边缘呈分叶状,多为 1~3cm,边缘光滑整齐,密度略高于腺体组织,肿瘤周围可见薄层晕环,为肿块推压周围脂肪组织而形成。较少数的患者在肿块边缘或中心部分可见蛋壳状、粗颗粒状或树枝状的钙化。较小的纤维腺瘤如发生在致密型乳腺中,由于瘤体密度近似正常腺体组织,缺乏自然对比,肿瘤常被致密的腺体遮盖呈假阴性。

　　超声表现:肿块呈圆形或卵圆形,内部呈均匀的弱光点回声,后方回声轻度增强。如有钙化时,钙化灶后方可出现声影。彩色多普勒血流显像,肿块内部及周边无明显彩色血流显示。

　　CT 表现:圆形或卵圆形肿物,可呈分叶状,边缘光滑整齐,可清晰显示肿块内的钙化,肿块的密度为 15~20Hu。增强扫描仅有轻度均匀强化,强化后 CT 值不超过 25Hu。少数血运丰富的纤维瘤可有较明显的强化。

　　MRI 表现:与肿瘤组织的成分有关。平扫 T1WI 为低或中等信号,圆形或卵圆形,边缘光滑整齐,T2WI 上依据肿瘤内细胞、纤维成分及水的含量不同可表现为低/中等/高信号,增强扫描大多表现为缓慢渐进性强化。

　　【鉴别诊断】

　　需与乳腺癌鉴别:①乳腺癌边缘不光滑,有毛刺;②乳腺癌的钙化多为簇状细小钙化密集;③CT 及 MRI 增强扫描,乳腺癌密度信号强度趋向于快速明显增高且快速减低。

复习思考题

1. 试述乳腺纤维腺瘤的影像学表现?
2. 试述乳腺纤维腺瘤与乳腺癌影像学鉴别要点?

第三节　乳　腺　癌

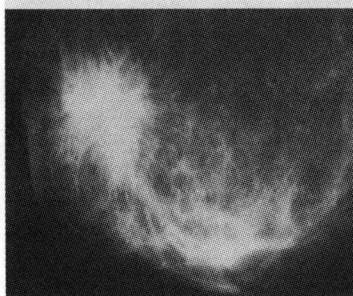
图 3-8

病例 3-8

【病史摘要】　女性,58 岁。发现左乳房肿块 2 天,肿块质硬,固定,乳头回缩。

【X 线征象】　如图 3-8,左乳房外上象限见一分叶状肿块,边缘有毛刺,密度较周围腺体增高。

【X 线诊断】　左侧乳腺癌。

病例 3-9

【病史摘要】　女性,50 岁。发现右乳房血性溢液一周。

【X 线征象】　如图 3-9,平片示沿导管分布的呈条状钙化灶导管造影:右乳腺溢液处导管中断,破坏。

【X 线诊断】　右乳腺浸润型导管癌。

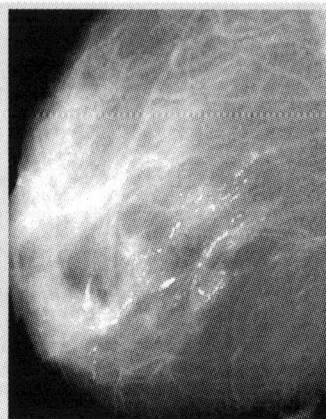
图 3-9

病例 3-10

【病史摘要】　女性,47 岁。发现左乳房肿块 5 天,肿块质硬,活动度差。

【超声征象】　如图 3-10,左乳腺可见不均匀的低回声区,病变形态不规则,与正常组织分界不清,无包膜回声,肿块后方回声衰减。彩色多普勒检查为高速低阻的动脉频谱。

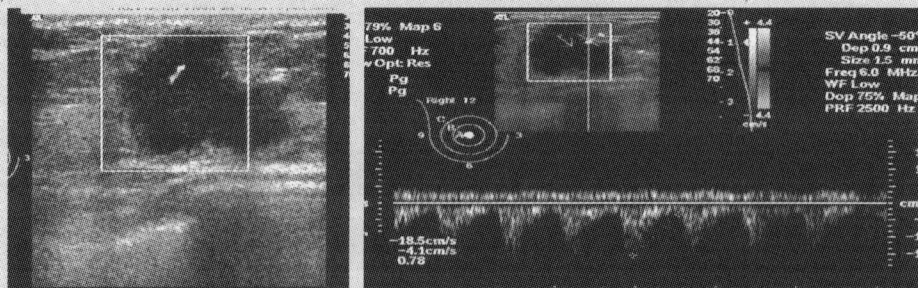
图 3-10

【超声诊断】　左乳腺浸润性小叶癌。

病例 3-11

【病史摘要】 女性,60 岁,发现右乳房肿块 15 天,肿块质硬。

【CT 征象】 如图 3-11,右乳腺外上象限见一分叶状肿块,边缘有短毛刺。增强后,病灶明显强化。

【CT 诊断】 右乳腺浸润性导管癌。

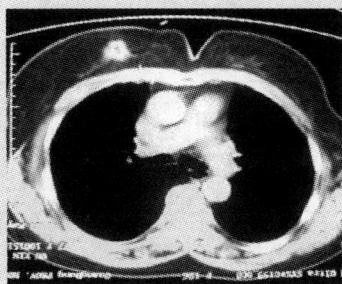

图 3-11

病例 3-12

【病史摘要】 患者女性,50 岁,发现右乳房肿块一周。

【MRI 征象】 如图 3-12,右乳腺外象限可见一肿块影,T1WI 上为低信号,边缘可见长短不一的毛刺,增强后病灶明显强化。

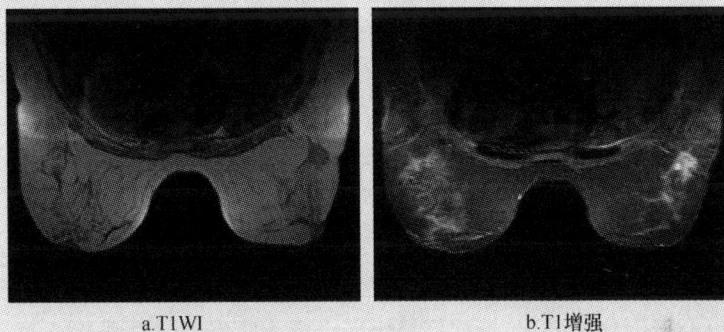

a.T1WI   b.T1增强

图 3-12

【MRI 诊断】 右乳浸润性导管癌。

相 关 知 识

乳腺癌好发于绝经期前后的 40~60 岁妇女,WHO 将乳腺癌组织学分为三大类:非浸润型癌、浸润型癌、乳头 Paget 病。影像表现肿块边缘不光滑,有毛刺;簇状细小密集钙化;CT及 MRI 增强扫描:乳腺癌密度及信号强度趋向于快速明显增高且快速减低。结合临床病史,不难诊断。如有困难,可行立体定位穿刺活检确诊。

X 线表现

1. X 线平片

(1) 直接征象:①肿块是最常见的征象,表现为类圆形、不规则形或分叶状块影,密度多较正常腺体增高,边缘有毛刺及浸润征象;X 线上测量的肿块大小要小于临床触诊,这是乳腺癌恶性病变的一个重要依据;②局限致密浸润:当乳腺某一区域的密度异常增高或两侧乳腺比较发现不对称的较致密影,即为局限致密浸润;③钙化为乳腺癌的一个主要 X 线征象。乳腺癌的钙化多为簇状细砂粒样或针尖状密集钙化,钙化可在肿块内或外,也可看不到肿块,仅见成簇的钙化,导管癌可见沿导管走行的密集钙化;④毛刺为乳腺癌的另一个重要 X 线征象。可表现为长短不一、宽窄不一的毛刺状突起。

(2)间接征象:①血运明显增加。表现为单侧的血管管径较对侧明显增粗;病变周围出现多数小血管影;病变区出现粗大的引流静脉,这一征象多出现在乳腺癌中晚期;②皮肤增厚或局限性凹陷;③乳头内陷和漏斗征;④"导管征":乳头下一或数支导管阴影致密、增粗,边缘粗糙并指向癌灶方向;⑤"彗星尾征":乳腺实质被癌瘤侵犯或牵拽所至,通常位于癌灶的后或上方,形成一向外逐渐变细的狭长三角形致密影。以上几种征象,以肿块、局限致密浸润、钙化、毛刺四种为诊断乳腺癌的主要依据。

2. 乳腺导管造影　显示导管中断、破坏、失去自然柔软度而变得僵硬,造影剂外溢。近侧导管轻度扩张,扭曲,排列紊乱,多为导管内癌。

超声表现:肿瘤形态不规则,边缘不光滑,与正常组织分界不清,无包膜回声,多为不均匀的低回声,肿瘤后方回声衰减,彩色多普勒检查,肿块内及周边见较丰富的斑片状或线状彩色血流显示,为高速低阻的动脉频谱。

CT 表现:与 X 线片上表现基本相同。CT 发现小结节及微小钙化的能力弱于 X 线片,对于乳腺癌的其他征象 CT 比 X 线平片显示的更明确和可靠,增强扫描癌灶明显强化。

MRI 表现:与肿瘤组织的成分有关。平扫 T1WI 为低信号,肿块边缘不规则,可见毛刺或放射状改变,T2WI 上肿瘤多表现为高信号。增强扫描对乳腺疾病的诊断及鉴别诊断具有重要作用,乳腺癌的动态增强时间信号强度曲线趋向于快速明显增强且快速减低,增强扫描后可见肿瘤的供血血管及明确肿瘤侵及范围和有无腋窝淋巴结转移。

【鉴别诊断】

乳腺纤维腺瘤:发病年龄低,肿块为类圆形,边界整齐无毛刺,可有较为粗大的钙化,CT 增强扫描癌灶仅有轻度均匀强化,增强扫描大多表现为缓慢渐进性强化。

复习思考题

1. 试述乳腺癌的影像学表现?
2. 试述乳腺纤维腺瘤与乳腺癌影像学鉴别要点?

第四节　乳腺导管内乳头状瘤

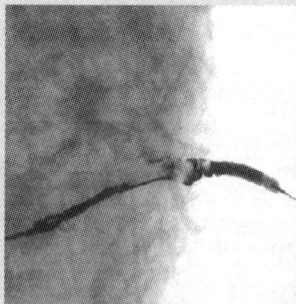

图 3-13

病例 3-13

【病史摘要】　女性,43 岁。发现右乳房溢液 1 年。

【X 线征象】　如图 3-13,导管造影:右乳房溢液处导管中断,内可见类圆形分叶状充盈缺损,近侧导管明显扩张。

【X 线诊断】　右乳腺导管内乳头状瘤。

病例 3-14

【病史摘要】 女性,40 岁。发现右乳房褐色溢液 3 个月。

【超声征象】 如图 3-14,双乳腺各层结构清,腺体组织萎缩,分布尚均。腺管未见扩张。右乳内上限可见一个类圆形低回声包块,包膜完整、平滑,内部回声均匀,透声良,可见侧壁声影,肿块大小为 1.1cm×0.6cm,后方回声稍增强,肿块可活动。CDFI:乳腺内未见彩色血流增多。肿块内偶见彩色血流信号,肿块周围未见血流包绕。

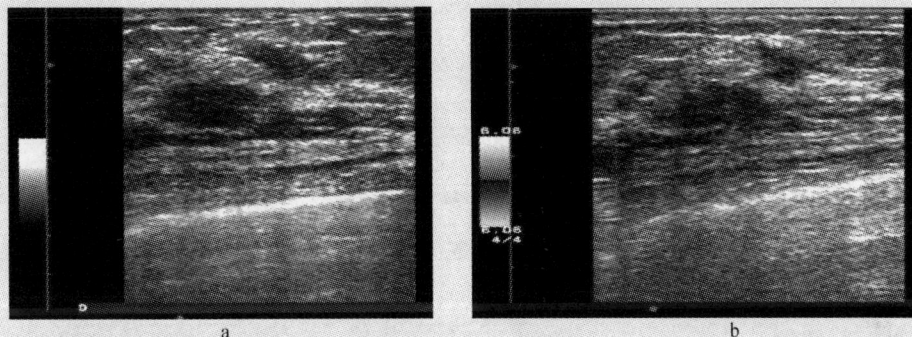

图 3-14

【超声诊断】 右乳腺导管内乳头状瘤。

相 关 知 识

乳腺导管内乳头状瘤多位于乳晕附近的大导管内,可单发或多发,也可生长在与导管相同的囊肿内。乳腺导管内乳头状瘤一般很小,平片不易显示,需做乳腺管造影检查确诊。

X 线表现:乳腺导管乳头状瘤一般很小,平片不易显示。乳腺导管造影显示导管突然中断,断端呈光滑杯口状,近侧导管显示明显扩张,可见圆形或卵圆形充盈缺损,导管柔软、光整。

【鉴别诊断】

与导管内癌鉴别。乳腺导管造影显示导管突然中断,断端不整齐,近侧导管轻度扩张,扭曲,排列紊乱,充盈缺损或完全性阻塞,导管失去自然柔软度而变得僵硬等,则多为导管内癌。

复习思考题

1. 试述乳腺导管内乳头状瘤的影像学表现?
2. 乳腺导管内乳头状瘤与乳腺癌导管内癌的鉴别?

(李白艳 姚兰辉 马 华)

第四章 循环系统疾病

第一节 冠 心 病

一、冠状动脉硬化

病例 4-1

【病史摘要】 男性,76 岁。胸痛 6 个月,确诊为下壁急性心肌梗死。

【CT 征象】 如图 4-1,冠脉树和曲面重建示左前降支、回旋支及右冠状动脉可见多发钙化灶,其中以左前降支和右冠状动脉更为明显,CT 值 203~699Hu,冠状动脉各支钙化积分合计 1209 分,回旋支中段可见软斑块,CT 值 68Hu,致局部管腔狭窄,狭窄程度 85%。

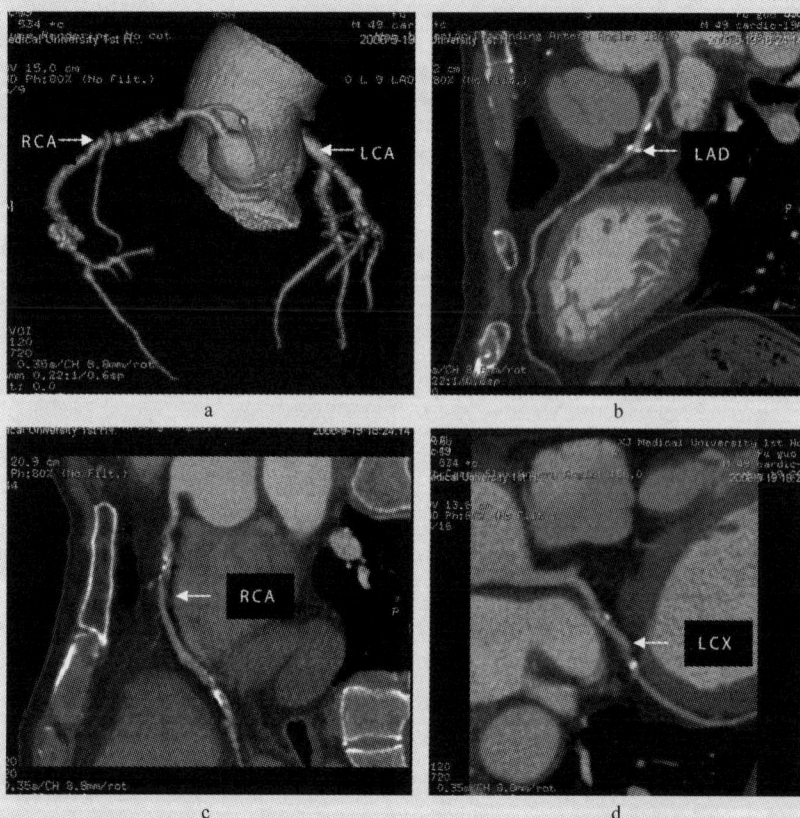

图 4-1

【CT 诊断】 冠状动脉硬化性心脏病。

二、冠状动脉支架术后

病例 4-2

【病史摘要】 男性,72 岁。因频发心绞痛 2 周入院,入院后行选择性冠状动脉造影,发现左侧冠状动脉前降支近段管腔不规则狭窄,狭窄程度 78%,故行冠状动脉球囊扩张,支架置入术。术后 3 个月行冠状动脉 CTA 检查。

【CT 征象】 如图 4-2,CT 曲面重建左冠状动脉前降支近中段可见高密度金属支架影,支架形态良好,支架远端血管通畅。

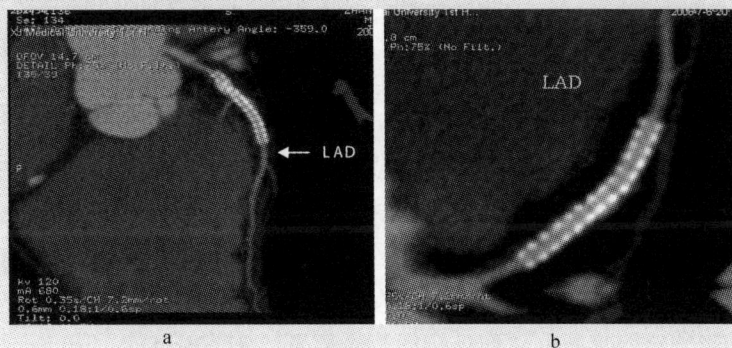

图 4-2

【CT 拟诊】 冠心病,冠状动脉支架置入术后。

病例 4-3

【病史摘要】 男性,72 岁。因频发心绞痛 2 周入院,入院后行选择性冠状动脉造影,发现左前降、回旋及右冠近中段管腔多发重度不规则狭窄,行冠状动脉旁路移植。术后 6 个月行冠状动脉 CTA 检查。

【CT 征象】 如图 4-3,容积再现显示有三支静脉桥自主动脉根部发出,并可见一支动

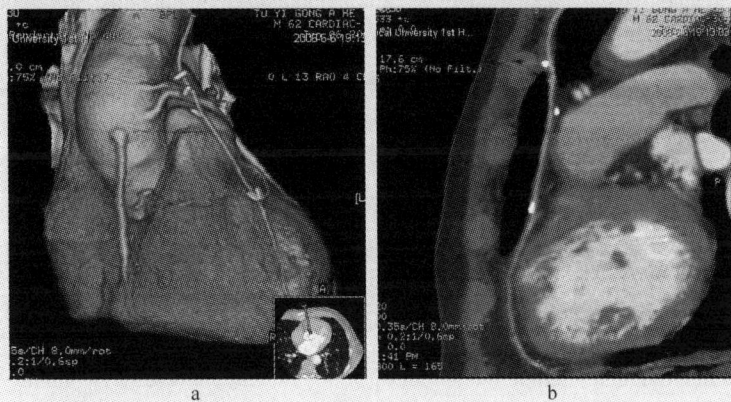

图 4-3

脉桥显示,在曲面重建显示动脉桥通畅性良好。

【CT诊断】 冠心病,冠状动脉搭桥术后。

相 关 知 识

冠状动脉硬化性心脏病是危害人类健康的主要疾病之一。近年来随着我国人民生活方式及饮食结构的改变,冠心病的发病率呈逐年增高的趋势。

检查冠状动脉疾病主要有以下几种方法:①冠脉造影:它可以清楚显示心脏冠状动脉硬化造成的血管内腔不规则狭窄,是外科搭桥手术(CABG)和冠状动脉成型术(PTCA)的主要诊断依据,并且可做介入治疗,如球囊扩张和(或)放置血管内支架。但是本法也有其不足之处,它是一种创伤性检查,而且如果硬化斑块位于血管的管壁内或外部,没有改变管腔的形态,则可能漏诊。②血管内超声是近年开展起来的一项新技术,它是在心导管的顶端放置一个超声探头,即换能器,发出超声波,探测冠状动脉的管壁能发现有钙化和无钙化的动脉硬化斑,是鉴别斑块性质的最敏感指标,但因有一定创伤难以普及。③MRI的优势在于可以做无创性的冠状动脉血管造影。特别是近年来2D、呼吸门控、脂肪抑制、K-空间分段采集、梯度回波及3D navigator回波技术的应用。MR可以显示冠状动脉近段或近、中段并评价其血管狭窄程度,但各研究报道的诊断准确性相差较大。④MSCT:能多角度多种方式显示冠状动脉主干及其大的分支,费用低、微创、安全、痛苦小,适用于高危人群的普遍筛选。

冠状动脉钙化是冠状动脉粥样硬化的标志,目前资料证实其敏感性为93%,一旦检出冠脉钙化即表明冠状动脉粥样硬化的存在。冠状动脉钙化的程度与年龄密切相关,其钙化多少随年龄增长而增多。对钙化的定量可粗略地估计其动脉粥样硬化的范围,监视其变化,是了解动脉粥样硬化活动进程的有效方法。EBCT和MSCT可测定冠状动脉钙化。EBCT是显示冠状动脉硬化最敏感的工具之一,据研究表明MSCT对冠脉钙化的显示与EBCT具有很高的一致性。但也有人认为与EBCT相比,MSCT虽然扫描速度慢,但是图像的信噪比高,对肥胖患者钙化的显示也较EBCT清晰,有望成为继EBCT之后的又一诊断冠状动脉钙化技术的手段。MSCT通过对冠状动脉上CT值高于130Hu,直径大于1mm的钙化进行测定,能计算冠状动脉钙化积分。冠状动脉钙化积分是冠状动脉钙化的量化指标。国内外研究证明:冠状动脉钙化的积分与冠状动脉病变程度及范围呈正相关,冠状动脉钙化累及血管支数与冠状动脉病变程度亦呈正相关。对于中青年病人,即使有少量钙化,也有重要意义,特别是对于无症状的冠心病病人。但应当指出,有冠状动脉钙化并不意味着冠状动脉有明显(50%)狭窄的存在。多层螺旋CT不仅可以显示冠脉主干和其主要分支血管的钙化斑块,对于软斑块也有很好的特异性,多位作者报道尝试通过测量CT值的方法区分不同成分的斑块。总结不同成分斑块的CT值如下:新鲜血栓的CT值为20Hu,脂质斑块为50Hu,纤维斑块为100Hu,钙化斑块的CT值为300Hu。

目前,在经皮冠状动脉球囊成形术的基础上行支架置入术是临床较常采用的冠心病治疗方法,但部分病人的冠状动脉支架可出现再狭窄,其主要原因是血管壁受损后内膜的过度增生。评价支架术后情况以往主要采用有创的插管法造影检查。近年来,冠心病介入治疗术后再狭窄的无创影像学评价备受重视。冠状动脉CTA属于无创性造影术,再结合工作站的三维重建,可立体地、多角度地观察冠状动脉的走行和病变情况,附加血流序列还可进行血流分析,提供半定量的血流信息。由于该技术无痛苦,花费少,主要应用于冠状动脉狭窄的筛选、冠状动脉介入治疗术的复查和无手术指征冠心病的病情随访。MSCT通过多种图像后处理技术能够较好地显示支架的位置和形态学特征,当支架部位的血管壁有广泛或严重的钙化时,对支架形态结构的CT评价有一定影响,根据支架是否变形、支架腔内及支架远侧血管内的对比剂充盈状况等综合分析,可对支架是否通畅等状况评价。多排螺旋CT可清楚显示冠脉支架,但由于支架材料的高密度伪影和部分容积效应而不能很好地显示支架处的管腔,但依其远端血管的显影和支架的形态可间接判断支架的通畅性,尤其是通过针对支架的软件重建,可优化支架处的伪影和噪声影响,能较为清晰地显示支架处管腔的情况。对多数支架的血管内膜增生程度和管腔评价有一定的临床应用价值。

冠状动脉旁路移植是目前最常用的血管再通技术,所采用的桥血管通常为内乳动脉、大隐静脉或桡动脉等,桥血管在术后可发生闭塞,桥血管的吻合口也可发生闭塞。因此无创而有效的检测术后桥血管是否开通就显得非常必要。MSCT能直观和整体显示桥血管及其连接关系,可靠地诊断桥血管开通和闭塞,是搭桥术后可靠的无创性复查方法。

复习思考题

1. 冠状动脉检查的主要方法包括(　　)
   A. 冠脉造影　　　　　　　B. MRI　　　　　　　　C. 平片
   D. MSCT　　　　　　　　E. 以上都正确
2. 下列哪项不是冠状动脉硬化型心脏病的CT表现(　　)
   A. 左前降支、回旋支可见多发钙化灶
   B. 冠状动脉钙化积分为0分
   C. 回旋支中段可见软斑块,CT值68Hu,致局部管腔狭窄
   D. 冠状动脉各支钙化积分合计1209分
   E. 右冠状动脉多发钙化灶
3. CT评价冠状动脉支架术后再狭窄的征象有哪些?
   答题要点:①支架有变形;②支架内见充盈缺损区;③支架远端血管腔明显变细。

第二节 肺动脉栓塞

病例 4-4

【病史摘要】 患者,女性,54岁。原发性高血压病10余年,胸痛、胸闷伴咳嗽5天。胸片示肺动脉增宽。心脏彩超示右心室/右心房增大,肺动脉高压。

【CT征象】 如图4-4,矢状位上右脉动脉主干,右肺上叶及下叶脉动脉管腔内均可见充盈缺损。肺动脉主干增宽。

【CT诊断】 右肺动脉栓塞。

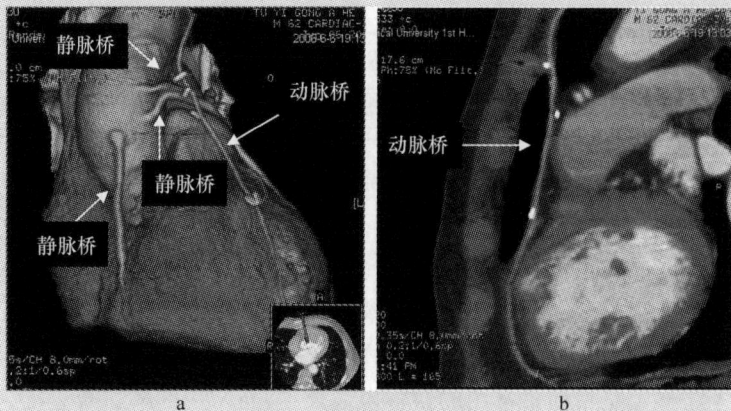

图 4-4

相 关 知 识

肺动脉栓塞是血栓或其他异物嵌塞于肺动脉腔内,栓子可以是血栓、脂肪栓、瘤栓或气栓等。它是一个合并症,而不是一个原发疾病。肺动脉栓塞可引起严重的循环或呼吸障碍。肺组织坏死、出血导致肺梗死。肺血流通过受限导致肺动脉高压,右心室扩大和衰竭等。肺动脉造影被认为是最具权威性的诊断方法,但由于其属介入检查,而且费用较高,因此限制了它的应用范围。CT 增强扫描近年来已广泛应用于肺动脉栓塞的诊断,并取得了很好的效果。特别是多排 CT 具有扫描速度快,大容量薄层扫描的特点,明显地提高了 CT 诊断肺栓塞的敏感性和特异性。

CT 表现: ①平扫:管腔呈偏心性狭窄,表明血栓附壁,为陈旧性梗死征象。当栓子在血管内漂动时,表明为新鲜栓塞;②增强扫描示肺动脉的连续性中断,管腔内可见低密度的充盈缺损,近段肺动脉可扩张,而远端肺动脉分支缩窄或闭塞;③右心室扩大;④肺窗位可见病变区肺纹理稀少或缺损。如有肺梗死,肺野内可见楔形致密影。

【鉴别诊断】

肺动脉肿瘤较少见,如肺动脉血管内皮细胞瘤,平滑肌肉瘤,肺动脉肉瘤等。多表现为管腔内波浪样改变,并向血管外蔓延,CT 值高于血栓,有部分强化。

复 习 思 考 题

1. 指出最具有特征意义的肺动脉栓塞 CT 表现(　　)

　A. 一侧肺透过度增高

　B. 肺外围以胸膜为基底的楔状致密影

　C. 实变区内小透亮区

　D. 增强扫描,肺动脉主干内充盈缺损

E. 局限性肺血管稀少

2. 肺动脉栓塞的栓子有哪些类型(　　)

　　A. 血栓　　　　　　B. 脂肪栓　　　　　C. 瘤栓

　　D. 气栓　　　　　　E. 以上都是

3. 肺动脉栓塞的主要 CT 表现有哪些?

答题要点:①平扫:管腔呈偏心性狭窄,表明血栓附壁,为陈旧性梗死征象。当栓子在血管内漂动时,表明为新鲜栓塞;②增强扫描示肺动脉的连续性中断,管腔内可见低密度的充盈缺损,近段肺动脉可扩张,而远端肺动脉分支缩窄或闭塞;③相应梗死的肺段或肺叶呈楔形变,伴有胸膜渗出(胸水)。

第三节　动　脉　瘤

一、动脉夹层动脉瘤

病例 4-5

【病史摘要】　女性,69 岁。病人感心慌,胸闷。

【CT 征象】　如图 4-5,增强扫描示升主动脉和主动脉弓增宽,升主动脉、主动脉弓、降主动脉、可见真、假双腔形成;腔小、密度高的为真腔,腔大、密度低的为假腔;在造影剂高密度的衬托下可见低密度的内膜片,内膜片破口位于升主动脉处,大小约 2cm。

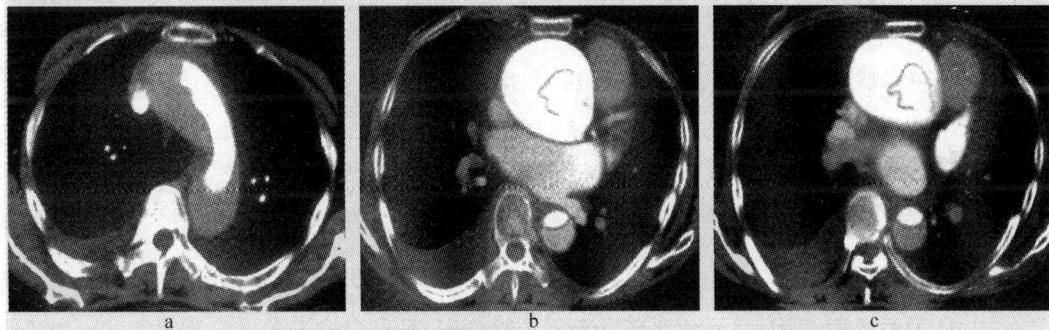

图 4-5

【CT 诊断】　主动脉夹层动脉瘤,De Bakey Ⅰ型。

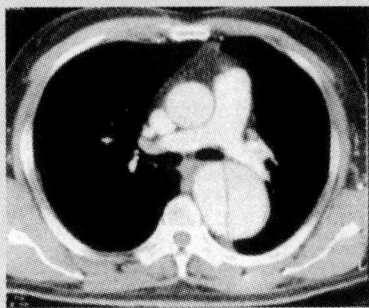

图 4-6

病例 4-6

【病史摘要】　男性,45 岁。病人感胸痛,心悸,气短。

【CT 征象】　如图 4-6,增强扫描示降主动脉可见真、假双腔形成,在造影剂高密度的衬托下可见血管腔中间的低密度内膜片。

【CT 诊断】　主动脉夹层动脉瘤,De Bakey Ⅲ型。

相 关 知 识

夹层动脉瘤是主动脉壁内、中膜间出现裂隙,主动脉腔内血液通过裂口进入中膜间,并使其剥离形成血肿。其范围可广泛延伸,可累及头臂动脉、肾动脉、肠系膜动脉等,引起血流减少以致阻塞,或破入心包引起心脏压塞。夹层动脉瘤常见于主动脉粥样硬化、高血压患者,也可出现于 Marfan 综合征、主动脉缩窄和外伤。De Bakey 将夹层动脉瘤分为三型:Ⅰ型夹层动脉瘤广泛分布于升主动脉、主动脉弓、降主动脉,破口位于升主动脉;Ⅱ型局限于升主动脉;Ⅲ型破口位于降主动脉,又可分为局限性和广泛性两个亚型。

CT 表现:在有主动脉壁钙化的病例中,钙化向管腔内移位是一重要征象;而且,钙化多位于真腔一侧,这对判断真、假腔有一定帮助。增强扫描发现真假双腔征和内膜片,即可确诊。腔隙的大小往往不能作为判断真、假腔的标准。通常应根据内膜片的形态和腔隙的密度进行综合判断。由于真腔压力大于假腔,故内膜片常呈弧形突向假腔;因真腔的循环速度快于假腔,故真腔的密度高于假腔。CT 检查除了诊断夹层动脉瘤外,尚需了解内膜破口的位置,胸腹主动脉走行上各个主要分支动脉开口于真腔还是假腔,这对手术治疗有很大的帮助。

多层螺旋 CT 对夹层动脉瘤的诊断具有重要的价值。其主要优点是薄层扫描层数多;扫描范围广,适用对主动脉各段全面检查;扫描速度快,所需造影剂剂量小;再配合工作站三维重建,可直观地立体再现病变范围和程度。冠脉造影可以清楚显示主动脉夹层破口情况,并可进行介入性支架治疗,但因它是一种创伤性检查,难以普及应用。彩色多普勒可清楚显示病变,且费用低廉,但因其不能直观显示大血管全程,且易受检查者手法等因素的限制,难以为手术提供准确直观的影像资料。

复 习 思 考 题

1. 夹层动脉瘤(主动脉夹层)CT 特征性征象是(　　)
   A. 两个不同增强密度的主动脉腔被一内膜所分隔
   B. 主动脉钙化内移
   C. 主动脉壁异常扩张
   D. 主动脉各段管径不成比例

　　E. 主动脉周围血肿形成

2. 选择一项非夹层动脉瘤的 CT 表现(　　　)

　　A. 双腔征象

　　B. 真腔造影剂浓度一般高于假腔

　　C. 内膜钙化没有内移

　　D. 直假腔之间的内膜瓣

　　E. 假腔内可以继发血栓形成

3. 主动脉夹层的 De Bakey 分型？

　　答题要点:De Bakey 将夹层动脉瘤分为三型:Ⅰ型夹层动脉瘤广泛分布于升主动脉、主动脉弓、降主动脉,破口位于升主动脉;Ⅱ型局限于升主动脉;Ⅲ型破口位于降主动脉,又可分为局限性和广泛性两个亚型。

二、主动脉瘤

病例 4-7

　　【病史摘要】　男性,66 岁。胸痛 4 个月。

　　【CT 征象】　如图 4-7,主动脉弓部明显扩张,局部呈半球状膨出,最宽处约 6.1cm,前壁有钙化,管横截面约 5cm×5.5cm;增强扫描降动脉膨大处与降主动脉呈"蝌蚪"状。

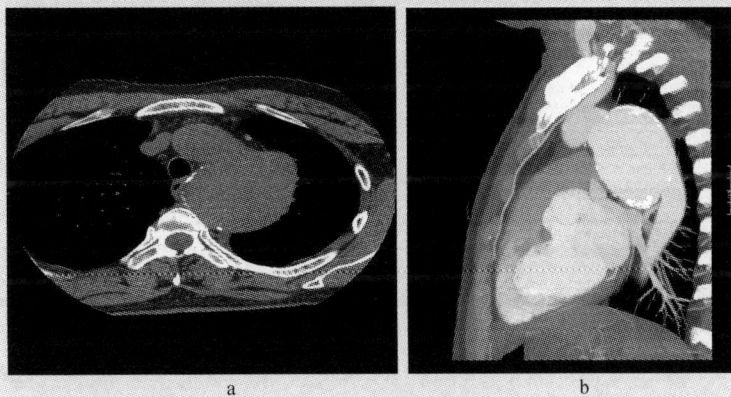

a　　　　　　　　　　　b

图 4-7

　　【CT 诊断】　胸主动脉瘤,伴血栓形成。

病例 4-8

【病史摘要】 男性,75 岁。脐周疼痛 3 个月余。脐周可扪及 5cm×5cm 肿物,质硬,不移动。

【CT 征象】 如图 4-8,第 3 腰椎上部至第 4 腰椎下部水平,双肾动脉平面以下全长约 5cm 范围内,腹主动脉明显扩张,最大直径达 4.2cm(正常腹主动脉直径 2.2cm),右侧向外膨出,另髂总动脉增宽,可见双腔形成及线状低密度内膜片影。

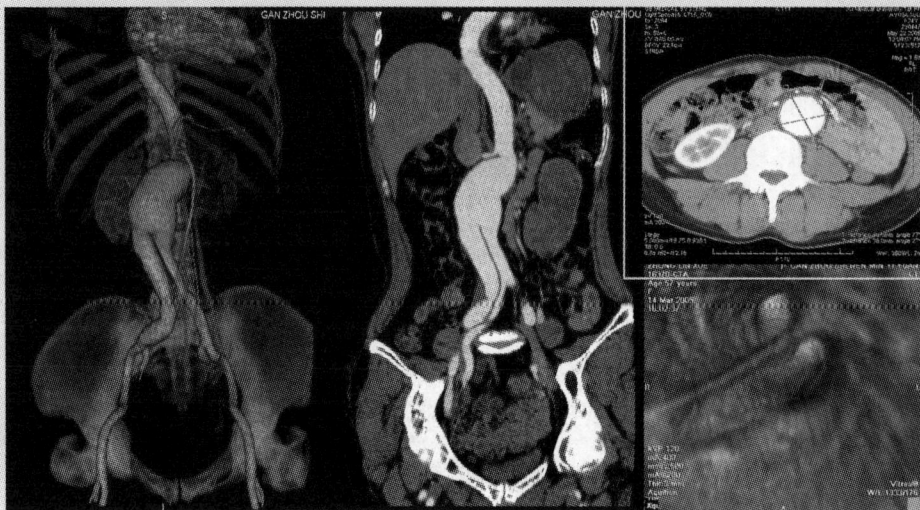

图 4-8

【CT 诊断】 腹主动脉瘤合并髂总动脉夹层动脉瘤。

相 关 知 识

腹主动脉瘤主要发生于 60 岁以上的老年人,常伴有高血压病和心脏疾病,但年轻人也偶尔可见。男性多于女性。腹主动脉瘤的发生主要与动脉硬化有关,其他少见原因是主动脉先天发育不良、梅毒、创伤、感染、大动脉炎、Marfan 综合征等。正常成人腹主动脉的直径为 1.6~2.0cm,当腹主动脉扩张膨胀至 2cm 以上时,即可诊断为腹主动脉瘤。在一般情况下,腹主动脉瘤无明显的临床症状。大多数病人在做其他检查或自己在偶然中发现。其典型的表现为:腹部搏动性肿块。当瘤体不断增大,压迫周围组织或器官时,可能出现腹部不适、腹痛、腰背部疼痛,甚至出现肠梗阻症状(腹胀、腹痛和呕吐)。腹主动脉濒临破裂时,病人可出现明显甚至剧烈的腹痛及腰背部疼痛,伴有休克症状,常被误诊为急性胰腺炎以及其他急腹症而延误了治疗。

CT 表现:CT 横断面显示主动脉管腔对称性扩大,瘤腔无变形。增强扫描常可见瘤腔一侧或周围有附壁血栓,呈半月形或者环形,无强化,陈旧血栓内可有钙化,瘤壁保持完整。动态增强扫描血流缓慢。主动脉瘤少见的 CT 表现:①主动脉瘤破裂出血:腹主动脉破裂血液流向肾周间隙,鲜血呈高密度。胸主动脉瘤破裂血液流向心包、纵隔或胸腔。②霉菌性主动脉瘤:是主动脉壁感染所引起,瘤体较大呈囊状,轮廓常不规则,少见有钙化。短期内可迅速增大,易发生破裂,有时在瘤体周围及邻近椎体可见炎性改变。

【鉴别诊断】

主要与夹层主动脉瘤鉴别,CT扫描和(或)增强扫描显示主动脉夹层病变呈不同密度的双腔征(真、假两腔),真腔密度较高,假腔相对较低,两腔之间可见新月形或弧线状低密度影,系分离内移的动脉内膜瓣片,其形态较平直,部分呈弯曲状。增强扫描后,假腔显示略迟于真腔,因二者增强的不同涉及密度高低的差异,而清楚显示出真、假两腔。假腔多位于真腔的左后侧,真腔受压变形;另外,主动脉粥样硬化时扭曲明显,CT扫描层面与主动脉是斜面相交,显示的是宽大的主动脉斜径,不要误认为是主动脉瘤。

复习思考题

1. 主动脉瘤形成的主要原因是(　　)

   A. 感染   B. 外伤   C. 先天性畸形

   D. 动脉壁中层囊性坏死   E. 动脉粥样硬化

2. 主动脉瘤的主要CT表现(　　)

   A. 主动脉弓部明显扩张,局部呈半球状膨出,最宽处约6.1cm

   B. 降主动脉扩张,管横截面约5cm×5.5cm

   C. 增强扫描降主动脉下部管腔内可见半月形低密度影

   D. 主动脉与肺动脉直径比值1:1.5

   E. 主动脉呈囊状扩大

3. 引起主动脉瘤的主要病因?

   答题要点:主动脉粥样硬化、梅毒、大动脉炎和Marfan综合征等。

(刘文亚　陈文静　邢　艳)

第五章 消化系统疾病

第一节 胃肠道疾病

一、贲门失弛缓症

病例5-1

【病史摘要】 男性,58岁。吞咽困难有哽噎感,服开水后好转。

【X线征象】 如图5-1,管壁柔软,食管下段对称性狭窄,呈"漏斗状"或"鸟嘴状"。管壁光滑,黏膜完整。蠕动减弱或消失。近段食管呈不同程度扩张,并可伴食物潴留。胃腔内无气或少气。

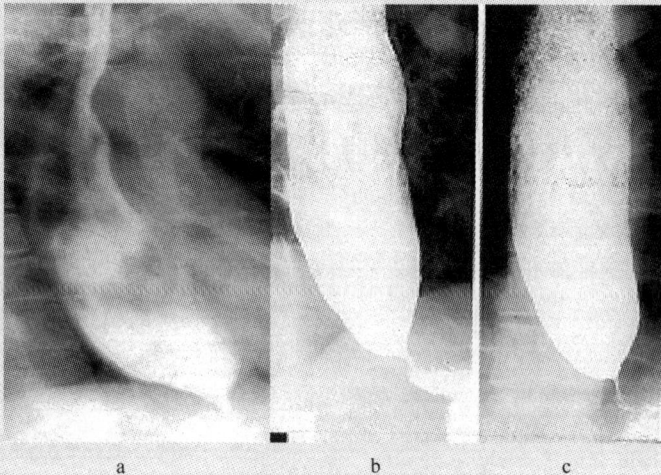

图 5-1

【X线诊断】 贲门失迟缓症。

相 关 知 识

病因:神经节变性致管腔狭窄,狭窄近端常出现扩张,管腔超过正常限度的持久性扩张或扩大。扩张程度与狭窄程度有关,严重狭窄可出现梗阻。梗阻所致管腔扩张常有液体和气体的积聚,并有蠕动增强。口服开水后或服硝酸异戊酯、硝酸甘油舌下含服症状可缓解。

【鉴别诊断】

① 贲门部癌肿:肿瘤使管壁僵硬,病变段管腔不能随呼吸服开水等改变,腔内黏膜破坏,病变上段管腔可扩张。②消化性食管炎:管壁柔软,稍毛糙,管腔扩张较轻。

二、食管静脉曲张

病例 5-2

【病史摘要】 女性,56 岁。乙型肝炎 12 年,肝硬化 3 年。腹胀纳差。

【X 线征象】 如图 5-2,中度食管静脉曲张:食管黏膜增粗、迂曲;串珠状充盈缺损,管壁边缘呈锯齿状;黏膜间沟可呈虚线状改变;食管舒缓,钡剂通过延时。胃底可见软组织块影,充盈缺损。透视下观察管壁柔软。

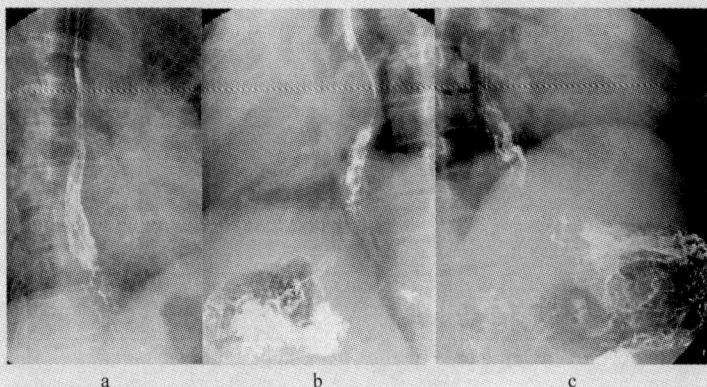

图 5-2

【X 线诊断】 食管胃底静脉中度曲张。

相 关 知 识

食管静脉回流增加所致,食管静脉曲张是门静脉高压的重要并发症,常见于肝硬化。门静脉经食管静脉丛与上腔静脉形成侧支循环,途经为:食管上段静脉-甲状腺下静脉-奇静脉-上腔静脉;食管下段静脉-胃冠状静脉-胃左静脉-门静脉。门静脉→消化器官、脾血液→胃冠状静脉、胃短静脉→食管黏膜下静脉和食管周围静脉丛→奇静脉→上腔静脉。大量血液流经食管下段静脉网,造成该处静脉淤血、扩张,即静脉曲张。

临床分轻、中、重;检查技术:多采用卧位检查,吞少量钡剂。

轻度食管静脉曲张:食管黏膜增粗、迂曲;管壁略显不光整或锯齿状;黏膜间沟可呈虚线状改变;食管舒缩正常,钡剂通过顺利。

中度食管静脉曲张典型表现:食管中、下段黏膜皱襞明显增宽、迂曲,呈蚯蚓状、串珠状充盈缺损,管壁边缘呈锯齿状。

重度食管静脉曲张病变累及食管上段时,黏膜极度增宽、迂曲,腔内呈团块状充盈缺损,食管张力降低,管腔扩张,蠕动减弱,排空延迟,但管壁柔软,伸缩自如;病变累及食管中下段或全长,食管明显扩张;增粗的黏膜相互衔接,粗大的黏膜皱襞呈纵行条状或结节状,如蚯蚓状或串珠状;管壁不规则呈锯齿状食管壁凹凸不平。

【鉴别诊断】

① 食管裂孔疝:粗大胃黏膜疝入胸腔,易误诊为食管静脉曲张。胃及食管充盈后可鉴别胃黏膜和曲张的静脉。②食管下段癌肿:癌肿较局限,上下界清楚,充盈缺损更不规则,管壁僵硬不能扩张,食管黏膜中断破坏。

三、食管憩室

病例 5-3

【病史摘要】　男性,56 岁。吞咽有不适感 8 个月余。

【X 线征象】　如图 5-3,食管中段可见向前右侧突出一囊袋状的室腔,充盈相见,内有钡剂充盈,黏膜相囊袋内可见钡液平。

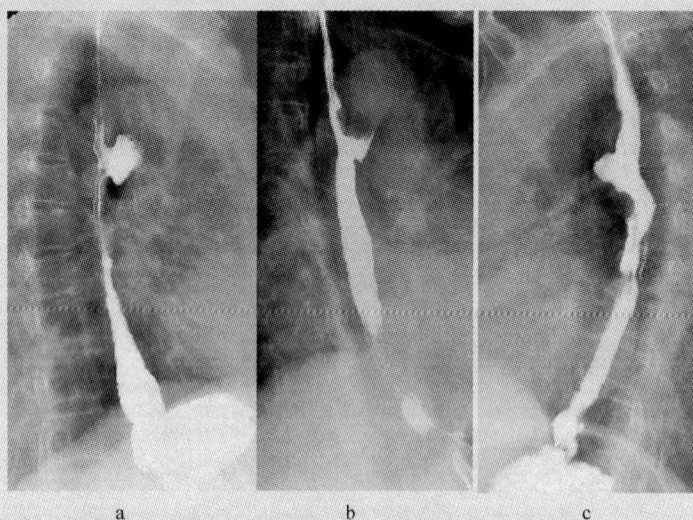

a　　　　　　b　　　　　　c

图 5-3

【X 线诊断】　食管中段憩室。

相 关 知 识

根据成因分为:①内压性憩室;②牵引性憩室;③混合性憩室。

食管憩室 X 线表现:

咽食管憩室:侧位表现为小点状突出,正位显示为圆形点状影;大的憩室呈囊袋状,下垂。憩室内缘光滑,有食物潴留,可出现分层现象。

食管中段憩室:牵引型表现为基底较宽的尖顶帐篷状凸出;内压性憩室呈袋状,可见纤细的黏膜纹理,立位可出现气钡分层,气钡双对比相对显示周围黏膜有帮助。

膈上食管憩室:少见,多为内压性,造影时表现为边缘光滑的圆形突出,增大时可垂于膈上,开口与食管相通。

【鉴别诊断】

膈上食管憩室应与食管裂孔疝鉴别;食管癌性溃疡纵隔瘘鉴别。

四、食管裂孔疝

病例 5-4

【病史摘要】　男性,48 岁。返酸纳差,胸闷不适。

【X 线征象】　如图 5-4,食管显影正常。贲门仍位于膈下,胃底一部分疝入胸腔内,可见胃黏膜与胃底相连续。

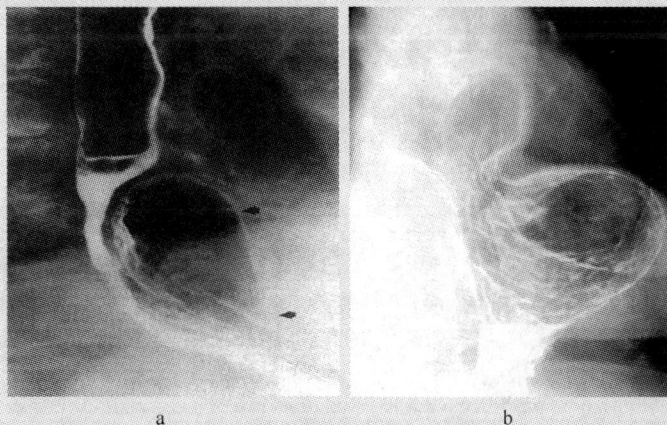

a   b

图 5-4

【X 线诊断】　食管裂孔疝(食管旁型)。

相 关 知 识

成因:①先天性:如食管发育过短。②后天性:膈食管膜松弛;食管裂孔扩大;食管绝对或相对变短;腹内压增加;食管胃角增大。

分型:

1. 可复性食管裂孔疝。

2. 不可复性食管裂孔疝

(1)短食管型。

(2)食管旁型。

(3)混合型。

检查技术:仰卧、俯卧头低足高位和立位结合观察。

X线表现:可复性食管裂孔疝:①膈上疝囊;②三环征。不可复性食管裂孔疝:①短食管型:食管缩短,贲门在膈上,余同上述。②食管旁型:食管显影正常。贲门仍位于膈下,胃底一部分疝入胸腔内。③混合型:贲门位于膈上,膈上食管旁见疝囊。

【鉴别诊断】

1. 食管膈壶腹 为正常生理现象,边缘光滑,上方无收缩环,随食管收缩钡剂排空后出现纤细平行黏膜纹。

2. 食管膈上憩室 有狭窄的颈与食管相连,其内无黏膜皱襞,憩室与胃底之间有一段正常食管。

3. 胃食管黏膜脱垂 食管长度正常,贲门位于膈下。

五、食 管 肿 瘤

(一)食管平滑肌瘤

病例 5-5

【病史摘要】 男性,34 岁。吞咽不适感 2 年。

【X 线征象】 如图 5-5,食管中段管腔狭窄,钡剂通过受阻,可见偏心性充盈缺损;与正常食管呈钝角或阶梯状。正面观:环形征,钡剂分流,黏膜展平、完整,局部管壁柔软,其上食管扩张。

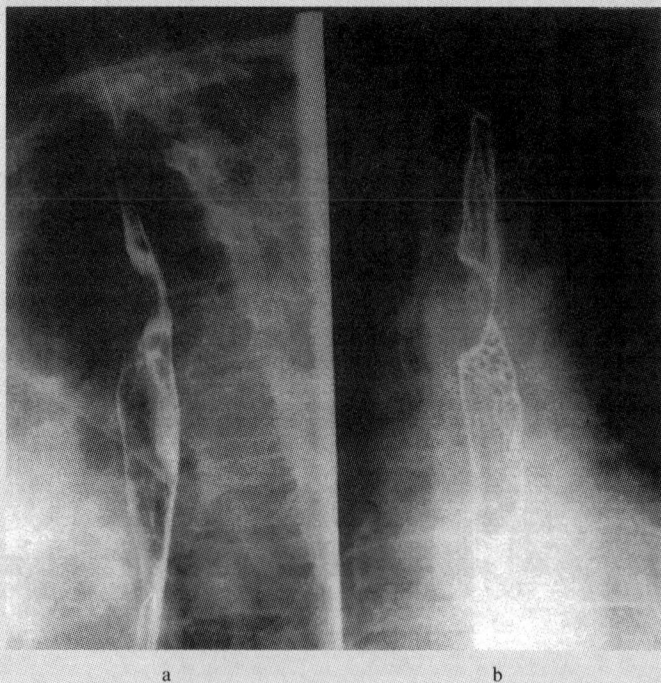

a   b

图 5-5

【X 线诊断】 食管平滑肌瘤。

相 关 知 识

食管平滑肌瘤是最常见的食管良性肿瘤显示边界清楚的半圆形隆起,上下缘与食管壁分界清楚;管腔偏心性狭窄,肿瘤上下缘有钡剂环绕;瘤体表面有破溃形成溃疡龛影,瘤体表面黏膜不均匀增厚。

【鉴别诊断】

① 食管恶性肿瘤。②纵隔肿物:食管移位,食管外压处呈钝角,肿物在纵隔内直径大于食管压迫区直径。③纵隔淋巴结肿大:常见于气管分叉处,压迹小,局限,食管透视肿物可移动,肺内有结核或肿瘤病灶。④食管其他良性肿瘤:鉴别困难。

(二) 食管癌

病例 5-6

【病史摘要】　男性,56 岁。进行性吞咽困难 2 个月余。

【CT 征象】　平扫见食管中段管壁明显增厚,最厚处可达 1.4cm,食管管壁不规则,食管与主动脉及心脏后缘的脂肪间隙消失,纵隔内未见明显肿大的淋巴结(图 5-6a、图 5-6b)。

【X 线征象】　食管中段侧壁僵硬,黏膜破坏中断,钡剂通过受阻,并可见软组织块影,长度约为 6.5 cm (图 5-6c)。

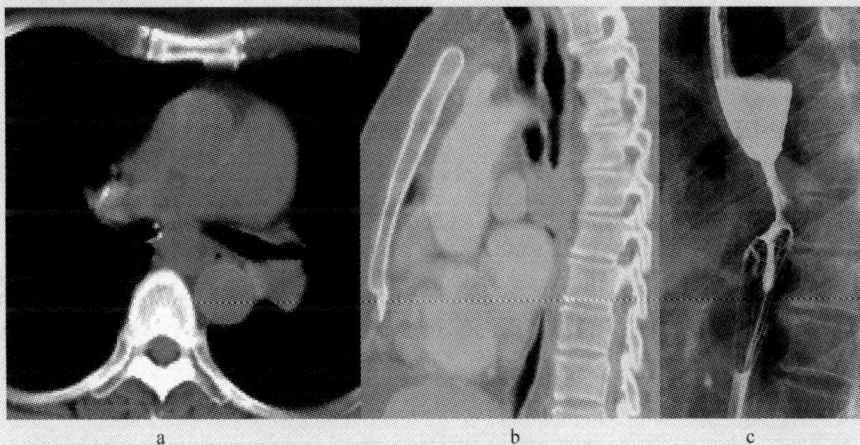

图 5-6

【CT 诊断】　食管中段癌。

【X 线诊断】　食管中段癌(髓质型)。

【病理诊断】　食管中段鳞癌。

相 关 知 识

食管癌是食管最常见的恶性肿瘤,多发生于老年男性,多为鳞癌,少数为腺癌。临床主要症状为胸骨后异物感及进行性吞咽困难。食管钡餐和内镜是最常用的检查方法。CT 检查主要用于食管癌的分期,为决定是否能进行根治手术提供依据。

CT 表现:①食管壁增厚:正常食管壁在充分扩张时其厚度应<3mm,当厚度>5mm 为异常,偏侧性的管壁增厚超过 3~5mm 时,提示有肿瘤的侵犯,当管壁厚度大于 1cm 时,手术无法切除。②病变近端食管继发性扩张,有时可见液平面。③在管壁周围脂肪丰富的一侧境界不清楚或脂肪带消失,提示有局部外侵。食管壁肿块和降主动脉接触>45°以上为高度怀疑降主动脉受侵,<45°则可能仅为贴邻,但当气管、主支气管和血管的外形或腔内轮廓有改变时应高度怀疑有这些器官的受侵。④CT 能显示食管周围和远处的淋巴结转移。当食管周围淋巴结直径>10mm 或膈下淋巴结直径>8mm,提示有肿瘤转移。⑤CT 增强扫描,能更清楚地显示肿瘤累及血管。根据 CT 上食管管壁增厚的程度、周围有无侵犯和有无远处转移,还可将食管癌分为四期:Ⅰ期为腔内肿块,无管壁增厚和纵隔及远处转移;Ⅱ期的食管管壁厚超过 5mm,但无邻近组织或远处转移,Ⅲ期为局限性邻近组织侵犯和(或)纵隔内淋巴结转移,但无远处器官转移,Ⅳ期为有远处器官转移。

X 线表现:典型的进展期临床症状共同 X 线表现如下:

表现:①黏膜破坏;②腔内充盈缺损;③管腔狭窄;④龛影;⑤管壁僵硬。

根据生长方式可以如下分型(图 5-7):a 髓质型;b 蕈伞型;c 溃疡型;d 浸润型;e 腔内型。

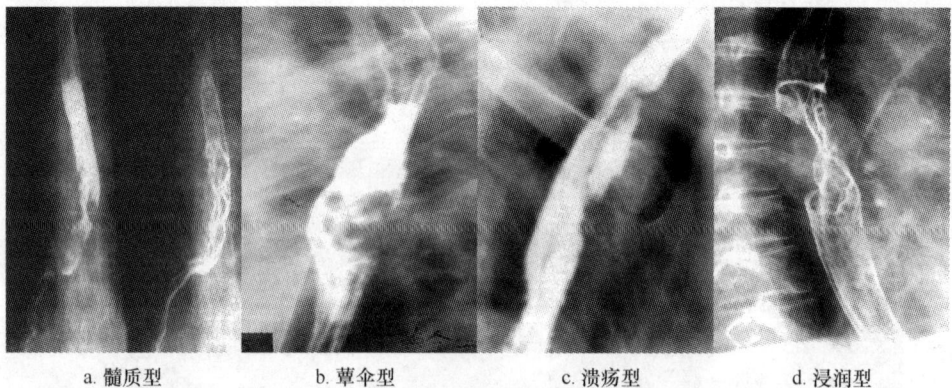

a. 髓质型 b. 蕈伞型 c. 溃疡型 d. 浸润型

图 5-7

早期食管癌分型和 X 线表现:

1. 平坦型 病变边缘略显不规则,扩张稍差,管壁略显僵硬,黏膜粗糙、中断,呈细颗粒状、不规则粗大颗粒状或不规则网状黏膜纹。

2. 轻微隆起型 ①隆起基底部平缓,高度较低;②表现为多个颗粒、小结节状充盈缺损影聚集。

3. 轻微凹陷型 ①病变边缘轻微不规则凹陷;②正面观为不规则浅钡斑;③有时也可在小充盈缺损内有毛刷样不规则造影剂潴留。

4. 乳头型 肿瘤呈息肉状或乳头状隆起,边界清楚。

【鉴别诊断】

主要应与食管的良性病变鉴别：①贲门失弛缓症；②腐蚀性食管炎；③食管静脉曲张。炎性狭窄表现为食管管壁均匀性增厚，且狭窄段较长，临床上多有误服腐蚀性药物病史。对于境界较清晰，沿食管管壁均匀浸润的食管癌，有时则难以与少见的炎性食管管壁增厚相鉴别。良性肿瘤以平滑肌瘤和腺瘤常见，血管瘤和纤维内皮瘤少见。CT上表现为食管管壁的局限性增厚，边缘光滑，与周围组织境界清楚，增强扫描均有强化。CT对食管癌的分期诊断，尤其是Ⅱ期和Ⅲ期鉴别的准确率较低，因为CT较难显示食管旁的淋巴结转移，以及难于判断肿瘤是外侵还是与周围组织贴邻。

六、胃　溃　疡

病例 5-7

【病史摘要】　男性，28岁，纳差、返酸，饭后腹疼两年。

【X线征象】　如图 5-8，小弯侧垂直部可见突出腔外的龛影，有蚕豆大小，见颈部项圈征。

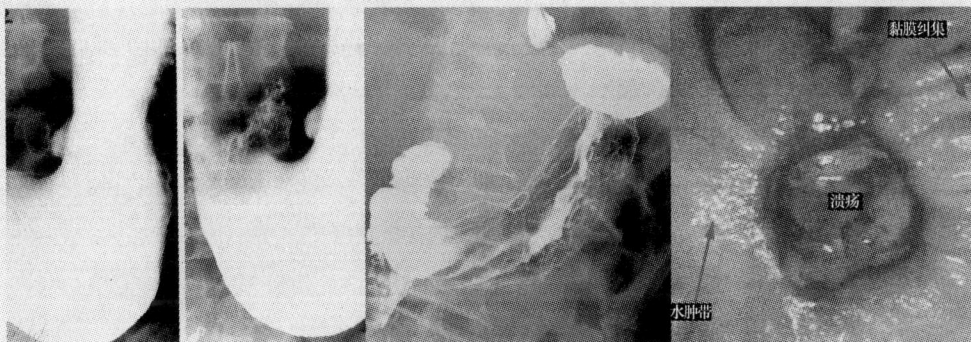

图 5-8

【X线诊断】　胃小弯溃疡。

相 关 知 识

胃溃疡直接 X 线征象：龛影。其他征象主要有以下几个：

（1）黏膜纠集：慢性溃疡周围的瘢痕收缩，致黏膜皱襞如车轮状向龛影口部集中，且逐渐变细，是良性溃疡的特征之一。正位加压：龛影呈一钡斑，边缘光滑，周围有一圈水肿透明带围绕或黏膜纠集。

（2）双重造影：龛影可呈线状、哑铃状、蝌蚪状。

（3）黏膜线：Hampton 线，切线位上龛影口与胃腔交界处 1~2mm 宽的透亮细线。

（4）狭颈征：切线位上龛影口部的直径窄于龛影底体部直径，形如瓶颈。

（5）项圈征：切线位狭窄的颈部呈宽 5~10mm 的低密度带，似颈部戴有一项圈。

胃溃疡类型（图 5-9）：①普通型；②穿透型；③穿孔型；④胼胝型；⑤复合型。

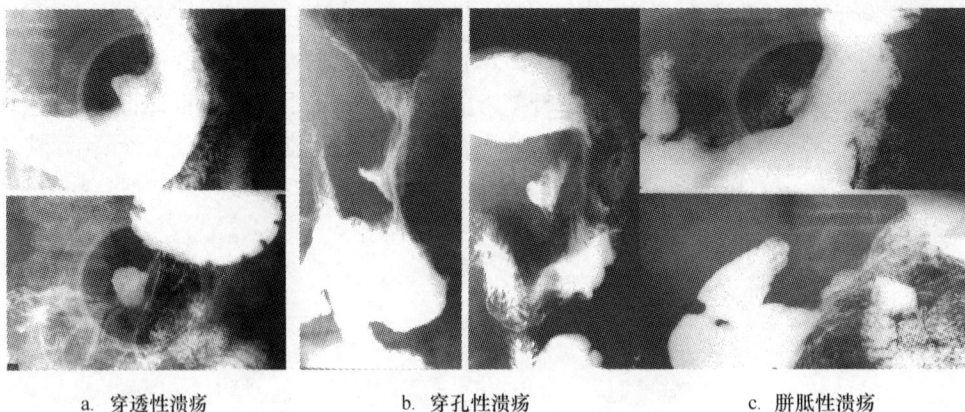

　　a. 穿透性溃疡　　　　　　　　b. 穿孔性溃疡　　　　　　　　c. 胼胝性溃疡

图 5-9

胃溃疡恶变征象：①黏膜皱襞的改变：突然变尖；相互融合；突然中断；皱襞不到龛口；不规则僵硬；接近龛影处毛糙。②龛影的边缘及密度：胃癌的溃疡龛影边缘不规则，边缘清楚但不整齐；中央密度高，周围浅淡。③浅溃疡底部有结节状隆起。④龛影周围有明显的隆起或环堤、指压迹等，提示进展期胃癌。

【鉴别诊断】

胃良性溃疡与溃疡型胃癌的鉴别诊断见表 5-1。

表 5-1　良性溃疡与溃疡型胃癌

	良性溃疡	溃疡型胃癌
龛影形状	类圆形，边缘整齐	不规则，有尖角
龛影位置	腔外龛影	腔内龛影
龛影口部	黏膜线、线圈征、狭颈征	指压迹、环堤、裂隙征
周围黏膜	纠集的黏膜均匀，直达龛口	黏膜中断、融合、变尖或呈杵状
附近胃壁	柔软，有蠕动波	僵直、陡峭、蠕动消失

七、十二指肠溃疡

病例 5-8

【病史摘要】　男性，44 岁，纳差、返酸，饭前腹疼，夜晚加重两年余，症状明显 2 周。

【X 线征象】　如图 5-10，分叶花瓣状变形，中央可见龛影，临近黏膜纠集。激惹征象明显。

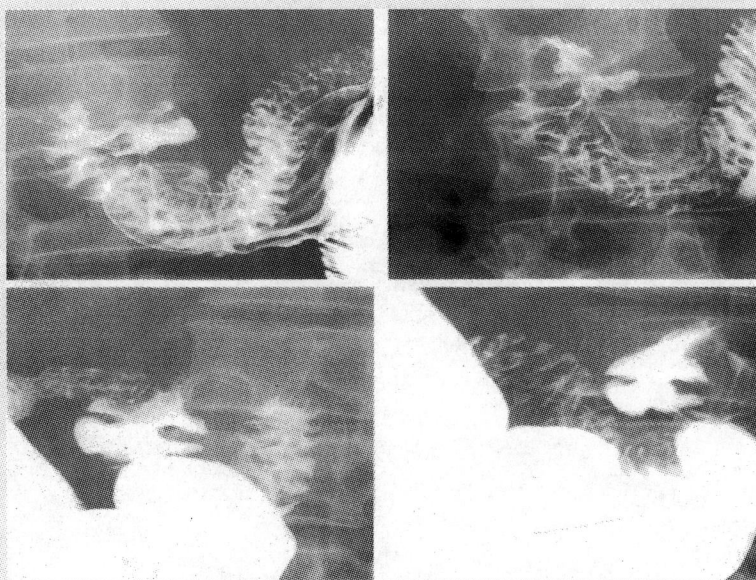

图 5-10

【X 线诊断】 十二指肠球部溃疡。

相 关 知 识

十二指肠溃疡 95% 发生在球部,球后部仅 5%,常单发,大小约 1~3mm,易导致球部变形,球底部溃疡易致幽门管偏位、狭窄,幽门梗阻。X 线表现:直接征象:龛影和球部变形。龛影,约绿豆或黄豆大小。正位加压:呈圆形或类圆形钡斑,边缘光滑整齐,周围有透明带或放射状黏膜纠集。球部腔小壁薄,易造成球部变形。间接征象:①球部变形:由于瘢痕收缩,黏膜水肿、痉挛所致,呈三叶形,山字形等。溃疡愈合后,龛影消失,变形可继续存在;②球部痉挛(激惹征):钡剂到达球部后不易停留,迅速排出;③幽门或贲门痉挛,开放延迟;④空腹时胃分泌的潴留液增多,张力、蠕动改变;胃窦炎;⑤球部固定压痛。

八、胃肠道肿瘤

病例 5-9

【病史摘要】 男性,57 岁。解柏油样便 7 个月,B 超检查发现肝脏占位。

【CT 征象】 如图 5-11,平扫示胃底贲门部增厚的软组织肿块影,突向胃腔内形成充盈缺损,突出胃轮廓外;全层强化,周围有肿大淋巴结,并见中度强化;增强扫描示胃底贲门部肿块有轻中度强化,境界清晰,另肝右叶前叶见类圆形低密度灶,动脉期呈边缘结节状强化,门脉期造影剂向中央填充。

【X 线征象】 如图 5-12,贲门胃底形态变形,可见软组织块影;食管下段管腔狭窄,黏膜破坏钡剂通过受阻绕流,其上食管腔扩张。

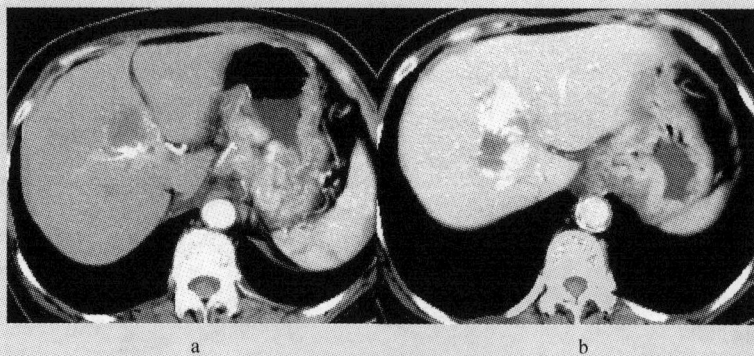

图 5-11

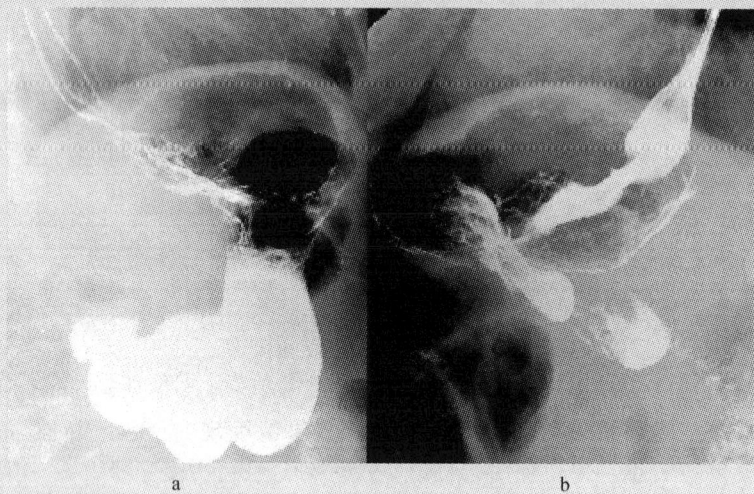

图 5-12

【CT 诊断】 胃底贲门癌,淋巴结转移。肝右前叶血管瘤。

【X 线诊断】 胃底贲门癌。

【最后诊断】 胃底贲门腺癌、淋巴结转移。

相 关 知 识

胃癌是常见的胃肠道肿瘤之一,其中 40%~45% 的胃癌发生于胃贲门区。根据发病的区域不同又可分为:①癌组织以贲门为主向上下浸润者,称贲门癌;②癌组织主要位于胃体部侵及贲门者称胃体贲门癌;③癌组织以胃底为主,侵及贲门者称胃底贲门癌;④癌组织来自食管下段,侵及贲门者称食管贲门癌。贲门癌的诊断主要依靠钡餐检查和胃镜,CT 主要用于观察肿瘤向外生长的范围、其与周围组织的关系以及有无转移。随着 CT 技术的发展,CT 不仅能对中晚期胃癌做出诊断和分期,而且采用动态 CT 扫描技术,对早期胃癌亦可做出正确的诊断与分期。因贲门位置固定,活动度小,较胃的其他部位更适合于 CT 检查。

CT 表现:Minanu 将肿瘤对浆膜的侵犯根据动态 CT 扫描的所见分为四级:Ⅰ级,病灶周围有清晰脂肪界面;Ⅱ级,病灶周围脂肪界面模糊;Ⅲ级,脂肪层内有线状或网状阴影;Ⅳ级,肿瘤与邻近组织无明确分界或有侵犯邻近器官的征象。通常在 CT 上难以区分 Ⅱ 和 Ⅲ，而将二者并为一组。①胃壁局限性或弥漫性增厚，常超过 1.0cm，胃壁内缘常凹凸不平。正常胃壁在胃腔充分扩张的情况下，厚度一般为 2~6mm，胃食管结合部厚度也可超过 10mm，在 CT 上显示为 2~3 层结构，明显增强的内层为黏膜层，低度增强为黏膜下层，中度增强为肌浆层。早期胃癌表现为正常三层结构的破坏，而壁厚超过 10mm 者占多数，肿瘤明显强化，密度等于或超过邻近正常的内膜层，进展期胃癌大多数有胃壁增厚并伴有三层结构的破坏。②一些显示为胃壁软组织肿块，可有溃疡或突出腔外。③肿瘤向外侵犯，可突出正常轮廓外，其边缘不规则，胃周脂肪线消失，表明肿瘤已突破胃壁。④淋巴结转移，一般认为淋巴结直径大于 15mm 时可诊断为转移。⑤肝、肾上腺、肺转移。

【鉴别诊断】

胃癌在 CT 上的表现需和以下病变鉴别：①胃淋巴瘤：多为胃壁全层普遍明显增厚，且无钙化及坏死。②胃平滑肌肉瘤：常为球形肿块，境界清晰，增强扫描强化明显是其特点。在胃恶性肿瘤中，胃癌最常见，而胃肉瘤仅占 3%~10%。

病例 5-10

【病史摘要】　女性，64 岁。上腹部不适 5 天。

【CT 征象】　如图 5-13，平扫可见胃窦部有一圆形的软组织密度肿块突向胃腔，大小为 5cm×6cm，其密度均匀，增强扫描肿块中度均匀强化，肿块边缘光滑，上缘与胃壁界限不清。

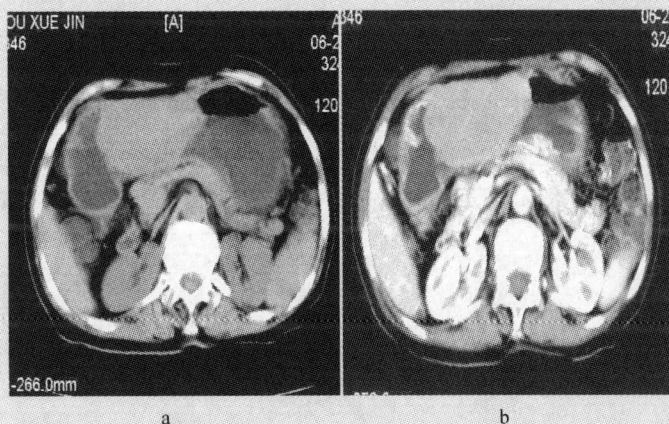

图 5-13

【CT 诊断】　胃窦部平滑肌瘤。

【病理诊断】　胃平滑肌瘤。

相 关 知 识

胃平滑肌瘤是最常见的胃良性肿瘤，多在胃肠造影时发现，典型的肿瘤表现为在胃壁的半圆形光滑压迹，局部黏膜皱裂呈外压变浅、消失等，容易诊断；而壁外型生长为主的肿瘤胃壁无明显压迹等表现，胃肠造影检查由于方法和技术的问题而易误诊或漏诊。CT 和 MRI 图像可显示出完整的胃壁外和胃壁内肿瘤的形态及大小，胃壁外肿瘤与邻近脏器有无压迫侵及,胃平滑肌肉瘤有无发生胃周围淋巴结及腹膜后淋巴结及肝脏等转移。胃平滑肌瘤的检查方法:①钡剂造影;②血管造影:肿瘤染色;③腔内超声:对壁间型有价值;④CT、MRI:显示肿瘤的生长方式,内部结构,瘤体与周围组织的关系。

对于以下情况可选用 CT 和 MRI 检查:①胃肠造影或超声检查提及左上腹肝胃之间占位,很难区别胃或肝左叶肿瘤时;②临床确诊为平滑肌肉瘤或平滑肌瘤恶变,为排除有无淋巴结或肝脏转移。

病理分类和影像学表现:①壁间型:局限性隆起,黏膜表面光整,胃小沟小区正常。②腔内型:充盈相为边缘光滑的充盈缺损,双对比相或黏膜相为黏膜面完整,黏膜皱襞变平或消失,有"桥形皱襞",较大的肿瘤形成"牛眼征"。③腔外型:胃的局限性受压移位,瘤体附着部的黏膜皱襞有皱缩。④哑铃型:兼有腔内和腔外型的特点。

恶变征象:①肿瘤直径大于 10mm;②肿瘤中央有较大而不规则的溃疡;③溃疡多发或有瘘道通向瘤体内的坏死囊腔;④腔外型及哑铃型。

【鉴别诊断】

①胃腺瘤:又称胃息肉,起源于胃的黏膜上皮组织,呈圆形或菜花样,单发多见,有蒂或无蒂,通常为狭蒂,好发于胃窦部,直径多小于2cm,而平滑肌瘤好发于胃体及胃底部,病变多较大。②胃平滑肌肉瘤和淋巴瘤鉴别,平滑肌肉瘤可大于5cm,密度不均匀,中心容易发生坏死。增强扫描呈不均匀强化。有远处转移种植征象,有时两者不能鉴别。淋巴瘤相对病变广泛,局限者少见。

病例 5-11

【病史摘要】 男性,69 岁。剑突下疼痛,反复发作 1 年。

【CT 征象】 如图 5-14,可见胃壁弥漫性增厚,尤以胃体部较明显,最厚处约 3.5cm,增强扫描胃壁均匀轻度强化,其外缘光滑,周围脂肪间隙清晰,肝脏及胰腺未见异常。

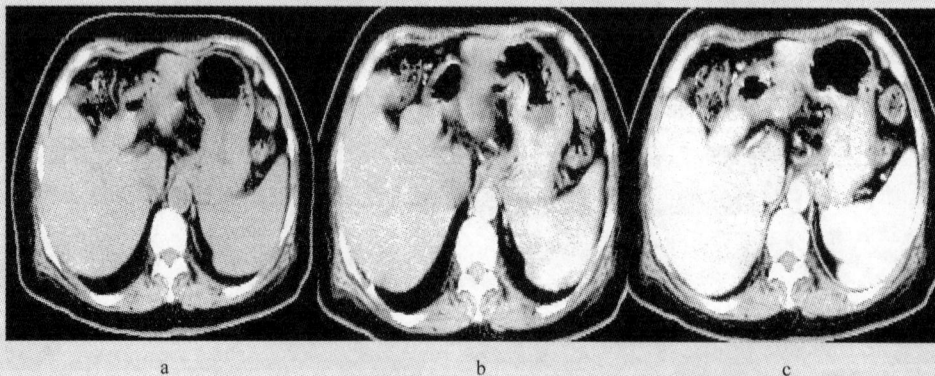

a   b   c

图 5-14

【CT 诊断】 胃淋巴瘤。

相 关 知 识

胃肠道淋巴瘤仅占胃肠道肿瘤的 0.9%,51%的淋巴瘤继发累及胃肠道,好发于两个年龄段,

10 岁以下和 50 岁以上。胃是胃肠道淋巴瘤最好发的部位,占 51%,其次为小肠 33%,大肠 16%,食管<1%。胃淋巴瘤约占胃恶性肿瘤的 1%~5%。其中以非霍奇金淋巴瘤占绝大多数。

胃淋巴瘤的检查方法:①钡剂造影;②CT、MRI:显示胃壁增厚和胃外侵犯。

病理分类和影像学表现:①溃疡型:腔内龛影,形态不规则周围有环堤。②浸润型:胃黏膜皱襞粗大,迂曲,表面多发龛影,胃腔无明显狭窄,僵硬不明显;局部浸润者表现为黏膜皱襞的平坦。③多发结节型:胃黏膜多发小息肉状隆起,加压形态可改变。④肿块型:边界清楚的类圆形隆起,表面有不规则的龛影,局部胃蠕动减弱。以溃疡型为最多见。

CT 表现:①明显的节段性或普遍性胃壁增厚,厚度大于 1cm,球形或息肉样病变较少见。CT 对显示胃壁增厚特别是胃前壁增厚较敏感,可发现钡剂检查不能发现的病灶。②肿瘤突入胃腔时,表面呈波浪状或波纹状,可以发生溃疡,发生率为 25%~68%。深溃疡常发于息肉样病变。③肿块的外缘清楚,胃与邻近器官的境界较清楚。④病变范围广,易向十二指肠侵入。⑤胃可发生穿孔而形成瘘,但不如小肠受累常见。

【鉴别诊断】

①胃癌:不易鉴别,胃淋巴瘤范围广泛,胃壁柔软,可见蠕动多,不引起梗阻。胃淋巴瘤的 CT 表现并无特异性,但有以下几点有助于与胃癌和其他病变的鉴别:胃淋巴瘤引起的胃壁增厚范围常超过胃周径的 50% 以上,并常累及一个以上的区域;与胃癌相比,胃淋巴瘤病灶与邻近器官或组织之间多有较清晰的低密度脂肪层,此脂肪层的消失更可能为胃癌引起;肾门平面以下有淋巴结肿大而胃周围无淋巴结肿大则胃淋巴瘤可能性大。胃癌多为局限性胃壁肿块或伴溃疡,亦可范围较广,其胃壁僵硬,蠕动减弱,黏膜破坏;淋巴瘤起源于黏膜下层,黏膜常不被破坏,胃壁的柔软性及扩张性好。②肥厚性胃炎:胃炎的胃壁柔软,蠕动正常,轮廓完整,无多发浅溃疡及小结节隆起。

病例 5-12

【病史摘要】 女性,67 岁。发现右下腹部肿块伴腹痛 3 个月余。

【CT 征象】 如图 5-15,平扫示右侧中腹部升结肠区有一不规则软组织肿块,大小约 3cm×4cm,肿块和升结肠关系密切,增强扫描示肿块中度强化。

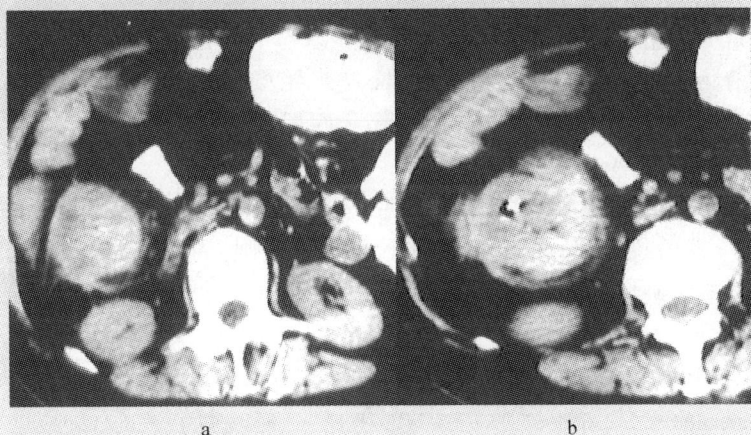

a b

图 5-15

【**X 线征象**】　如图 5-16,升结肠肠腔内出现充盈缺损,轮廓不规则;黏膜皱襞破坏、中断、消失;肠管狭窄,肠壁僵硬;结肠袋消失,可见软组织肿块。

【**CT 诊断**】　升结肠癌。

【**X 线诊断**】　升结肠腺癌。

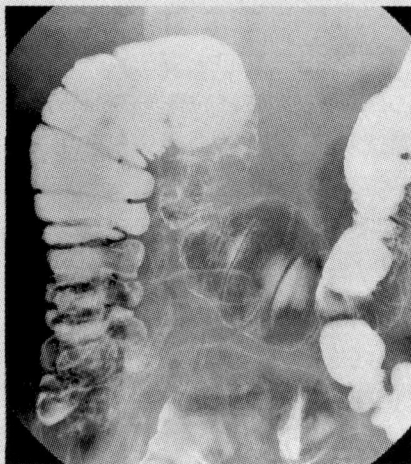

图 5-16

相 关 知 识

结肠癌是消化道最常见的恶性肿瘤之一,发病年龄以 40～50 岁为高峰,男性多于女性,在病理上多为腺癌。按大体形态肿瘤可分三类:①息肉样或增生型癌,体积大,突入肠腔内,质较软,外形不规则呈分叶状或菜花状,此型多见于右半结肠,常偏肠腔一侧生长。②浸润型或硬癌,癌肿沿肠壁呈浸润性生长,形成明显的肠腔狭窄,黏膜破坏,病变范围多较局限,此型多发生在左半结肠。③溃疡型癌,肿瘤呈较大的盘状溃疡。其临床表现随癌肿的大小、所在部位和病理类型不同而有所不同。不少早期结肠癌无症状,发生在左半结肠者容易引起肠梗阻,患者大都有顽固性便秘、腹胀、腹痛和粪便变细。当癌肿出现坏死和溃疡时,可有脓血和黏液样粪便。发生在右半结肠的癌肿,其主诉常为腹部肿块,尤以盲肠癌更为突出。此外,伴有乏力、消瘦、贫血和腹泻。

CT 表现:①肠壁增厚,正常肠壁在完全充盈状态时不应>2mm,当超过 5mm 时为肯定异常,右半结肠癌多表现为偏心性增厚,而左半结肠癌多呈环行增厚;②肠腔狭窄和不规则;③肠腔内偏心性分叶状肿块;④局部和腹膜后淋巴结肿大;⑤增强扫描肿块有较明显的强化。

常见结肠癌的 X 线表现(图 5-17):①肠腔内出现充盈缺损,轮廓不规则;②黏膜皱襞破坏、中断、消失;③肠管狭窄,肠壁僵硬;④龛影大而不规则,周围有充盈缺损,狭窄,肠壁僵硬,结肠袋消失,黏膜破坏;⑤病变区肿块。

【**鉴别诊断**】

①淋巴瘤:结肠原发淋巴瘤罕见,多为继发,临床上有淋巴瘤病史,病变常累及回盲部,单纯发生于升结肠者少见,在影像学上可表现为局部肿块型(息肉型)和肠壁弥漫增厚型,以后者为主,结合临床病史、钡灌肠造影和纤维结肠镜检查多能做出正确诊断;②结肠的各种炎症性病变如结核、Crohn 病、溃疡性结肠炎和各种结肠炎。鉴别主要依赖于钡剂灌肠造

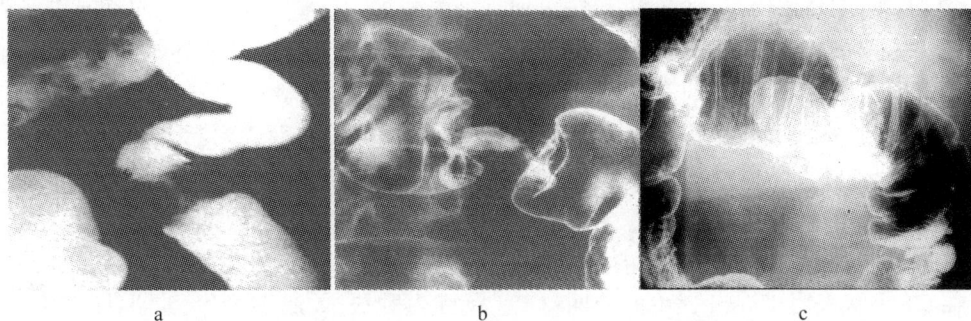

图 5-17

影和纤维结肠镜检查,有以下 CT 表现时高度提示为肿瘤性病变:①局限性、分叶状软组织肿块,伴周围浸润性改变;②肠壁偏心性增厚>2mm;③增强扫描病灶明显强化;④并发有局部和(或)远处转移。

病例 5-13

【病史摘要】 男性,44 岁。大便习惯改变,大便变形变细带血 6 个月余症状加重 1 周。

【CT 征象】 如图 5-18,直肠距肛门 6cm 可见直肠壁不规则增厚,局部管腔狭窄、变形、闭塞。直肠周围脂肪间隙模糊。

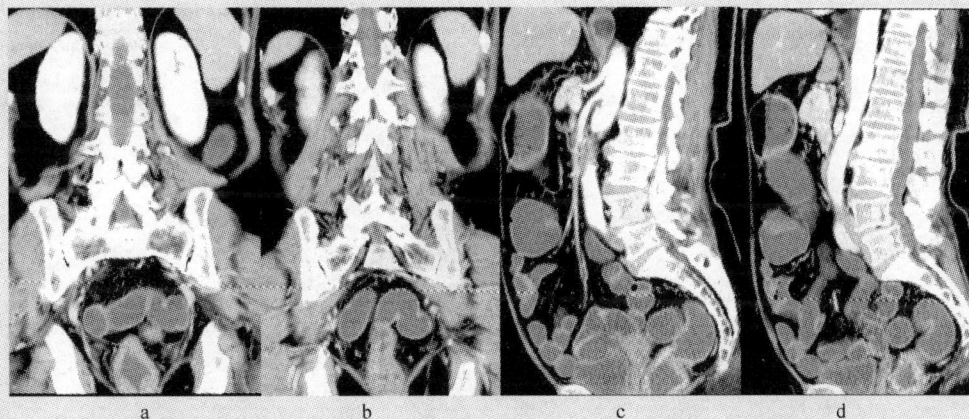

图 5-18

【CT 诊断】 直肠癌。

【病理诊断】 直肠低分化腺癌。

相 关 知 识

直肠癌在消化道癌肿中仅次于胃癌和食管癌,大多数为腺癌。大便潜血和肛门指诊对发现病灶有重要价值,直肠乙状结肠镜检查和钡灌肠能明确病变性质。CT 检查则对病变的外侵、转移的判断有帮助,是术前分期及判断可否手术切除的主要方法。

CT 表现:①肠壁增厚:当增厚达 5mm 时,CT 能分辨。直肠癌在肠壁内浸润易沿肠周径发展,沿长轴浸润少见,表现为局限性或环形肠壁增厚,肠腔变窄。②充盈缺损:当直肠肿物大于 2cm 时,在有阳性造影剂充盈的直肠内可显示充盈缺损。③肿瘤浸润到直肠周围脂肪时,表现为肿块外缘不整或呈毛刺状或呈索条状。增强扫描有助于判断。④肿瘤侵犯周围结构:如侵及坐骨直肠窝、提肛肌,表现为肿瘤延伸至这些结构,并与其分界不清。CT 发现直肠癌侵犯骶尾骨、盆壁肌、膀胱、子宫或前列腺,为手术不可切除的指征。⑤淋巴结转移:当淋巴结大于 1cm 或肿瘤引流区内多个小淋巴结成簇状时,应诊断为转移。

在 CT 上常采用 Thoeni 提出的分期:1 期:肠腔内肿块,无肠壁增厚;2 期:肠壁增厚,未侵及周围组织及盆壁;3A 期:肠壁增厚,侵及邻近组织,未侵及盆壁或腹壁;3B 期:侵及盆壁或腹壁,无远处转移;4 期:有远处转移,有或无局部改变。直肠癌首先应与良性直肠绒毛状腺瘤相鉴别。该瘤为广基位于肠壁的多环状肿块,其特点是密度均匀,直肠周围没有外侵,也没有淋巴结肿大。

九、肠 结 核

病例 5-14

【病史摘要】　女性,34 岁。腹泻腹痛 6 个月余,右下腹有压痛,盗汗。

【X 线征象】　钡餐小肠系造影检查,见钡剂通过回盲部过速,盲肠挛缩上提,黏膜粗大紊乱,升结肠充盈较好(图 5-19a);结肠气钡双对比检查见盲肠扩张不佳,轮廓毛糙,黏膜皱襞紊乱(图 5-19b)。

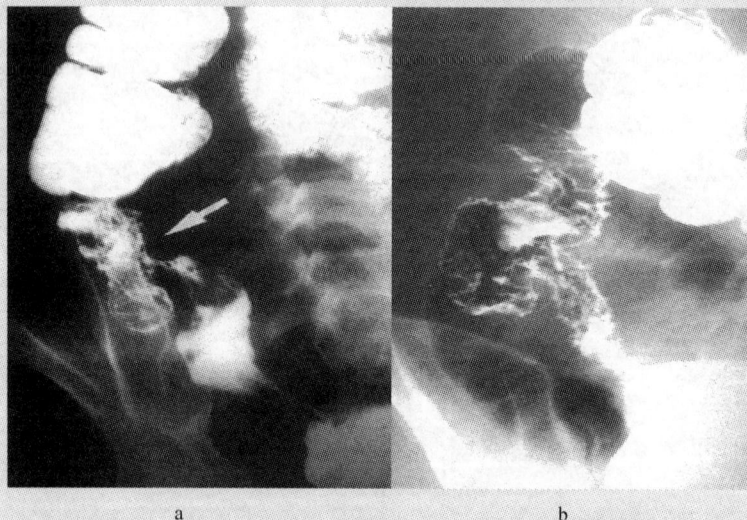

a　　　　　　　　　　b

图 5-19

【X 线诊断】　回盲部肠结核。

相 关 知 识

溃疡型 X 线表现: 以钡餐检查为主,钡灌肠为辅:①病变肠管痉挛收缩,黏膜皱襞紊乱。②"跳跃征":钡剂在病变区迅速通过不易停留,而其上、下肠管充盈正常。是溃疡型肠结核的典型表现。

增殖型 X 线表现: 主要表现为盲肠、升结肠的肠腔狭窄变形、缩短、僵直、黏膜紊乱、消失,黏膜肥大,可见小息肉样充盈缺损。盲肠、升结肠缩短、上移,回盲瓣开大;结肠袋消失。回盲瓣受侵,表现为增生肥厚,使盲肠内侧壁凹陷变形,可触及包块。图 5-20 为增殖型肠结核。

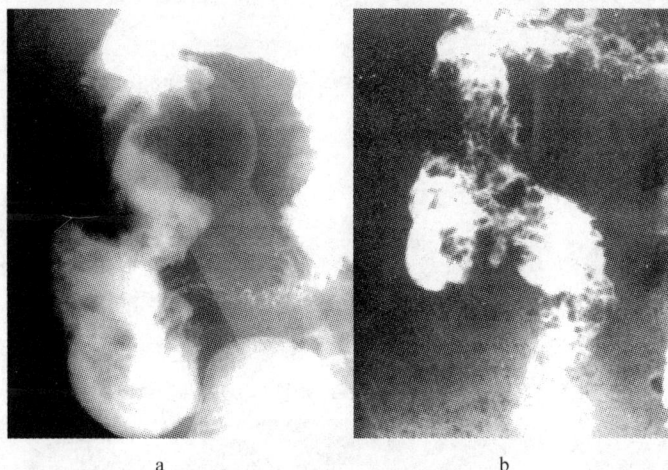

a

b

图 5-20 增殖型肠结核

第二节 肝 脏 疾 病

一、原发性肝细胞癌

病例 5-15

【病史摘要】 男性,64 岁。乙肝、丙肝病史 20 年,肝区隐痛 4 周,B 超示肝右叶后段实质占位。

【CT 征象】 平扫示肝右叶有一直径 6cm×8cm 大小的低密度肿块,密度不均匀,病灶境界清楚(图 5-21a);增强扫描动脉期示病变明显不均匀强化,内可见杂乱迂曲血管影(图 5-21b),门脉期上述杂乱血管影之强化退出,病灶内见斑片状强化,整个瘤体相对周围正常肝实质为低密度,门静脉右支内可见充盈缺损(图 5-21c)。

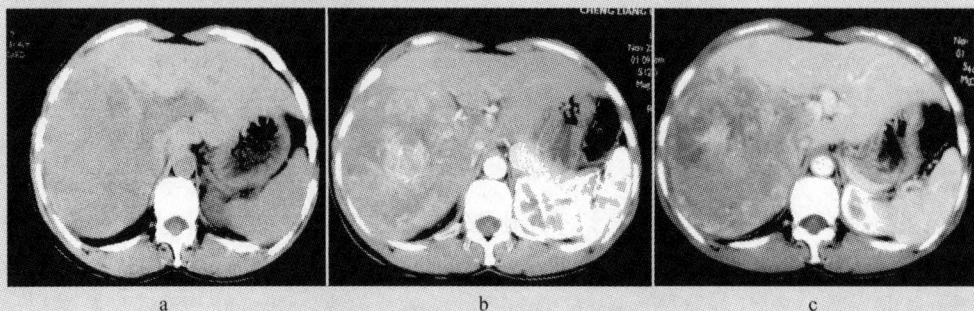

图 5-21

【CT 诊断】 原发性肝细胞癌(巨块型肝癌并门脉癌栓形成)。

【病理诊断】 原发性肝细胞癌。

病例 5-16

【病史摘要】 男性,52 岁。乙肝表面抗原阳性 10 年。肝区不适 2 个月。

【MR 征象】 如图 5-22,肝体积变小,肝表面不光整。肝右叶前段见一直径约 3cm 大小的圆形稍长 T1 稍长 T2 异常信号的肿块影,边缘基本清楚,内部信号欠均匀,近中心部可见更长 T1 更长 T2 的液化坏死区。肝周可见带状长 T1 长 T2 液体信号。

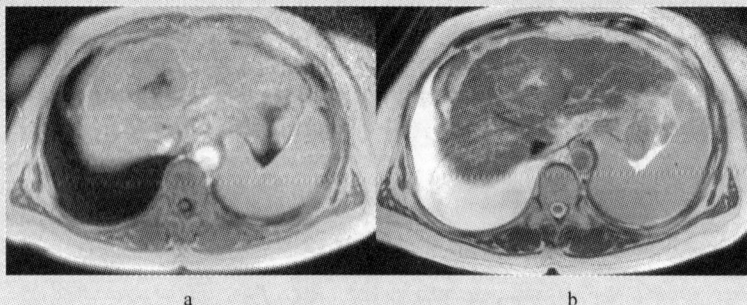

图 5-22

【MR 诊断】 肝右叶肝癌并腹水。

相 关 知 识

原发性肝癌多发生于 30~70 岁,男性为女性的 3 倍。我国肝细胞癌病例的 90% 并发肝硬化以肝门静脉大结节肝硬化为主。发病与乙型肝炎和肝硬化有关。早期一般无症状,中晚期表现肝区疼痛,消瘦乏力,腹部包块。多数患者 AFP 阳性。根据细胞类型分为肝细胞型、胆管细胞型和混合型,以肝细胞型即肝细胞癌最常见,占原发性肝癌的 80%~95%,肝癌可分结节型、巨块型和弥漫型三类,巨块性,直径≥5cm,最常见;结节型,每个癌结节<5cm;弥漫型,<1cm 的小结节弥漫分布全肝。约 20%~40% 表现为单发巨块型。原发性肝癌的 CT 和 MRI 表现,不仅与肿瘤的病理及血液动力学有关,而且也与未受肿瘤侵犯的肝组织的病理状态有关。

CT 表现：

1. 病灶本身的改变　①平扫多呈低密度,钙化和新鲜出血较少见,如有则表现为高密度;②肿瘤可呈单发、多发结节的肿块或呈弥漫病变;③肿块的境界一般不清楚,有包膜者则境界清楚;④增强扫描早期(动脉期),血供丰富的肝癌表现为高密度,但由于肿瘤内存在动、静脉瘘,血流速度加快,维持仅 20~30 秒,随后出现短暂的混杂密度或等密度,其后表现为低密度;⑤增强肝门静脉期扫描:病灶多数为低密度,这与肝癌的血供特点有关。多数肝癌肝动脉供血而肝质在门静脉期达最大密度,故增强扫描能提高肝癌病灶显示率;⑥延迟扫描:肿瘤多表现为低密度。

2. 肿瘤浸润与转移征象　①肝癌累及的血管主要是肝内门静脉,常引起癌栓,表现为肝门静脉主干和分支粗细不成比例,或受累的分支大于主干。增强后癌栓呈低密度。肝静脉及下腔静脉亦可受累;②可见肝门、腹腔、腹膜后淋巴结转移;③远处脏器的转移。

MR 表现:①在 T1WI 肿瘤表现稍低或等信号,肿瘤出血或脂肪性变表现为高信号,坏死囊变则出现低信号。T2WI 上肿瘤表现为稍高信号,巨大肿块时 T2WI 信号多不均匀。②假包膜;③Gd-DTPA 对比增强多期扫描,"快进快出"。

【鉴别诊断】

部分不典型的肝癌常需与血管瘤、肝硬化再生结节、炎性假瘤、肝转移瘤、肝腺瘤、局灶性结节增生等鉴别。对比增强多期扫描,发现"快进快出"征象,肿瘤假包膜,血管受侵或肿瘤内的脂肪变性等表现有助于肝癌的诊断。此外须与肝转移瘤和肝内胆管细胞癌鉴别:①肝转移瘤:一般有原发肿瘤病史,平扫表现为肝内多发大小不等低密度影,增强扫描典型者呈"牛眼征";②肝内胆管细胞癌,其发病率远比肝细胞癌少,仅占原发性肝癌的 5%~20%,好发于女性,肿瘤多为少血供且富含纤维组织,平扫呈低密度,肿块内有点状钙化或大片液性低密度区,常伴肝内胆管扩张,不伴肝硬化,增强扫描动脉期病变无强化,延迟则可见肿瘤呈轻中度强化。甲胎蛋白(AFP)多阴性。

复习思考题

1. 肝细胞肝癌增强扫描的特点是以下哪种(　　)
　　A. 环形强化　　　　B. 快进快出　　　　C. 快进慢出　　　　D. 不强化
2. 以下不属于原发性肝细胞癌的分型的是(　　)
　　A. 巨块型　　　　B. 结节型　　　　C. 弥漫型
　　D. 小肝癌　　　　E. 包膜型
3. 肝细胞肝癌与正常肝脏实质的血供有什么不同?

二、肝 转 移 瘤

病例 5-17

　　【病史摘要】　女性,39 岁。腹痛伴黑便 20 余天入院。钡剂灌肠示:结肠占位。

　　【CT 征象】　平扫肝实质内有多个大小不等的类圆形低密度肿块,密度不均匀,边缘欠清楚

（图 5-23a）；增强扫描动脉期示病灶边缘区部分轻度环形强化，低密度区稍显缩小（图 5-23b）；门静脉期病灶明显环形强化，中央呈低密度（图 5-23c）；延迟扫描病灶仍呈低密度，未见造影剂充填。

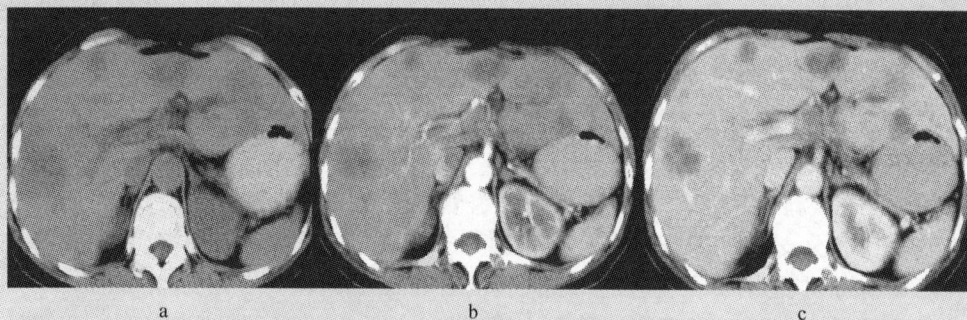

图 5-23

【CT 诊断】 肝多发性转移瘤。

病例 5-18

【病史摘要】 男性，54 岁。腹痛纳差伴明显消瘦 1 个月余入院。

【CT 征象】 平扫肝实质内有多个大小不等的类圆形低密度肿块，密度不均匀，边缘欠清楚。胃壁明显增厚并形成肿块影（图 5-24a、图 5-24b）；增强扫描动脉期示病灶边缘区部分轻度强化，胃壁肿块呈轻度不均匀强化（图 5-24c）；门静脉期病灶明显环形强化，中央呈低密度（图 5-24d）。

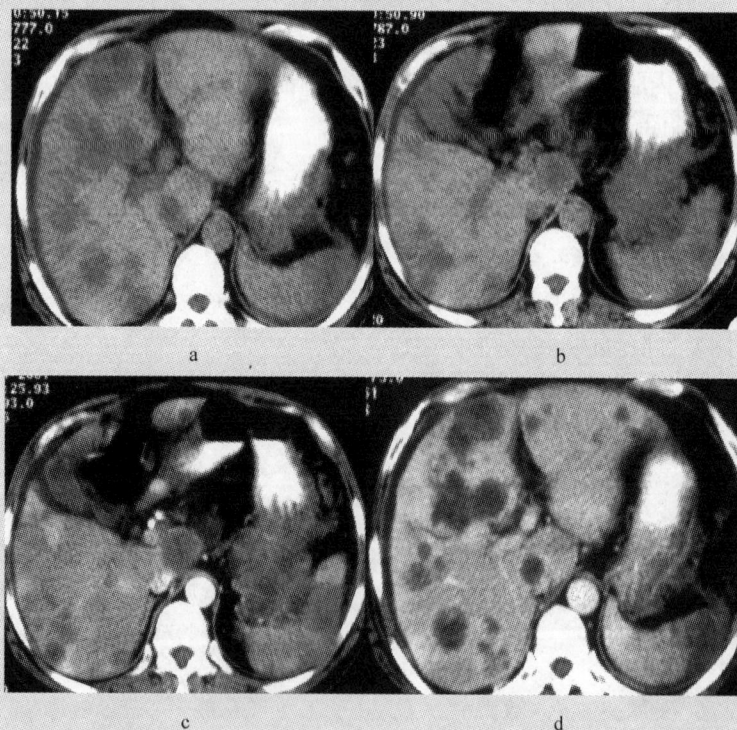

图 5-24

【CT 诊断】 胃癌并肝多发性转移瘤。

病例 5-19

【病史摘要】 男性,65 岁。肝区疼痛,消瘦,黄疸 1 个月,加重 2 周。查体:皮肤黏膜黄染,巩膜黄染。消瘦面容。肝脏增大,肋下 2 指,叩诊:移动性浊音(+)。胸片提示右上肺肿块影。

【MR 征象】 如图 5-25,平扫肝实质内多发大小不等的长 T1 异常信号。增强扫描后:多发的病灶呈圆环形强化。

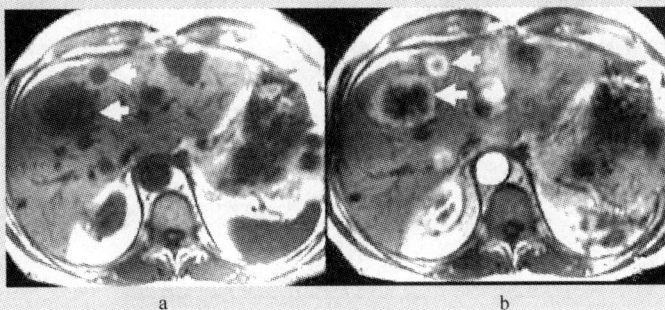

图 5-25

【MR 诊断】 肝转移瘤。

相 关 知 识

肝转移瘤的原发灶多为消化系统肿瘤、乳腺癌和肺癌。转移途径有:①邻近器官肿瘤的直接侵犯;②经肝门部淋巴转移;③经门静脉转移;④经肝动脉转移。肝转移瘤的大小、数目和形态多变,以多个结节病灶为常见,也可形成巨块,多分布在肝脏表面。病理呈肝内多发结节,大小从数毫米到 10cm 以上不等。易坏死、囊变、出血、钙化等。临床除原发的肿瘤症状外,出现肝大,肝区疼痛,消瘦,黄疸,腹水等。AFP 多阴性。

CT 表现:

1. 平扫时多为低密度区或呈囊性病灶,若并发脂肪肝,则可高于或等于肝实质,合并钙化多见于胃肠道的黏液腺癌转移。

2. 病灶边缘模糊或部分清晰,一些病灶周围可有更低密度软组织阴影围绕。

3. 增强扫描时,转移瘤的表现取决于肿瘤本身的血供和增强扫描的方式,可有以下几种表现:①病灶边缘强化,强化程度不一,大部分仍低于正常肝实质。当病变周围有环状或半环状更低密度影时,称之为“牛眼征”。此征对转移瘤的诊断有较高特异性,通常认为是正常肝组织和血窦受压所致,而并非水肿;②病灶大部分或全部均匀强化,通常低于周围肝组织;③肝动脉期,少数血供丰富的癌肿强化显著,密度高于正常肝组织;④延迟扫描病灶一般呈低密度。

4. 病变常为多发,散在分布,单个病变少见。

MR 表现:①肝内多发或单发,边缘清楚的瘤灶。T1WI 常表现为均匀的稍低信号,T2WI 则呈稍高信号。②少数肿瘤在 T2WI 上中心呈高信号,T1WI 呈低信号。③约 30% 的肿瘤周围 T2WI 表现高信号环,称为"亮环征"或"晕征"。这可能与肿瘤周边水肿或丰富血供有关。

【鉴别诊断】

①偏实性转移灶需要与肝血管瘤鉴别,后者在平扫时表现为均匀低密度,边界清晰,增强扫描病灶强化亦从边缘开始,早期呈斑块状或结节状不连续强化。随之增强区域向中心扩张,延迟扫描为等密度或略高密度。本例病灶在平扫时呈略低密度,境界不清楚。增强扫描呈厚壁环状强化与血管瘤的边缘结节样不连续强化有区别。此外,延迟扫描病灶仍呈低密度。肝外原发恶性肿瘤诊断明确,一旦发现肝内多发结节,肝转移癌的诊断比较容易。囊性转移瘤需与肝脓肿、肝棘球蚴病、肝结核等肝内多发结节鉴别。②病灶本身影像学特点结合病史可区别。

复习思考题

1. "牛眼征"是下列哪种疾病的强化特点(　　)
   A. 原发性肝癌　　　　B. 肝血管瘤　　　　C. 肝囊肿　　　　D. 肝转移瘤
2. 肝脏转移瘤的原发病灶多来自(　　)
   A. 骨骼系统　　　　　　　　　　B. 消化系统
   C. 泌尿生殖系统　　　　　　　　D. 中枢神经系统
3. 肝转移瘤与血管瘤的 CT 征象有何不同?

三、肝血管瘤

病例 5-20

【病史摘要】　女性,36 岁。体检时 B 超发现肝脏占位,无明显临床症状及体征。

【CT 征象】　平扫示肝右叶有一 50mm×45mm 的低密度肿块,密度较均匀,边界清晰,浅分叶(图 5-26a)。增强扫描在动脉期可见病灶边缘呈不规则明显强化,其密度与血管一致,而病灶中心无明显强化(图 5-26b),延迟期可见病灶强化逐步向病灶中心扩展,病灶大部分呈略高密度,而中心仅见一小斑片状低密度区(图 5-26c)。

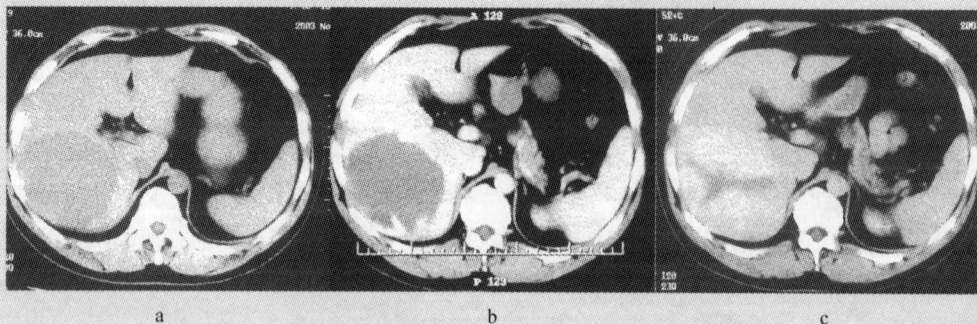

图 5-26

【CT诊断】　肝血管瘤。

病例 5-21

【病史摘要】　女性,31岁。自感腹部不适,来院就诊。

【CT征象】　平扫示肝内多个大小不一的低密度肿块,密度较均匀,边界清晰,略分叶(图 5-27a)。增强扫描在动脉期可见上述病灶均自边缘呈结节状明显强化,其密度与同层大血管一致,(图 5-27b),延迟期可见病灶强化逐步向病灶中心扩展,病灶大部分呈略高密度,而中心仅见一小斑片状低密度区(图 5-27c)。

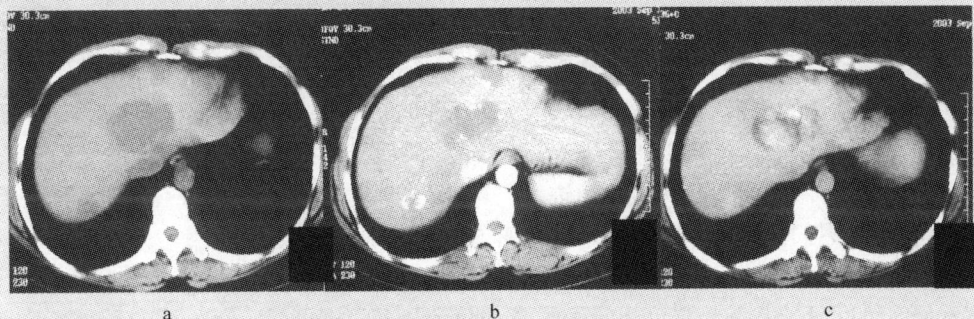

图 5-27

【CT诊断】　肝脏多发肝血管瘤。

病例 5-22

【病史摘要】　男性,65岁。体检发现肝脏实性占位2个月余。

【MR征象】　如图 5-28,平扫,肝右叶后段见一约 7.0cm×5.0cm 的长 T1 长 T2 异常信号,病变信号均匀,边界清晰,边缘可见分叶;对比增强后,病变周边开始出现结节样强化,随时间的延长,强化逐渐向病变中央填充。

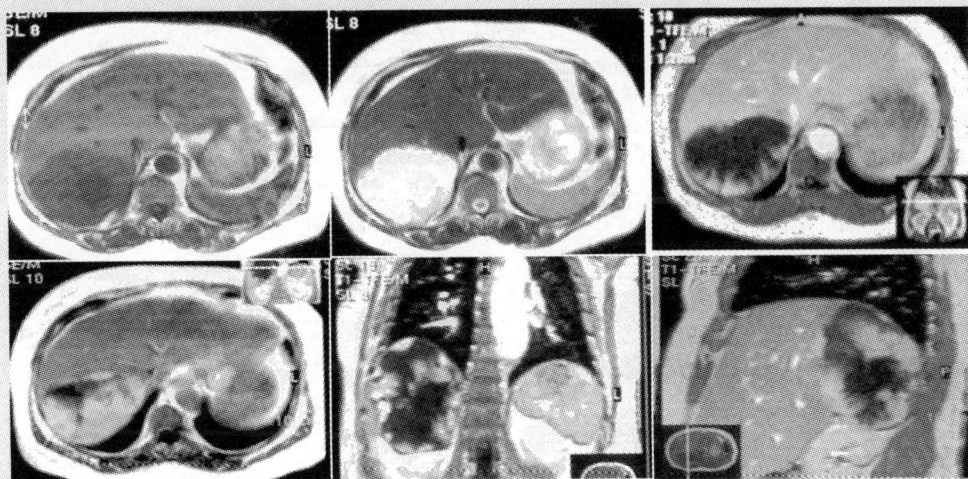

图 5-28

【MR诊断】 肝右叶血管瘤。

相 关 知 识

肝海绵状血管瘤好发于女性,多见于30~60岁,是肝脏最常见的肝良性肿瘤。临床偶然在体检中发现者居多;少数大的巨大肿瘤压迫肝组织或邻近脏器,产生上腹部不适、胀痛;肿瘤破裂可引起肝脏出血。肝血管瘤在组织学上可分为海绵状血管瘤、硬化性血管瘤、血管内皮细胞瘤和毛细血管瘤四型。以海绵状血管瘤为最多见。血管瘤单个多见,也有多发者。

CT表现:①平扫时病变一般呈均匀低密度,部分病变特别是较大的病变中央可见更低密度区,为瘢痕组织、血栓形成、陈旧性出血灶或囊性变,病灶内偶见钙化;②病变多为圆形或类圆形,边缘清楚,但无假包膜;③增强扫描时,直径在3~4cm以上的血管瘤,早期病灶边缘呈明显的不连续的结节状强化。强化区域进行性向中心扩展,延迟扫描病灶呈高密度充填,较人的病灶其中心区域可以始终不充填,与平扫时所见的更低密度区一致或更明显。直径小于2~3cm的血管瘤多表现为病灶边缘与中心同时强化,部分病灶强化不显著,低于正常肝组织,但延迟扫描绝大多数病灶均有等密度充填表现。

MR表现:①肝海绵状血管瘤在T1WI表现为均匀低信号,T2WI表现为均匀的高信号。②随着回波时间延长其信号强度也越来越高,即所谓"亮灯泡征"。③Gd-DTPA动态对比增强后,肿瘤从边缘强化,逐渐向中央扩展最后充盈整个肿瘤,形成高信号的肿块。

【鉴别诊断】

①肝转移瘤:早期边缘或整个瘤体明显强化,但在门静脉期造影剂基本排出,有的可见"牛眼征",延迟扫描病灶呈低密度,很少出现等密度充填;②小肝癌:多有肝炎肝硬化病史,AFP可为阳性。在动态增强早期(动脉期即静脉内注射造影剂15~30秒),多数肝癌呈显著的结节状或团块状强化,在2分钟内迅速下降为等密度或低密度,部分肝癌尚可见假包膜。本例病变略分叶,增强扫描示病变从周边开始强化,病变边缘清楚,延迟扫描大部分呈等密度改变,表现较典型。

复 习 思 考 题

肝脏海绵状血管瘤增强扫描的特点是(　　　)

A. 快进快出　　　　B. 快进慢出　　　　C. 包膜强化　　　　D. 不强化

四、单纯性肝囊肿

病例5-23

【病史摘要】 女性,76岁。直肠癌术后1年。

【CT征象】 如图5-29,平扫示肝内可见多发的大小不等的囊性低密度,较大者位于肝右叶后段,约5cm×6cm大小,病灶内密度均匀,边缘光滑锐利,CT值为18 Hu,未见结节和分隔,相邻门静脉及分支受压移位,增强扫描无明显强化效应。

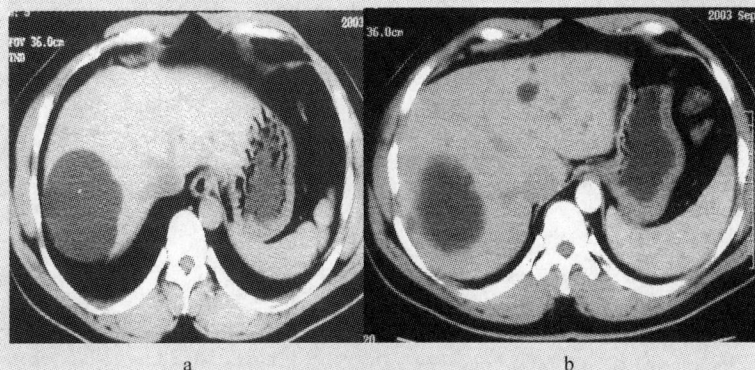

图 5-29

【CT 诊断】　单纯囊肿。

【病理诊断】　肝单纯囊肿。

相 关 知 识

一般认为肝囊肿是在胚胎发育阶段由小胆管丛扩张演变而成,囊壁衬以分泌液体的上皮细胞。可分为孤立性(单纯性)和多囊性囊肿两类。孤立性或单纯性囊肿,多发生于成人女性,囊肿的数目和大小不等,最大直径可达 20 cm。这些囊肿含有液体成分,多数无临床症状,但巨大囊肿可有压迫症状。

CT 表现:①水样密度的球形病灶,密度均匀;②边缘光滑,境界清楚;③囊壁薄而不能显示;④增强扫描病变不强化。CT 容易做出准确诊断,但对小的囊肿由于受部分容积效应的影响,有时难以与实质性病灶区分,应采用薄层 CT 扫描。若鉴别仍有困难时,应结合超声诊断。有原发肿瘤病史者,诊断不肯定时要密切随访或穿刺活检。

【鉴别诊断】

①肝包虫病:通常有子囊或内囊剥离征象如飘带征、水上浮莲征,囊壁可钙化;②肿瘤囊性变:肝转移瘤、胆管囊腺瘤或囊腺癌呈囊性时,可类似肝囊肿,但常可见其壁较厚,内壁不规则或有分隔或壁结节。增强扫描常可见囊壁强化。

病例 5-24

【病史摘要】　女性,36 岁。B 超发现肝脏多发囊性病变。

【MR 征象】　如图 5-30,平扫:肝右叶前段分别可见两个圆形长 T1 长 T2 异常信号,直径分别约 1.5cm 和 1cm,内部信号均匀。在 T2WI 上无低信号包膜。

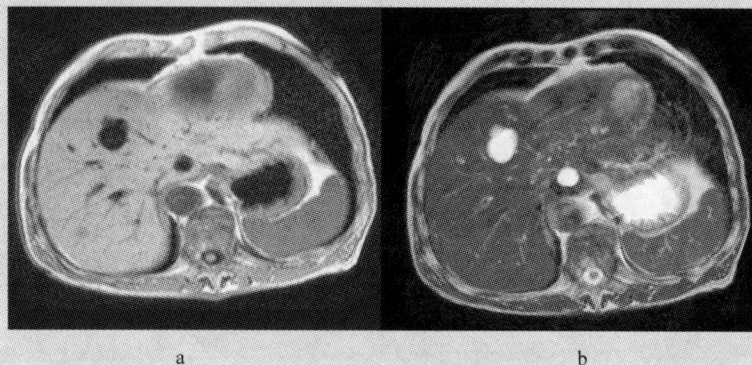

图 5-30

【MR 诊断】 肝右叶多发囊肿。

相 关 知 识

肝囊肿是胆管发育异常的小胆管丛,逐渐扩大融合形成的肝囊性病变。囊肿的大小从数毫米到数厘米,囊壁很薄,囊内充满澄清液体。临床症状轻微,巨大囊肿可有上腹胀痛。偶有囊肿破裂、出血。

MR 表现:①表现边缘光滑、锐利,无灶边水肿。②T1WI 呈低信号,T2WI 呈高信号的圆形病灶。与海绵状血管瘤相比其 T1 和 T2 弛豫时间更长。③Gd-DTPA:病灶无强化。

【鉴别诊断】

MRI 显示囊肿有较高的价值。肝囊肿有时要与囊性转移瘤、肝脓肿、肝棘球蚴病等鉴别。这些病变都有较厚的囊壁,且厚薄不均,边缘不整,有强化等。

复 习 思 考 题

单纯肝囊肿与肝包虫如何鉴别?

五、肝 包 虫 病

病例 5-25

【病史摘要】 男性,12 岁。发热半个多月,伴有右侧腹痛,B 超检查示肝脏囊性占位。

【CT 征象】 如图 5-31,平扫示肝右叶有一个 7cm×6cm 的低密度区,病灶 CT 值为 4 Hu。呈圆形囊性,境界清楚,内可见多个子囊影。

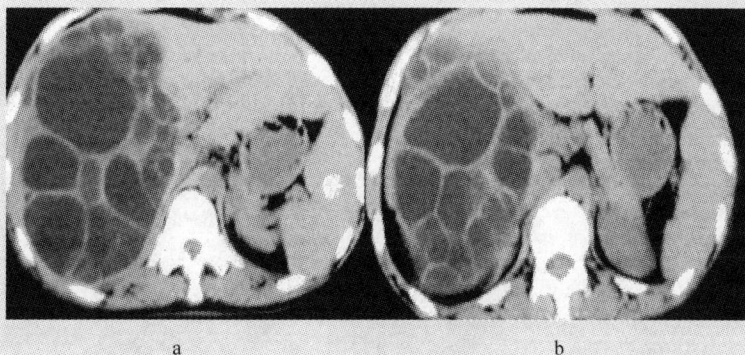

图 5-31

【CT 诊断】　肝包虫囊肿。
【病理诊断】　肝包虫病。

病例 5-26

【病史摘要】　男性,24 岁,肝区不适,B 超检查发现肝内占位。

【CT 征象】　如图 5-32,平扫示肝内一个 7cm×9cm 的混杂密度区,边界不清,中央可见大片坏死,周围见片状不规则钙化区(图5-32a)。增强扫描病灶无明显强化,因正常肝脏实质的强化而使病灶边界清楚(图 5-32b)。

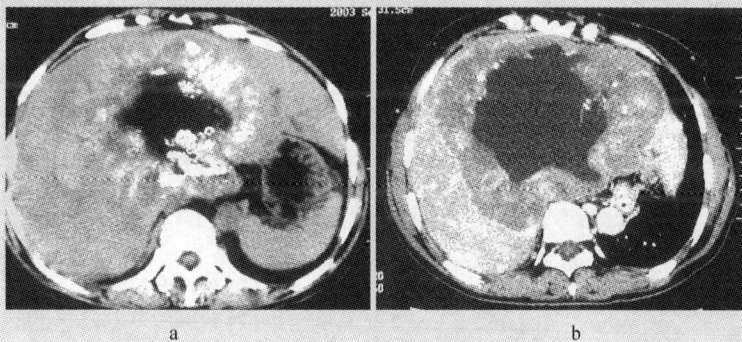

图 5-32

【CT 诊断】　肝泡状棘球蚴病
【病理诊断】　肝泡状棘球蚴病

病例 5-27

【病史摘要】 女性,25 岁。腹胀,食欲不振,肝大半年。

【MR 征象】 如图 5-33,平扫肝右叶可见圆形长 T1 长 T2 异常信号,病变内部可见多房性子囊。在 T2WI 上可见低信号包膜及分隔。

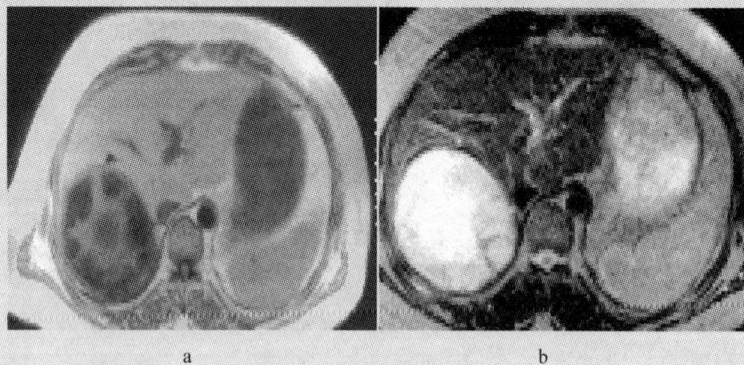

a   b

图 5-33

【MR 诊断】 肝右叶包虫(肝囊状棘球蚴病)。

病例 5-28

【病史摘要】 男性,32 岁。腹胀、食欲不振 2 年。

【MR 征象】 如图 5-34,肝右叶后段与前段可见在 T1WI 和 T2WI 像均为低信号的不规则肿块,病变内胆管消失,还见偏心性的"溶岩状"或"地图样"的液化坏死腔。

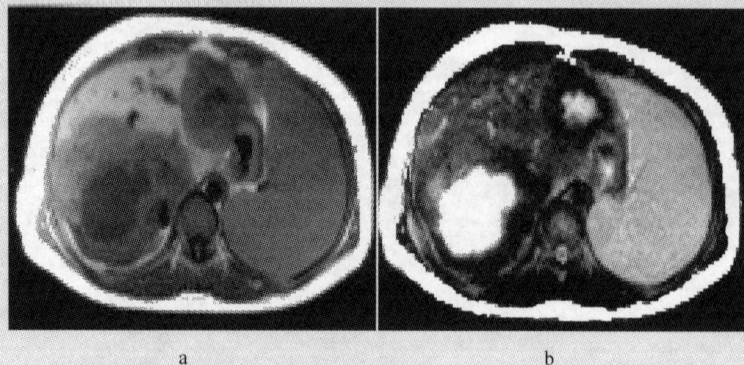

a   b

图 5-34

【MR 诊断】 肝右叶泡状棘球蚴病。

相 关 知 识

肝包虫病即棘球蚴病,有两种类型。一是细粒棘球绦虫感染引起的囊型包虫病;一种是由多房棘球绦虫感染所致的泡型包虫病。后者仅占 1%~2%。细粒棘球蚴在肝内以包囊膨胀的方式逐渐增大,外壁是由宿主的反应性组织构成,为一层较厚的纤维组织,称为外囊,内囊系棘球蚴本身形成的囊,甚薄。泡球蚴几乎 100% 原发于肝脏,肺脑等部位的病变多系血流转移而来。病灶切面可见无数泡性小囊,小囊泡因病程较长,囊壁可有钙盐沉积而呈颗粒状无定形钙化。病变区亦有钙盐沉积,巨大的病灶中心可发生无菌性坏死、液化,形成假囊腔。

细粒棘球蚴囊型包虫病的影像学表现:

CT 表现:①肝包虫囊肿大小不一,单发或多发,呈圆形,有时见浅的分叶;病灶边缘光滑、清晰;②囊壁薄而不易显示,若囊壁钙化或合并感染囊壁明显增厚时则可显示;囊内密度均匀一致,CT 值 15~25Hu;增强扫描后囊内密度不变,但囊壁可强化;③在母囊内出现子囊为肝包虫病的特征。子囊的数目和大小不一,而且无钙化的子囊密度总是低于母囊,这是由于母囊较子囊的时间长所致;子囊的存在使囊肿呈"桑椹状"、"轮辐状"、"玫瑰花瓣状";④外囊壁常发生钙化呈弧形或蛋壳状,其壁可厚薄不均匀,囊内容物、母囊碎片、退化的头节和子囊等亦可发生钙化,且常呈无定形的条片状;⑤囊膜剥离表现为"飘带征"、"水蛇征"、"双环征"等,均具有诊断特异性;⑥并发感染时,可有以下特点:囊内密度增高;囊壁增厚;偶见气泡影或气液平面。

MR 表现:①多呈类圆形病灶,边缘光滑锐利,无灶边水肿;②病灶的囊性部分呈长 T1长 T2信号,周边可见低信号包膜;③多房性子囊,可呈"玫瑰花瓣状";④Gd-DTPA:病灶无强化或囊壁轻度强化。

泡状棘球蚴病包虫病的影像学表现:

CT 表现:①可见大小不等、密度不均的病灶,形态不规则,边界不清,呈"溶岩状"或"地图样",内可见多少不等的斑片状钙化。②病灶周边为不均匀的低密度实质,可见"小囊泡征",CT 值约71~100Hu,中心液化坏死区为水样低密度,CT 值约-10~18Hu,呈不规则假性囊腔,囊壁可有少量钙化点。③平扫时病灶浸润肝实质,无明显分界。④增强扫描病灶无强化。但因周围肝质的强化而显示境界清楚。⑤累及血管肝管结构时,造成管腔狭窄或闭塞,可见胆道扩张现象并可像恶性肿瘤一样有远隔部位的血行转移。

MR 表现:

1. 实质性肿块 ①病变 T1WI 和 T2WI 为低信号,呈不规则团块状;②病变内胆管破坏消失,邻近胆管受压移位引起胆管梗阻,压迫门静脉可造成门脉高压;③病变内见偏心性的"溶岩状"("溶冰状")或地图样的液化坏死腔。

2. 小囊泡 ①小囊泡直径小于 1mm 时,T1WI 和 T2WI 为低信号的实质性肿块。②小囊泡直径 2~5mm 时,T1WI 为低信号,T2WI 为高信号,边缘光整,内部信号均匀。MRCP 清楚显示小囊泡。

3. 钙化 病变区偶可见颗粒状或小结节状钙化。

4. 增强扫描 病灶不强化。

【鉴别诊断】

单纯囊肿继发感染及细菌性肝脓肿与肝包虫病的囊壁均可显示双环,但肝包虫病的内壁薄而光滑,有时可显示为飘带状阴影,其外壁与正常肝组织境界较清楚,且常有钙化。流行病史及卡索尼(Carsoni)皮肤试验有助于鉴别。肝棘球蚴囊肿周围无水肿带,对比增强后无强化,与肝脓肿不同。泡状棘球蚴病与肝癌有时不易区别。但前者常有不规则钙化,增强后无强化,可与肝癌鉴别。

复习思考题

肝包虫的典型征象是什么?

六、肝硬化,门静脉高压

病例 5-29

　【病史摘要】　男性,50 岁。肝硬化门-奇静脉断流、脾切除术后 9 年,黑便 4 天。

　【CT 征象】　如图 5-35,平扫示肝脏体积缩小,表面呈结节状,高低不平,密度欠均匀。肝尾状叶稍增大,肝叶比例失调,肝裂明显增宽。左右肝叶呈分离状。增强扫描可见肝实质强化均匀,脾脏明显肿大。肝周可见液性密度。

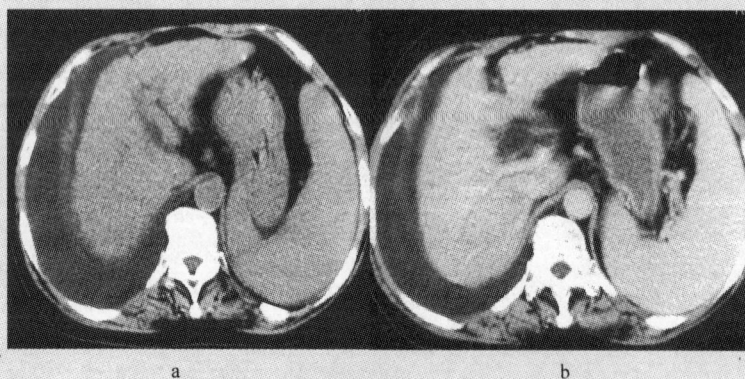

图 5-35

　【CT 诊断】　门脉性肝硬化,门静脉高压,脾大,腹水。

相 关 知 识

肝硬化是以肝细胞变性、坏死、继发肝硬化、纤维组织增生从而造成肝脏结构紊乱的一种病理过程。在国内乙型肝炎是引起肝硬化的最常见病因。

　CT 表现:①肝脏缩小,密度可不均匀,外形呈结节状或分叶状改变;②肝叶比例失调,多表现为右叶萎缩,左叶外段和尾状叶代偿性增大,严重者肝叶彼此似乎分离;③肝裂增宽,肝门扩大;④继发性改变:包括脾肿大、腹水、门脉系统血管扩张和迂曲和侧支循环开放。常见食管下段、胃底周围及脾门处出现结节状或团块状软组织影,增强扫描密度增高。

【鉴别诊断】

根据肝脏的形态改变,可对肝硬化的某些病因做出分析,如血吸虫性肝硬化时出现肝质龟甲纹状钙下腔静阻塞所致的肝硬化继发于肝淤血的"槟榔肝";局限性脂肪肝时病变血管分布走行自然为主要特征。更值得注意的是肝硬化时的局限性脂肪浸润和肝脏再生结节应与肝硬化伴发肝癌相鉴别。

病例 5-30

【病史摘要】 男性,52岁。患乙型肝炎多年。近月来感腹胀,上腹部不适。

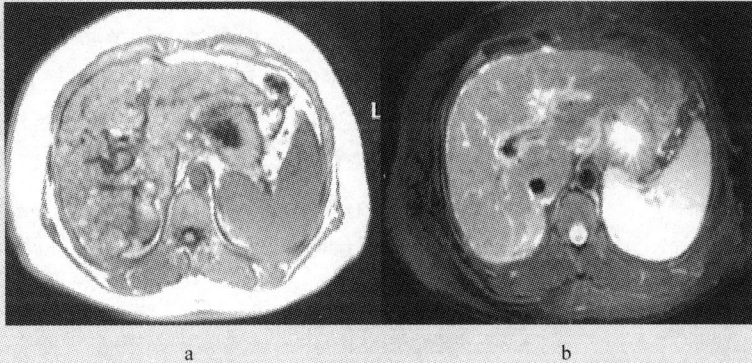

图 5-36

【MR 征象】 如图 5-36,肝脏体积缩小,肝轮廓边缘凹凸不平,内可见多个微小结节信号。

【MR 诊断】 肝硬化。

相 关 知 识

肝硬化即肝组织正常结构转变成异常结节和纤维化的一种弥漫性病变。病毒性肝炎是导致肝硬化最常见的病因,其次是酗酒。肝硬化发生后,早期肝细胞弥漫性变性、坏死,进一步发生纤维组织增生和肝细胞结节状再生,致使肝细胞变形、变硬,肝叶萎缩或增大,同时引起门脉高压。病理上分小结节和大结节两种。

MR 表现:肝各叶比例失常,尾叶和左叶增大,右叶萎缩变小,肝门和肝裂增宽;肝表面不光滑呈波浪状。再生结节在 T1WI 上为稍高或等信号,T2WI 上为稍低或低信号;脾大,腹水;胃冠状静脉、脾静脉、食管静脉曲张。

【鉴别诊断】

早期肝硬化影像学表现缺乏特异性。中晚期肝硬化 CT、超声、MRI 一般都可做出诊断。再生结节有时要与早期肝癌鉴别,前者为门静脉供血而非动脉供血。

复习思考题

不符合肝硬化 CT 表现的选项是(　　　)
A. 肝体积缩小,各叶比例失调　　　B. 密度不均　　　C. 脾大
D. 腹水　　　E. 门静脉直径<13mm

七、脂　肪　肝

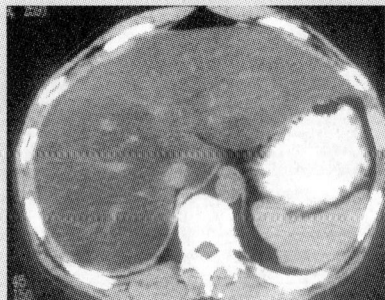

图 5-37

病例 5-31

【病史摘要】　女,38 岁。上腹部不适半年,B 超检查为脂肪肝,肝功能正常。

【CT 征象】　如图 5-37,平扫示肝密度普遍而均匀性减低,CT 值为 34.3 Hu,明显低于同层面脾的密度(CT 值为 53.4Hu)。肝内大血管呈相对高密度,肝内胆管无扩张(右图)。

【CT 诊断】　弥漫性脂肪肝。

【病理诊断】　脂肪肝。

相 关 知 识

CT 表现:CT 表现因肝脏脂肪浸润的程度和范围不同而不一:

(1)弥漫性脂肪肝:①平扫时肝实质密度普遍降低,测量 CT 值低于脾的密度;肝内血管呈等密度而显示不清楚,严重者呈相对高密度,犹如增强后的 CT 表现;②增强扫描肝实质仍保持相对低密度,肝内血管影更清晰,其粗细、形态、走行基本正常。典型脂肪肝的 CT 诊断一般无需增强扫描,但怀疑合并存在其他局灶性低密度病变如肿瘤等,需增强扫描。

(2)局灶性脂肪浸润和弥漫性脂肪肝中肝岛的 CT 特点:①局限性脂肪肝平扫呈局限的斑片状或块状低密度,正常肝岛呈相对高密度,多位于胆囊、叶间裂附近或肝被膜下,较小而薄;②肝岛通常为非球形病灶,正常与病变之间境界不清而呈移行性;③增强扫描可见血管走行于病灶内,而无形态及位置的改变,周围血管亦无推移受压征象;④注射造影剂后,病灶区 CT 值改变的时间密度曲线与正常肝组织类似或一致。

【鉴别诊断】

局限性脂肪肝应与肝局灶性占位病变如肝癌、血管瘤、转移瘤等鉴别,鉴别要点是首先要确定有无这些占位病变的特征性改变。当不能排除占位病变的可能性时,应依据局限性脂肪肝或弥漫性脂肪肝正常肝岛的 CT 特点进行区分。影像诊断应密切结合临床病史和化验资料。若鉴别诊断仍有困难时,可行细针穿刺活检。

复习思考题

肝脏实质大片低密度,密度低于脾脏,肝内血管呈相对高密度,增强扫描该低密度区无强化,

其内血管走行自然,考虑(　　)

A. 肝血管瘤　　　　　B. 肝癌　　　　　C. 脂肪肝　　　　　D. 肝囊肿

八、肝 脓 肿

病例 5-32

【病史摘要】 男,45岁。畏寒,发热20余天,B超及核素扫描示肝内多发实性占位。

【CT征象】 如图5-38,平扫肝脏左叶多发低密度肿块,边界清楚,增强扫描上述病灶呈双环状强化,中央可见坏死不强化的低密度区。

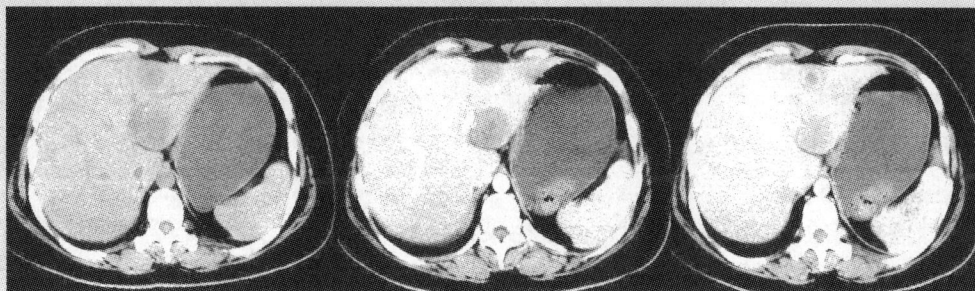

图 5-38

【CT诊断】 多发肝脓肿。

【病理诊断】 多发肝脓肿。

病例 5-33

【病史摘要】 男性,42岁。发热,肝区疼痛2周余。B超示肝大,肝右叶低回声肿块。

【MR征象】 如图5-39,平扫,肝右叶后段见一约2.0cm×1.5cm大小的长T1长T2异常信号,在T1WI上可见厚环的壁,为晕环征。

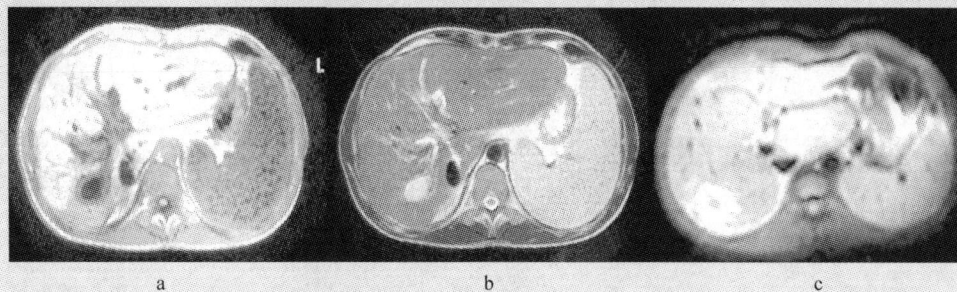

a　　　　　　　　b　　　　　　　　c

图 5-39

【MR诊断】 肝右叶脓肿。

相 关 知 识

引起肝脓肿病原包括细菌性和溶组织阿米巴原虫两类,前者多发病灶,可以单发也可以多发,临床上患者多有体温增高、腹痛和肝肿大,合并胸水者并不少见。

CT 表现:①平扫病灶多呈圆形或类圆形低密度区或水样密度区,CT 值 2~36Hu。②约20% 的患者在低密度区内出现气体影,表现为多个小泡或形成较大的气液平面,这是肝脓肿的特征性表现系产气杆菌感染所致。③病灶边缘多数较模糊,低于周围正常肝实质的低密度水肿环。④增强早期病灶周围可见片状一过性强化,扫描时脓肿壁可见环状强化,加上其外围可见一圆形低密度带,即所谓的双环征,而脓腔内容物不强化。延迟扫描脓肿壁和周围的低密度带变为等密度,而脓肿中心仍为低密度。多个细小的脓肿可以相互聚集在一起,并融合成簇状或花瓣状,形成所谓的"蜂窝征",增强后病灶边缘和房隔均有明显的强化。

MR 表现:①肝脓肿的脓腔在 T1WI 呈均匀或不均匀的低信号,T2WI 表现极高信号。脓肿壁的信号强度 T1WI 高于脓腔而低于肝实质,表现较厚的圆环状稍高信号区,称晕环征。晕环周围的肝水肿 T2WI 呈明显高信号。②Gd-DTPA 对比增强后,脓肿壁呈环形强化。

【鉴别诊断】

肿块内出现的气体影亦可见肿瘤并发感染或栓塞治疗后,以及囊肿与含气的胆道相通。①肝囊肿并发感染:病灶内含气体罕见,常无分隔或不呈多房样改变。若囊肿与含气胆道相通,可见囊肿内壁及外壁均清楚锐利。②肿瘤并发感染:此时常能显示肝癌本身的征象,如软组织低密度,液化坏死时其内缘不规则,增强扫描病灶呈不均匀强化,结合临床病史及实验室检查,鉴别无多大困难。癌肿栓塞治疗后由于特殊的病史也易于诊断。诊断困难时,应行肝穿刺活检。早期肝脓肿未出现液化需与肝癌鉴别,结合临床是否有炎症反应,血甲胎蛋白是否升高或抗炎治疗后复查脓肿有无吸收可以鉴别。

复习思考题

下列哪一项是肝脓肿的特征性 CT 表现(　　　　)

A. 环形强化　　　　　　　　　　　　B. 增强后快进快出

C. 病变区内的气液平面　　　　　　　D. 不强化

第三节　胆 道 疾 病

一、胆道先天性疾病

病例 5-34

【病史摘要】　女性,14 岁。腹痛呕吐 2 周,加重 4 天。B 超示胆总管扩张,右上腹包块。

【CT 征象】　如图 5-40,右上腹一囊性肿块,囊壁薄而均匀,边界光滑锐利 CT 值 20Hu。胰头受推压下移。

【CT诊断】　胆总管囊肿。

【MRI征象】　如图 5-41,胆总管中段呈囊状扩张,直径约 4.5cm,边界光整,胆囊体积增大,胆总管上段及下段未见扩张。

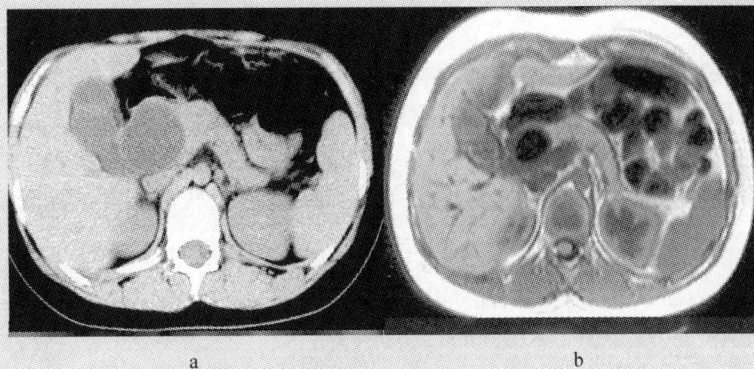

a　　　　　　　　　　　　　　b

图 5-40

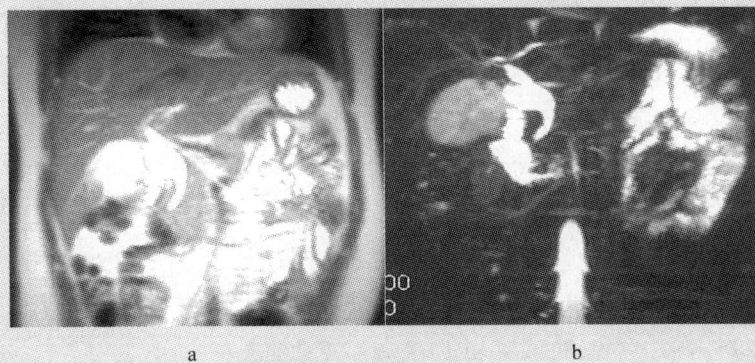

a　　　　　　　　　　　　　　b

图 5-41

【MRI诊断】　胆总管中段囊肿。

相 关 知 识

胆管囊肿系在先天性胆管壁发育不全基础上,长期受胆管腔内压力作用而导致胆管的异常扩张。好发于 10 岁以下儿童,女性发病多于男性。通常分为五型。I型:胆总管囊肿,此型最常见,占胆管囊肿的 80%~90%;胆总管可呈囊状、梭形扩张或节段性扩张;Ⅱ型:胆总管单发憩室;Ⅲ型:十二指肠壁内段的胆总管局限性囊状膨大;Ⅳ型:多发性肝内、外胆管囊肿;Ⅴ型:又称Carob 病,为单发或多发肝内胆管囊肿。临床上主要有黄疸、腹痛和腹部肿块。

CT 及 MRI 表现:根据分型不同而异:①Ⅰ型、Ⅱ型:肝门区囊状低密度病灶,囊壁薄而均匀,厚度一般小于 2 mm,边界清楚锐利。囊肿较大时可压迫推移周围组织器官。口服或静脉注射胆囊造影剂后 CT 扫描,病灶内若见造影剂存在则提示病灶与胆管或胆囊相通,可以明确诊断;②Ⅲ型:突入十二指肠腔内或壁内的低密度囊性病灶,边界清楚,密度均匀;

③Ⅳ型:肝内、外多发性囊性低密度病灶,此型较少见,CT表现与其他肝内、外囊性病变较难鉴别;④Ⅴ型(Caroli病):肝内多发或单发囊状低密度病灶,病灶之间或周围可见轻度扩张的小胆管且与病灶相通。囊状低密度病灶中央有时可见点状软组织影,增强后有明显强化,这一征象为胆管囊肿包绕肝门静脉分支所形成,有人称之为"中心圆点征"。

【鉴别诊断】

①胰头假性囊肿:多位于小网膜囊或腹膜后肾周前、后间隙内,直径多大于6 cm,不在胆总管行程上,形态不规则,囊壁厚薄不一。腹膜及邻近有急、慢性炎症表现,如后腹膜、肾周筋膜增厚;②Caroli病需与梗阻性肝内胆管扩张鉴别,前者囊状低密度病灶之间可有正常胆管相通;后者表现为肝门区胆管显著扩张,向肝实质周围扩张的胆管逐渐变细。

复习思考题

1. 有关 Caroli 病Ⅰ型 CT 表现,不正确的是(　　)

　　A. 囊性肿物与胆管相通　　　　　　B. 可伴有肝内胆管囊性扩张

　　C. 增强扫描可见"中心点征"　　　　D. 可合并囊内结石

　　E. 常伴有肝硬化和门脉高压

2. Caroli 病属于先天性胆管囊肿哪一型(　　)

　　A. Ⅰ型　　　　　B. Ⅱ型　　　　　C. Ⅲ型　　　　　D. Ⅳ型　　　　　E. Ⅴ型

二、急性胆囊炎

病例 5-35

　　【病史摘要】　女性,38 岁。持续性右上腹疼痛伴高热一天,查体:Murphy 征阳性。

　　【CT 征象】　如图 5-42,胆囊增大,胆囊底部可见积气征象,囊壁增厚。

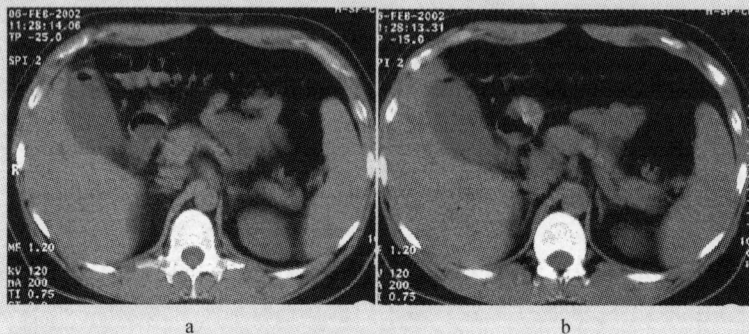

图 5-42

　　【CT 诊断】　急性胆囊炎。

相 关 知 识

　　急性胆囊炎为一种常见的急腹症,通常由胆囊结石嵌钝引起胆囊管阻塞,胆汁瘀滞,胆囊内压力增高,压迫胆囊壁血管和淋巴管,胆囊血供障碍,导致炎症发生。其病理学表现为胆囊黏膜充血水肿,胆囊肿大,囊壁增厚等,严重者可出现并发症。临床上主要表现为急性发作的右上腹疼痛,放射至右肩胛部,为持续性并阵发性绞痛,伴有畏寒、高热、呕吐;查体右上腹压痛,Murphy 征阳性,可扪及肿大胆囊,严重者可出现黄疸。

CT 表现: 胆囊增大,直径大于 5cm,胆囊壁弥漫性增厚超过 3mm,增厚的胆囊壁有明显均匀的增强,合并胆囊坏死、穿孔时,胆囊窝或胆囊壁内可见有气体,形成液平面。急性胆囊炎最常用的检查方法是超声检查,主要表现为胆囊肿大,由于张力增高呈圆形或椭圆形,轮廓线不光整。胆囊壁弥漫性增厚,超过 3mm,呈强回声带,其间为连续或间断的低回声带,胆囊内可伴有结石强回声伴后方声影。急性胆囊炎亦可用 MRI 和口服胆囊造影和静脉胆囊造影进行检查,口服胆囊造影和静脉胆囊造影主要表现为:胆囊显影淡,脂餐后胆囊排空功能差,胆道显影但胆囊不显影。

【鉴别诊断】

肝硬化腹水时低蛋白血症、右心衰竭、肾脏疾病等亦可引起胆囊壁增厚呈双边征,但胆囊无肿大亦无急性胆囊炎临床表现。

复习思考题

1. 急性胆囊炎的最常见的病因是( )

    A. 结石梗阻   B. 细菌感染   C. 胰液返流   D. 慢性胆囊炎

2. 急性胆囊炎的首选检查方法( )

    A. X 线检查   B. 超声检查   C. 口服胆囊造影和静脉胆囊造影

    D. MRI   E. CT

3. 简述急性胆囊炎的 CT 表现。

三、慢性胆囊炎

病例 5-36

    【病史摘要】 男性,46 岁,右上腹不适一年余。

    【CT 征象】 如图 5-43,胆囊体积缩小,胆囊壁明显增厚。增强后胆囊壁明显强化,较均匀。

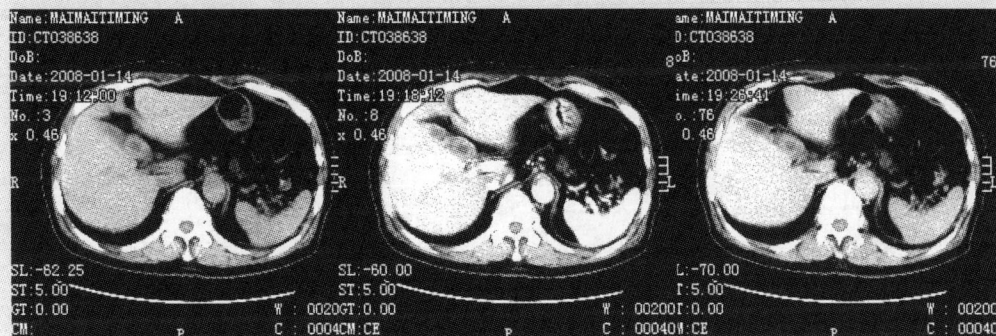

图 5-43

【CT拟诊】 慢性胆囊炎。

相 关 知 识

慢性胆囊炎可为急性胆囊炎的延续,也可为继发胆囊结石后的慢性炎症。慢性胆囊炎的病理改变为纤维组织增生和慢性炎细胞的浸润,使胆囊壁增厚。因胆囊肌组织萎缩,致胆囊收缩功能减退。慢性胆囊炎临床症状不典型,常出现腹胀不适、上腹部隐痛、厌油腻、消化不良等,常有胆绞痛发作史,查体右上腹部局限性压痛,Murphy征阳性。

CT表现:胆囊增大或缩小,囊壁均匀增厚,常合并胆囊结石,增强检查增厚的胆囊壁均匀强化。首选的检查方法是超声检查,CT和MRI检查主要用于鉴别慢性胆囊炎和胆囊肿瘤,肿瘤在增强后多表现为囊壁隆起性结节的明显强化,同时可以很好显示是否合并胆道结石,腹部超声检查由于肠道气体的干扰,胆道系统显示欠佳,而CT和MRI结合后处理曲面重建和MRCP(胰胆管水成像)可以很好显示胆道系统,准确的诊断有无结石及结石部位、数目、大小,为外科手术提供了良好准确的诊断依据。

【鉴别诊断】

胆囊癌:胆囊癌引起的胆囊增大十分显著且不规则,尤其是胆囊壁厚度超过10mm更有诊断意义,同时胆囊内有隆起性病变,晚期,肿瘤充满胆囊,隆起的肿块边缘凹凸不平,在声像图上呈低回声或不均匀回声,在CT和MRI上呈软组织密度/信号,增强扫描胆囊壁结节有不均匀明显强化,常伴有临近肝质的侵犯,而慢性胆囊炎则囊壁均匀增厚,增强后均匀强化,胆囊轮廓规则。

胆囊腺肌样增生症:也有胆囊壁的增厚,其特点为囊壁内有较多小囊腔。

复习思考题

1. 慢性胆囊炎的CT表现中不可能出现的CT征象为(　　)
   A. 胆囊肿大　　　　B. 胆囊壁增厚　　　　C. 伴有胆囊结石
   D. 胆囊内出现气液平面　　　　　　　　　E. 胆囊缩小
2. 慢性胆囊炎常需与哪些疾病进行鉴别,鉴别诊断时使用的影像学检查方法有哪些?

四、胆 囊 结 石

病例5-37

【病史摘要】 男性,45岁。餐后上腹部隐痛1年。

【CT征象】 如图5-44,胆囊内可见多枚串珠样环形高密度影,中心呈相对低密度,边界清楚。

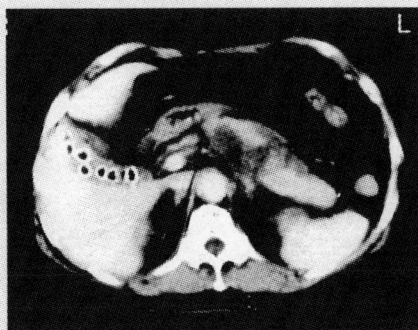

图 5-44

【CT 征象】 胆囊多发结石。

病例 5-38

【病史摘要】 男性,48 岁。皮肤巩膜黄染 2 周。

【CT 征象】 如图 5-45,胆总管下段见圆形致密影,中心呈相对低密度,边界清楚,肝内胆管明显扩张。

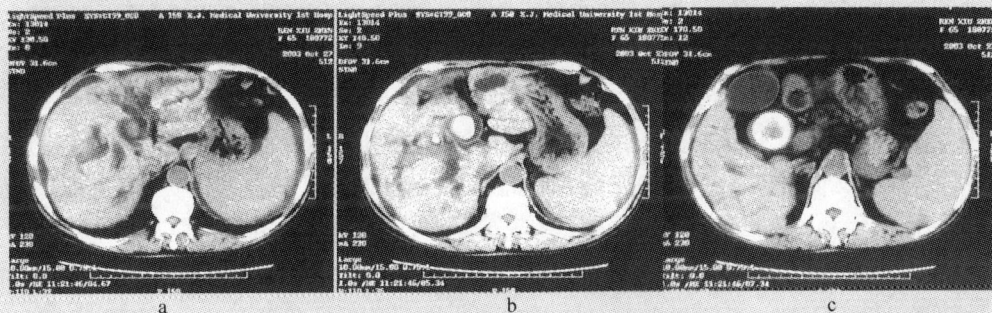

图 5-45

【CT 征象】 胆总管下段结石。

病例 5-39

【病史摘要】 女性,45 岁。反复右上腹不适 3 年,加重 2 周。查体右上腹压痛。

【MR 征象】 如图 5-46,在 T2WI 上胆囊内可见多发低信号结石。

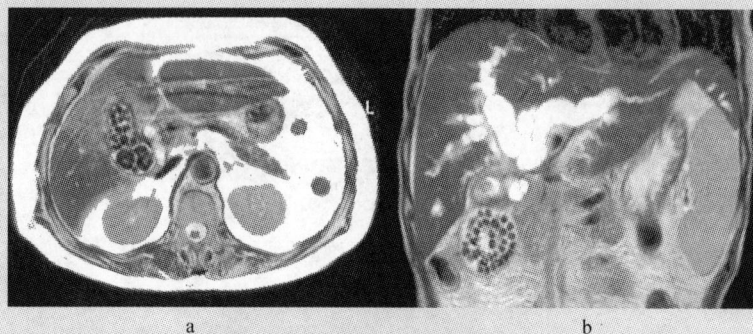

图 5-46

【MR 诊断】 胆囊多发结石。

相 关 知 识

　　胆囊结石为临床常见病,多发于成年人,临床上主要表现为右上腹不适,消化不良,合并胆囊炎时可有腹痛、发烧、黄疸、查体可有莫菲氏征阳性。但有一部分病人可无症状。在胆汁淤滞和胆道感染等因素的影响下,胆汁中胆色素、胆固醇、黏液物质和钙盐物质析出、凝集而形成胆结石。胆囊结石根据其组成成分不同可分为三类:①胆固醇结石;②胆色素结石;③混合性结石,其中以胆固醇结石最常见。在平片上以胆结石能否显影将胆结石分为:透X线的阴性结石和不透X线的阳性结石两种。发生在胆管内的结石为胆管结石,胆囊内的结石为胆囊结石,统称为胆石症。胆结石在胆囊或胆管内引起胆汁淤滞,易继发胆囊、胆道梗阻和感染,继而又促进结石形成和发展。因此胆囊炎和胆石症往往互为因果的两个疾病。胆结石和慢性胆囊炎常见的症状为反复、突然发作的右上腹绞痛,并放射致后背和右肩胛下部。急性胆囊炎常表现持续性疼痛、阵发性绞痛,伴有畏寒、高烧、呕吐。检查右上腹压痛,莫菲征(Murphy)阳性。

　　CT 表现:根据结石的化学成分不同,CT平扫可以表现为:①高密度结石;②等密度结石;③低密度结石;④环状结石。其中胆固醇结石:密度低于胆汁,表现为胆囊内密度低于胆汁的圆形或类圆形透亮影;胆色素结石:含钙质成分多,故表现为高密度影,CT值多大于90Hu;混合性结石:结石与胆汁密度相似,CT平扫不易发现。超声为胆道结石首选的检查方法,但由于肠道气体的干扰,对胆总管下段的结石的正确诊断率只有50%,CT和MRI结合后处理曲面重建和MRCP(胰胆管水成像)可以很好显示胆道系统,准确的判断有无结石及结石部位、数目、大小及梗阻程度,X线平片和静脉胆道造影对诊断胆管结石帮助不大。

　　MR 表现:胆囊结石在T1WI、T2WI上均为无信号或低信号灶。在T2WI上,高信号的胆囊内可清楚显示低信号的充盈缺损。胆管结石,特别是胆总管结石,MRCP既可观察到低信号的结石及其部位、大小、形态、数目等,又能显示胆管扩张及其程度。胆囊炎也表现胆囊增大,胆囊壁增厚。增厚的胆囊壁因水肿而出现T1WI低信号,T2WI高信号。

【鉴别诊断】

主要需与胆囊肿瘤鉴别,肿瘤起源于胆囊壁,而胆囊结石游离于胆囊中,变换体位扫描时,肿瘤的位置恒定而胆囊结石可随体位变动;增强后肿瘤可强化,结石不强化。诊断有困难的胆石症,如阴性结石,可行 MRI 及 MRCP 检查,绝大多数可以确诊。当结石合并胆囊增大或缩小,胆囊壁增厚并有对比增强,则支持胆囊炎的诊断。胆管结石或炎症引起胆道梗阻,需与胆管肿瘤等鉴别。

复习思考题

1. 胆囊结石按其化学成分不同分为(　　　)
　　A. 阴性结石　　　　　　B. 胆固醇结石　　　　C. 胆色素结石
　　D. 混合性结石　　　　　E. 阳性结石
2. 简述胆囊结石的 CT 表现。

五、胆　囊　癌

病例 5-40

　　【病史摘要】　女性,55 岁。右上腹不适半年余,加重 10 天。

　　【CT 征象】　如图 5-47,胆囊底可见不规则环形增厚的软组织肿块影,增强后明显强化,周围肝质内可见多个类圆形低密度灶。

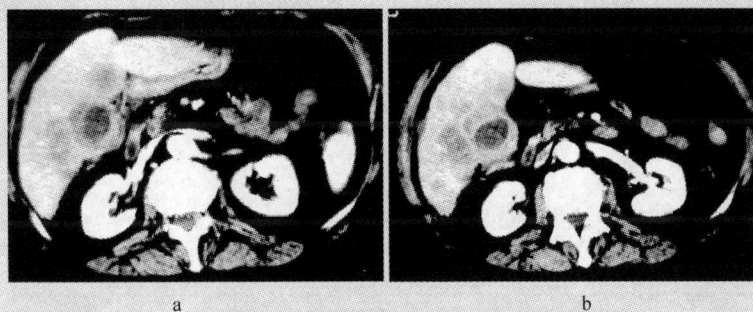

a　　　　　　　　　　　　　　　　　b

图 5-47

　　【CT 诊断】　胆囊癌。

病例 5-41

　　【病史摘要】　女性,52 岁。右上腹痛,皮肤、巩膜性黄染进行性加重。

　　【CT 征象】　如图 5-48,胆囊体积明显增大,胆囊颈部可见菜花状软组织肿块影,增强后,明显强化。

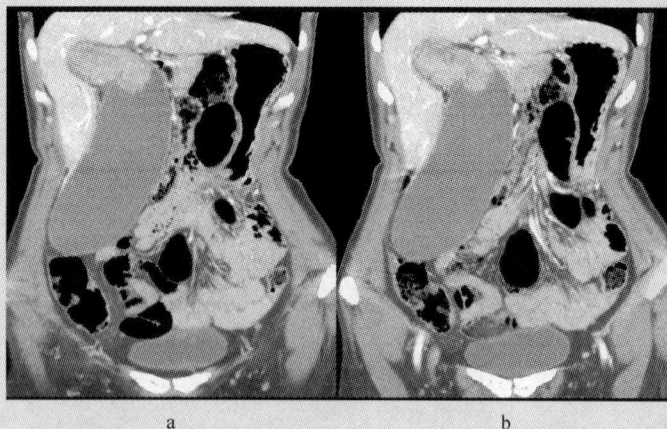

图 5-48

【CT 诊断】　胆囊癌。

病例 5-42

【病史摘要】　男性,60 岁。右上腹持续性疼痛 5 个月,皮肤巩膜黄染伴体重下降 3 个月。查体:肝脏增大,肋下 2 横指。

【MR 征象】　如图 5-49,肝内胆管扩张,胆囊增大,于胆囊底部可见一不规则软组织肿块,在 T1WI 和 T2WI 上呈等信号。Gd-DTPA 增强扫描后胆囊内的不规则肿块可见异常强化。

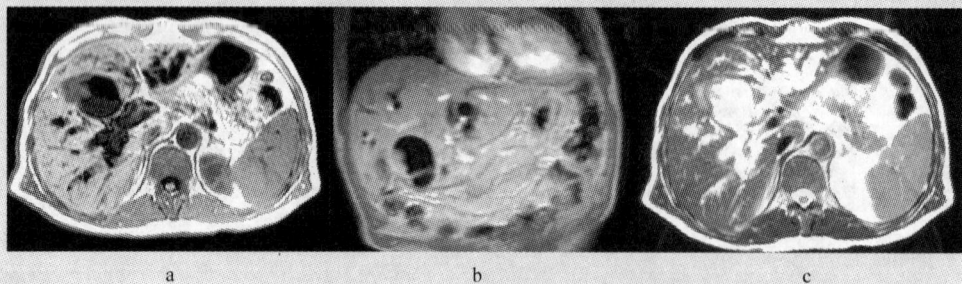

图 5-49

【MR 诊断】　胆囊癌并肝内胆管扩张。

相 关 知 识

　　胆囊癌是胆管系统最常见的恶性肿瘤。好发于 50 岁以上的中老年女性,男女性之比为 1∶3～1∶5。绝大多数为腺癌,极少数为鳞癌。好发于胆囊底部、颈部。癌肿 80% 沿胆囊壁呈浸润性生长,胆囊壁环形增厚或局限性突向于胆囊腔内;20%呈乳头状生长突入胆囊腔。肿瘤增大,可占据整个胆囊,形成软组织肿块,易直接侵犯周围组织器官,如肝脏、结肠、十二指肠等,常有肝内转移及腹膜后淋巴结转移。多合并胆囊结石。临床表现为右上腹持续性疼痛、黄疸、消瘦、肝大,临床表现无特异性,与胆结石、胆囊炎相似。

CT 表现:胆囊癌分为三型:①胆囊壁增厚型:胆囊局限型或弥漫型不规则增厚,内缘凹凸不平,增强后有明显强化。此型常有邻近肝质受侵犯,表现为胆囊周围肝质低密度区。少数胆囊壁增厚呈均匀一致性,需与慢性胆囊炎鉴别。②结节型:单发或多发结节或较小肿块,由胆囊壁突向腔内,局部胆囊壁增厚,增强后明显强化,此型较少侵犯邻近肝实质,发生于颈部者可引起胆囊内胆汁潴留,胆囊增大。③肿块型:胆囊窝较大软组织肿块影,有明显强化。常伴肝脏转移,周围组织器官侵犯,肝门、胰头周围及腹主动脉旁淋巴结转移。肝门区胆道受侵或肿大淋巴结压迫可出现肝内胆管扩张。

超声检查是胆囊癌的首选检查方法,在显示胆囊癌原发病灶或肿瘤侵犯肝脏的诊断中具有较高的可信度,但在评价腹膜淋巴结受侵上有很大的局限性。CT 能很好的显示胆囊癌的大小、形态、分型及肿瘤扩散范围,能准确地评估胆囊癌的分期和可切除性,对临床治疗有很大的帮助;MRI 检查有较高的敏感度,诊断准确度与 CT 及超声检查相当,在评价胆囊癌侵犯邻近肝质及转移方面,MR 优于 CT 及超声;CTA 和 MRA 可以准确显示胆囊癌对门静脉的侵犯。

MR 表现:①胆囊壁增厚;②胆囊内实质性肿块;③肿块周围的肝脏实质可形成不规则高信号带,提示肿瘤侵犯肝脏;④可显示淋巴结转移和胆道扩张。

【鉴别诊断】

①胆囊息肉或乳头状瘤:息肉和乳头状瘤边缘光整,无邻近肝实质侵犯及肝脏血行转移或淋巴结转移。②慢性胆囊炎:胆囊壁均匀一致增厚,边缘光整,无肿块形成,无转移征象。③胆囊腺肌增生症:胆囊壁局限性或广泛性不规则增厚,与厚壁型胆囊癌相似,但无胆囊壁的破坏和邻近肝质侵犯。MRI 及 MRCP 可从多方位显示肿块。MRI 检查可显示胆囊壁不规则增厚、胆囊腔内大小不等的肿块,诊断不难。波及周围肝实质的肿块型胆囊癌,易与肝癌混淆。但胆囊癌引起的胆道侵犯,胆管扩张比较明显。相反肝癌引起的胆管侵犯胆道扩张相对较轻,同时容易发生门静脉侵犯和癌栓。胆囊壁增厚的胆囊癌还需与胆囊炎鉴别,胆囊壁不规则增厚,对比增强明显增强,明显的胆道扩张,周围肝实质侵犯和肝内转移则支持胆囊癌诊断。

六、梗阻性黄疸

(一) 肝内胆管结石

病例 5-43

　　【病史摘要】　男性,35 岁。反复发作右上腹疼痛伴发热。

　　【CT 征象】　如图 5-50,肝内胆管明显扩张,其内可见多发大小不等的类圆形的高密度影,胆囊增大,内亦可见类圆形高密度影。

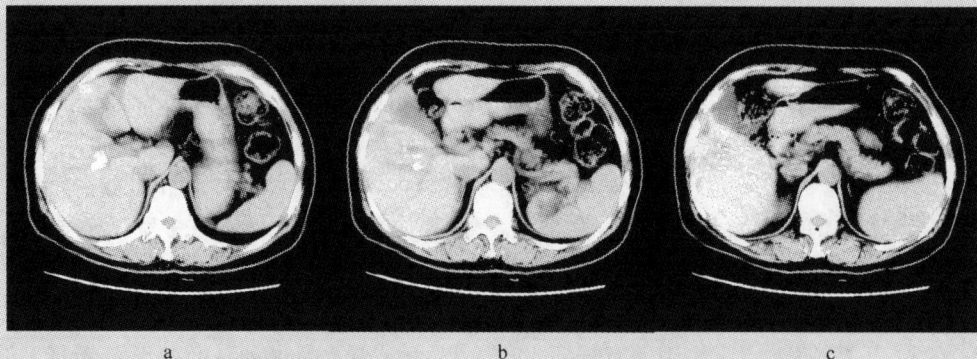

图 5-50

【CT 诊断】 胆结石合并肝内胆管结石。

相 关 知 识

胆管结石是胆道系统的常见病,好发于青壮年。根据结石的发生部位分为肝内胆管和肝外胆管结石。结石的化学组成多为胆色素混合性结石,常多发,大小不等。起因与胆道感染、胆汁淤积有关。临床症状常因胆石的大小、发生部位及有无并发胆管炎症而不同,最常见的表现是右上腹疼痛、发热和黄疸等,同时胆管结石是引起胆道梗阻的常见原因。

CT 表现:平扫多表现为胆管走行区域的圆形或类圆形高密度影,边界清楚,密度均匀,常伴有胆管的扩张;结石以上平面的胆管扩张(肝内胆管直径大于 5mm,肝外胆管直径大于 10mm)一般肝外胆管的扩张程度大于肝内胆管,与结石梗阻呈间断性和不全性的特点有关,结石刺激管壁或引起慢性炎症可导致局部胆管壁增厚。

【鉴别诊断】
①肿瘤引起的胆管扩张,胆总管癌肿、胰头癌或肝胰壶腹癌容易造成胆管梗阻扩张,但梗阻部位常可见软组织肿块影,梗阻端表现为突然截断,管腔形态不规则,肝内胆管显著扩张,呈"软藤样"改变。②肝内钙化灶:一般不在胆管走形区域,且不引起胆管的扩张。③肝内胆管积气:MRI 也为低信号,USB 也表现为强回声,伴声影。但其形态不稳定,边界锐利,紧贴胆管前壁,改变体位沿重力相反方向移动,CT 为气体密度。

复习思考题

1. 肝内胆管阳性结石 CT 上是何种密度(　　)
   A. 低密度　　　　　　　B. 高密度　　　　　　　C. 等密度
   D. 软组织密度　　　　　E. 脂肪密度
2. 胆管阳性结石 CT 表现有(　　)
   A. 平扫多表现为胆管走行区域的圆形或类圆形高密度影
   B. 边界清楚,密度均匀,常伴有胆管的扩张

C. 结石以上平面的胆管扩张(肝内胆管直径大于 5mm,肝外胆管直径大于 10mm)

D. 一般肝外胆管的扩张程度大于肝内胆管

E. 结石刺激管壁或引起慢性炎症可导致局部胆管壁增厚

3. 肝内胆管结石与肝内钙化的鉴别要点?

(二) 胆总管下段结石

病例 5-44

【病史摘要】 男性,42 岁。反复发作右上腹疼痛,伴发热。巩膜轻度黄染,右上腹压痛,反跳痛阳性。

【影像表现】 CT 图 5-51a、图 5-51b 示肝内胆管扩张,胆总管扩张,胆总管下段可见高密度结石影;MRI(图 5-51c)胆道水成像显示肝内外胆管及胆总管均明显扩张,胆总管下段见三枚低信号结石影。

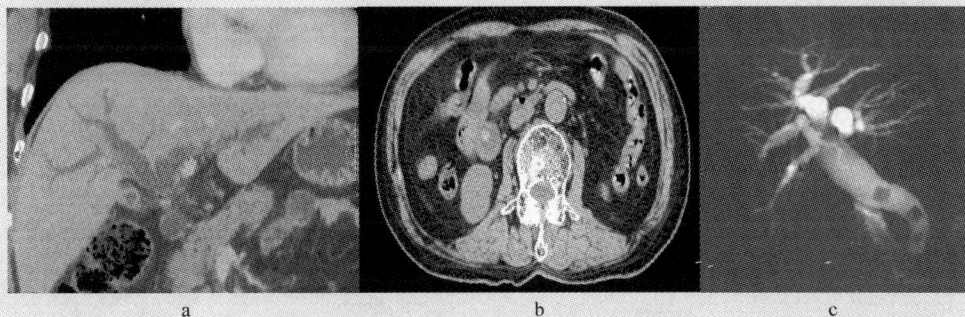

图 5-51

【CT 诊断】 胆总管下段结石伴肝内外胆管扩张。

相 关 知 识

胆管结石是胆管系统常见病,好发于青壮年。根据结石发生部位分为肝内胆管结石和肝外胆管结石。结石化学组成多为胆色素混合性结石,常多发,大小不等。起因与胆道感染,胆汁淤滞等有关。临床症状常因结石的大小、发生部位及有无并发胆管炎而不同,最常见的表现是右上腹疼痛、发热和黄疸等,同时胆管结石是引起梗阻性黄疸的常见原因。

CT 表现:①平扫胆管内有环形或圆形的致密影,有时 CT 可显示直径仅 2 mm 的结石,当结石位于中心或胆总管背侧部,呈致密影或软组织影。若周围或腹侧被低密度的胆汁环绕时,则可形成靶征或新月征。②结石呈等密度时 CT 不能显示,表现为扩张的胆管逐渐变细或突然中断,但无软组织肿块。③梗阻平面以上胆管扩张。当胆管直径大于 0.9cm 时为胆总管扩张。在增强扫描时,能更清楚地显示肝内胆管扩张,但少部分胆总管结石并不伴发胆管扩张。④结石可随体位变化而移动。

【鉴别诊断】

　　①其他病变引起的胆总管扩张,如胆道肿瘤、胰腺癌、壶腹癌等引起的胆道梗阻,常可见到软组织肿块,有扩散或转移征象,但胆总管结石并发存在肿瘤时,即使采用高分辨 CT 扫描,有时也难以鉴别;②对于手术后或 Oddi 括约肌功能不全的病人,高密度的结石还应与口服造影剂经胆总管逆流相区别,扫描时可饮水而不口服造影剂充盈肠道。

复习思考题

1. 关于胆管结石 CT 表现的描述,错误的是(　　　)
  A. 胆管内环形或圆形致密影
  B. 环形致密影形成靶征,中心为胆汁
  C. 常伴有结石平面以上胆管梗阻扩张
  D. 可同时有肝内外胆管结石和胆囊结石
  E. 扩张胆总管末端无肿块征象
2. 胆总管结石的 CT 表现主要有哪些?

（三）胆管下端壶腹癌

病例 5-45

　　【病史摘要】　男性,41 岁。皮肤、巩膜黄染进行性加重。

　　【CT 征象】　如图 5-52,肝内胆管明显扩张,胆总管及主胰扩张,至胆总管下端壶腹区突然中断,局部可见软组织块影;增强后肿块中度强化。

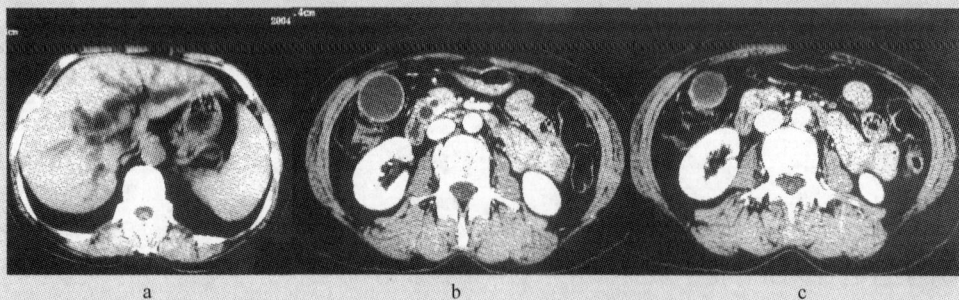

图 5-52

　　【CT 诊断】　壶腹癌。

病例 5-46

　　【病史摘要】　男性,39 岁。右上腹不适,皮肤、巩膜黄染,进行性加重。

　　【CT 征象】　如图 5-53,胆囊体积增大、饱满,肝内胆管扩张,胆总管扩张,胆总管下段见软组织肿块影,增强后肿块明显强化,冠状位显示肿块位于胆总管下段,其上方胆道扩张。

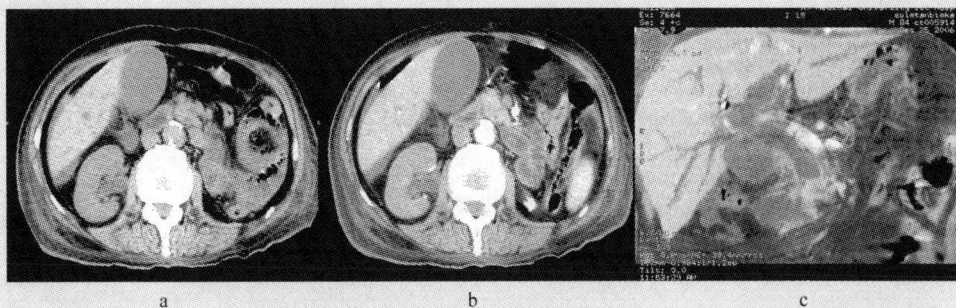

图 5-53

【CT 诊断】 胆总管下段癌伴肝内外胆管扩张。

【病理诊断】 胆总管下段腺癌。

病例 5-47

【病史摘要】 女性,55 岁。进行性皮肤巩膜黄染伴陶土便 1 个月余。

【MR 征象】 平扫:肝内外胆管扩张,胆总管下端截断,变平直。胆囊体积明显增大。呈长茄形。于肝顶部可见一不规则的长 T2 异常信号区。增强扫描,肝顶部病变异常强化,胆总管下端也可见不规则的异常强化。MRCP 示肝内外胆管弥漫性扩张,胆囊体积增大。胰管轻度扩张。

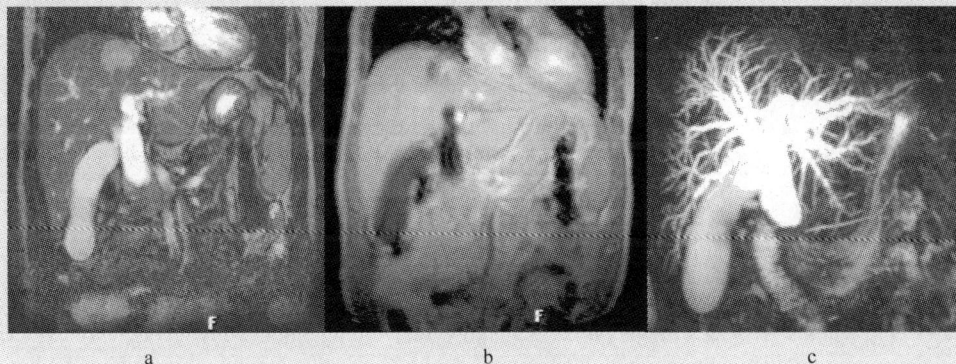

图 5-54

【MR 诊断】 胆总管下端胆管癌并肝内转移。

相 关 知 识

胆管癌为胆道系统常见恶性肿瘤,发病率仅次于胆囊癌。病理上多为分化较好的腺癌,未分化癌、鳞癌及类癌少见。按发生部位分为肝内、肝门部和中下段胆管癌三类,以肝门部胆管癌最为常见,包括左、右肝管及肝总管上段 2cm 内的胆管癌。其次为中下段胆管癌,指发生于肝总管上段 2cm 以远的癌肿。肝内胆管癌较少见,临床上将其归类于肝癌。肿瘤的形态分为结节型、乳头型,浸润型最常见。结节型和乳头型肿瘤在胆管内生长,形成肿块。浸润型则引起胆管局限性狭窄。晚期容易发生胆道梗阻。50 岁以上中老年人多见。男女性之比为 2~3 :1。病因不明,因部分胆管癌病人伴有胆结石,故有人认为与胆结石有关。临床表现为梗阻性黄疸,进行性加重,常伴上腹部不适或胀痛。肿瘤好发于上段胆管,占 50%。临床常表现为进行性黄疸、脂肪泻、陶土样大便和上腹部不适,胆囊肿大。

CT 表现:①肝内胆管癌:肝实质内低密度病灶,增强扫描多数不强化。周围常有肝内胆管扩张;②肝门部胆管癌:肝门区肿块及肿块以上部位胆管梗阻扩张,增强后轻度强化;③中下段胆管癌:胆管壁不规则增厚或形成结节、肿块影,管腔不规则狭窄或闭塞,病变段上方肝内、外胆管扩张。另外,胆管癌在引起肝内胆管扩张的同时,常伴有同侧肝叶萎缩,这是因胆管阻塞、肝门静脉血流不再进入梗阻的肝叶,使肝细胞萎缩与梗阻后纤维化所致。部分学者认为肝叶萎缩对肝门胆管癌的诊断有特征。

MR 表现:肝内胆管不同程度的明显扩张,扩张的胆管在 T1WI 上为低信号,T2WI 上为明显高信号。肝门部可见软组织肿块,肿块在 T1WI 上为低信号,T2WI 上为不均匀高信号。中下段胆管癌可见胆囊增大和上段胆总管扩张,扩张的胆管于肿瘤部位突然变小或中断,末端可见局部胆管壁增厚或形成软组织肿块,对比增强明显强化。MRCP 显示肝门型胆管癌及肝外型胆管癌较为清晰。常表现为肿瘤处胆管狭窄或突然中断,肿瘤远端胆管扩张,管壁不规则增厚提示有恶性浸润性生长。MRCP 显示的充盈缺损提示肿瘤向腔内生长。

【鉴别诊断】

①硬化性胆管炎:管壁增厚程度较轻,一般不超过 5 mm,无局部结节或肿块,肝内胆管轻度扩张,狭窄段和扩张段交替出现为其特点。②肝门区淋巴结转移:消化道恶性肿瘤常伴有肝门区淋巴结转移肿大,压迫胆管引起梗阻性胆管扩张。CT 增强延迟扫描,转移淋巴结一般不强化。③肝门区肝癌:肝门区肿块,压迫胆管引起肝内胆管扩张。但肝癌在增强扫描时明显强化,动态增强病灶的时间密度曲线呈速升-速降型,而胆管癌增强早期不强化或仅轻度强化,并有延迟强化,与肝癌不同。胆管癌在 MRCP 上容易显示胆管扩张,在扩张的胆管远端发现胆管突然中断、不规则的胆管狭窄或发现胆管内软组织肿块、胆管壁增厚等征象,结合临床表现可做出诊断。鉴别诊断主要排除引起胆道梗阻的胆管结石和胆管炎。于扩张胆总管末端见到阳性结石影则支持胆管结石诊断;长范围的胆管鼠尾样狭窄,末端既不显示结石影,也不显示软组织肿块,则一般为慢性胆管炎。

复习思考题

1. 女性,50 岁,临床以黄疸就诊,CT 显示胆囊增大,内有结石,胆总管扩张,在胰头段略细而突然中断,增强扫描见胆总管下段壁明显增厚且有强化,应考虑(　　)
   A. 急性胆囊炎　　　　　　　B. 胆总管结石　　　　　　　C. 硬化性胆管炎
   D. 胆总管下段癌　　　　　　E. 以上都不是
2. 下列关于 CT 诊断梗阻性黄疸的说法,不准确的是(　　)
   A. 可确定是否为梗阻性黄疸　　B. 可明确梗阻部位　　　　C. 可鉴别梗阻原因
   D. 平扫能确诊结石性梗阻　　　E. 根据病情应做增强扫描
3. 胆总管癌特征性表现?

第四节 胰腺疾病

一、急性胰腺炎

病例 5-48

【病史摘要】 男性,63 岁。上腹部疼痛,恶心呕吐,血清淀粉酶增高。

【CT 征象】 如图 5-55,胰腺增粗、饱满,胰周脂肪间隙模糊、肿胀,密度增高,双侧肾周筋膜增厚,左侧肾周少量积液,胆囊体积增大,胆囊壁略厚。

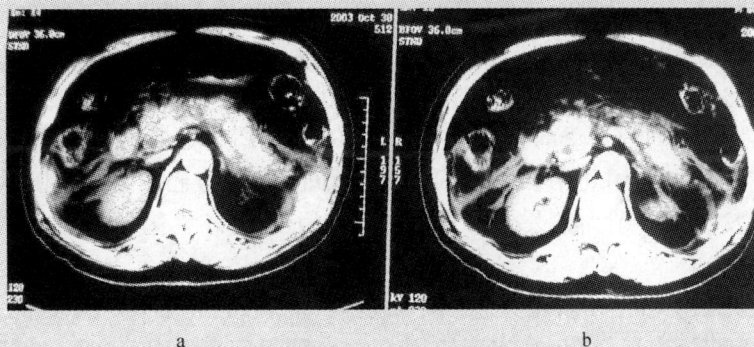

a   b

图 5-55

【CT 诊断】 急性胰腺炎。

病例 5-49

【病史摘要】 男性,35 岁。突发上腹部剧痛 3 小时入院。

【MR 征象】 如图 5-56,胰腺不规则肿大,边界不清,周围可见长 T1 长 T2 异常信号。胰管轻度扩张。胆囊增大,在 T2WI 上信号增高,呈现高信号。

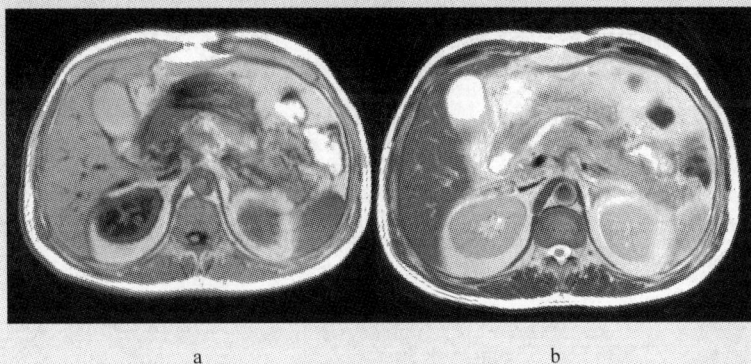

a   b

图 5-56

【MR诊断】 急性胰腺炎并胆囊炎。

相 关 知 识

急性胰腺炎是胰蛋白酶原溢出被激活成胰蛋白酶引发胰腺及其周围组织自身消化的一种急性炎症,是消化系统常见急腹症之一,其病理变化涉及胰腺及胰外组织。临床上呈急腹症表现,常伴有腹痛、恶心呕吐等消化道症状以及血、尿淀粉酶的升高等,并可伴有休克及单个或多个重要器官功能严重损害。疼痛向腰背部放射,伴有恶心、呕吐、发热等。急性胰腺炎常由胆结石、感染、酗酒、外伤等疾病引起。上述病因导致胰腺管道系统暂时或永久性的阻塞,进而促使胰腺分泌物释放于胰腺间质组织而引发的自溶性改变。根据胰腺炎的轻重程度可分为水肿型和出血坏死型。前者多见,占80%~90%,表现为病变胰腺肿大变硬,间质充血水肿并细胞浸润;前者胰腺炎症较轻,并发症少,预后好;后者较少见,病变以广泛的胰腺坏死、出血为特征,可有严重的并发症,死亡率高。由于胰液、炎性渗出、脓液、出血、坏死组织等聚集在胰腺内外,并可沿多条途径在腹膜后间隙或向腹腔内扩散,因此常伴有不同程度的并发症。发病前多有酗酒、暴饮暴食或胆道疾病史,另外生化、血液学方面也有一定的改变。

CT表现:①胰腺轻至中度增大,轮廓不规则;②胰腺密度多均匀或稍低,有并发症时则表现特殊;③胰腺边界模糊,胰周脂肪因炎性水肿而密度增高;④胰腺被膜增厚;⑤假性囊肿形成;⑥脓肿呈囊性改变,当其中出现空气影时可确诊,但其发生率仅30%~50%;⑦出血表现为密度增加;⑧增强扫描可发现局灶性低密度不强化区,提示胰腺组织有坏死。

MR表现:①轻度胰腺炎的胰腺形态和信号均可无异常改变,也可表现为胰腺局限性或弥漫性增大,在T1WI上呈低信号,T2WI上呈高信号。②胰腺周围界限模糊,可并发脓肿、积液、蜂窝织炎、出血等。屏气的压脂序列显示较好。③动态增强扫描有助于显示胰腺坏死灶。④并发症:出血、假囊肿形成。

【鉴别诊断】

急性胰腺炎常有明确病史、体征及化验检查所见,结合影像学表现,诊断并不困难。但影像学检查有助于确定病变的病理情况,腹膜后扩散范围及有无并发症。这些对评价病情、决定治疗方案及预后评估,都有很大帮助。

复习思考题

1. CT扫描显示胰腺弥漫性肿大,边缘模糊,胰内少许低密度影,肾前筋膜增厚,提示最可能诊断为( )

　　A. 急性胰腺炎　　　　　B. 慢性胰腺炎　　　　　C. 胰腺癌

　　D. 胰腺囊腺瘤　　　　　E. 胰岛细胞瘤

2. 患者成年男性,突发性腹痛 3 天。CT 图像示胰腺增大,结构不清,胰周有较多渗液,部分包裹,局部可见气泡影,诊断为(　　)

    A. 急性水肿性胰腺炎　　　B. 急性坏死性胰腺炎　　　C. 急性胰腺炎,假囊肿形成

    D. 急性胰腺炎,脓肿形成　　E. 急性胰腺炎,伴有出血

3. 与急性胰腺炎的 CT 表现不符的是(　　)

    A. 胰腺肿大　　　　　　　B. 吉氏筋膜增厚　　　　　C. 蜂窝织炎和假囊肿形成

    D. 胰腺及胰管钙化　　　　E. 可合并脓肿、出血

4. 下列哪几项为急性胰腺炎引起的(　　)

    A. 胆结石　　　　　　　　B. 胰腺假性囊肿　　　　　C. 胰腺性腹水

    D. 胆总管阻塞　　　　　　E. 胆囊癌

二、慢性胰腺炎

病例 5-50

【病史摘要】　男性,34 岁。反复上腹部疼痛 3 年,巩膜轻度黄染。尿淀粉酶增高。

【CT 征象】　如图 5-57,胰腺形态失常,边缘不规则,胰腺体尾部体积缩小,胰管呈明显串珠状扩张(箭头示),并可见多数点状钙化(图左、中),胰头部轮廓增大,可见一较大囊性低密度影(图右),肝内胆管及胆总管扩张。

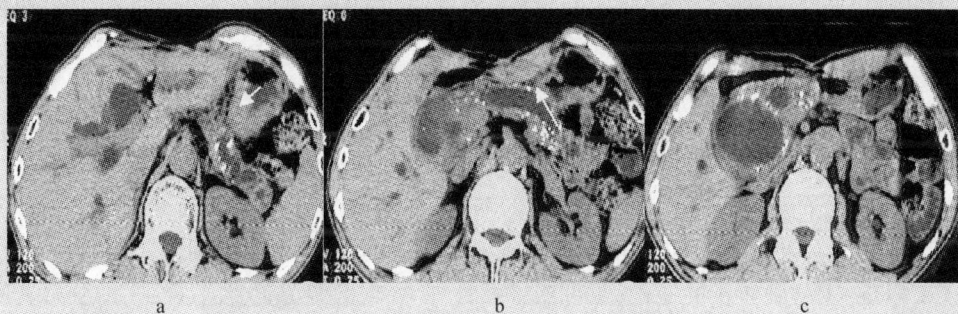

图 5-57

【CT 诊断】　慢性胰腺炎,并胰头部假囊肿形成。

病例 5-51

【病史摘要】　男性,42 岁。反复上腹痛半年。曾有急性胰腺炎病史。

【MR 征象】　如图 5-58,MRI 和 MRCP 均显示胰管扩张。

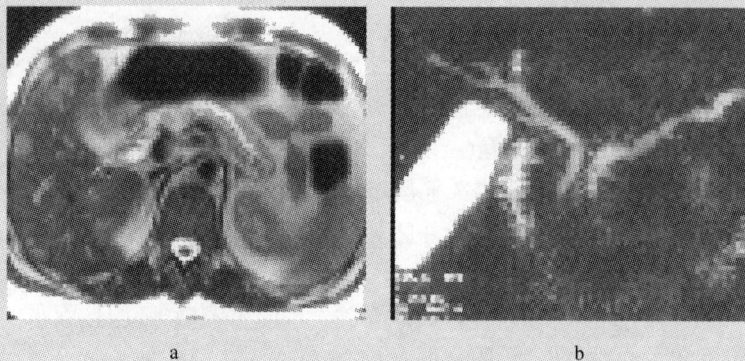

a   b

图 5-58

【MR 诊断】　慢性胰腺炎。

相 关 知 识

　　慢性胰腺炎是指各种病因造成胰腺局部、节段性或弥漫性的慢性进展性炎症,系胰腺实质和胰管组织的不可逆性损害。慢性胰腺炎多由胆道疾病引起,部分由急性胰腺炎转变所致,少见的原因为遗传性胰腺炎。国外酗酒是主要原因。病理上胰腺间质细胞浸润,常有一定量的纤维组织增生,腺泡和胰腺组织萎缩、消失,有钙化或结石形成,胰管呈不同程度扩张;主要是炎症、纤维化和瘢痕收缩,导致胰腺及胰管形态的改变。慢性胰腺炎的疼痛可能很严重,也可以完全无痛,临床呈反复发作或隐匿发作,其唯一的证据可能为以前炎变所致的纤维化改变。视其功能受损的不同而其临床表现也各不相同,常常伴有继发性糖尿病、脂肪泻及吸收性营养不良等症状。慢性胰腺炎的临床严重程度,胰腺内、外分泌功能损害,以及超声、CT 和 ERCP 的形态学改变有明显的不一致。全面评价慢性胰腺炎应采用多种方法联合使用,包括临床评价、实验室检查和功能检测,一种或多种影像方法。

　　CT 表现:①胰腺体积的变化(局部或弥漫性增大、或萎缩),边缘不规则,部分患者胰腺大小正常;慢性胰腺炎急性发作或胆道疾病手术后发生的慢性胰腺炎,均可出现局部软组织肿块,但密度较均匀。②胰管狭窄或扩张,或狭窄、扩张交替呈串珠状,胰管内结石。③胰腺内见条状或斑点状钙化,与胰管走行一致,是诊断的主要依据。④胰腺假性囊肿形成。⑤少数可见淋巴结肿大。⑥血管受累证据(假性动脉瘤,静脉闭塞或曲张)。

　　MR 表现:主胰管扩张、胰腺萎缩纤维化、钙化、假性囊肿形成、局限性胰腺增大以及胆管扩张等。慢性胰腺炎的胰腺可弥漫或局限性增大,在 T1WI 上呈混杂的低信号,T2WI 上呈混杂的高信号。增强扫描有助于鉴别诊断。钙化是慢性胰腺炎的重要改变,但在 MRI 上难以识别。

　　【鉴别诊断】

　　慢性胰腺炎,特别是慢性胰腺炎所致的胰头局限性增大,有时与胰腺癌鉴别十分困难,它们都可表现为胰头增大及胰体尾部萎缩。

（1）主要应与胰腺癌鉴别：①两者均可表现为胰头分叶状增大，胰头慢性炎性肿大以纤维化改变为主，MRI 在 T1WI、T2WI 上均呈低信号改变。②动态增强扫描各期强化规律基本与正常胰腺的强化相一致，胰头癌则在动脉期为低信号，轻度强化。③胰管扩张两者有所不同：慢性胰腺炎的胰管扩大呈串珠状、线状或迂曲或不规则；而胰头癌的胰管扩张多较光滑和规则，或呈截断状。④胰腺钙化多见于慢性炎症而少见于胰腺癌肿；发现钙化、假囊肿，提示炎症机会大。胰腺癌更易引起胰腺邻近血管受到侵犯或包埋。⑤胰腺癌较早即可出现肝、腹膜后转移。

（2）胰腺炎假囊肿的鉴别诊断：①囊腺瘤或囊腺癌：囊状肿块，内有分隔，可见壁结节。壁结节、囊壁及分隔可强化。钙化呈星芒状或斑片状。②胰腺潴留性囊肿：继发于胰腺占位病变，胰管堵塞所致。胰腺可见原发病变，囊肿钙化罕见。③非功能性内分泌肿瘤：因出血、坏死液化而囊性变。肿瘤一般体积较大，囊内有分隔，实质成分强化明显。临床无胰腺炎病史。

慢性胰腺炎也是胰腺癌的致病因素之一，故对于不典型慢性胰腺炎，特别是表现为胰头或钩突肿大的肿块型慢性胰腺炎，与胰腺癌难以鉴别时，需建议患者定期随访复查，以除外慢性胰腺炎癌变的可能。

复习思考题

1. 下列哪一项是慢性胰腺炎最具特征性的诊断依据（　　）

　A. 局限或弥漫性胰腺肿大　　　　　　B. 不规则串珠状胰管扩张

　C. 胰腺腺体萎缩变小　　　　　　　　D. 胰腺和胰管钙化

　E. 胰腺假囊肿

2. 患者成年男性，突发性腹痛 3 天。CT 图像示胰腺增大，结构不清，胰周有较多渗液，部分包裹，局部可见气泡影，诊断为（　　）

　A. 急性水肿性胰腺炎　　　　　　　　B. 急性坏死性胰腺炎

　C. 急性胰腺炎，假囊肿形成　　　　　D. 急性胰腺炎，脓肿形成

　E. 急性胰腺炎，伴有出血

三、胰腺肿瘤

病例 5-52

【病史摘要】　女性，62 岁。上腹及腰背部隐痛 2 个月，皮肤、巩膜黄染。

【CT 征象】　如图 5-59，平扫胰头钩突部增大变形，密度不均，边缘向外明显膨隆（图 5-59）。增强后不均匀性强化，在明显强化的胰腺实质对比下呈相对低密度改变，胆总管、胰管扩张；肠系膜上动、静脉受侵，胰头周围脂肪界面略模糊，胆囊增大（图 5-59 左下）。

【CT 诊断】　胰腺钩突部癌。

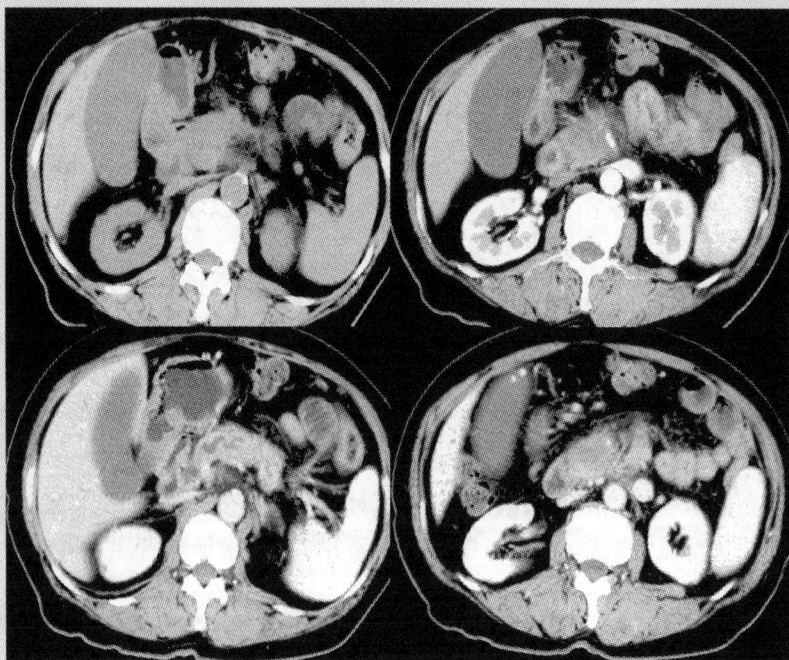

图 5-59

病例 5-53

【病史摘要】 男性,54 岁。进行性皮肤巩膜黄染 2 个月余。

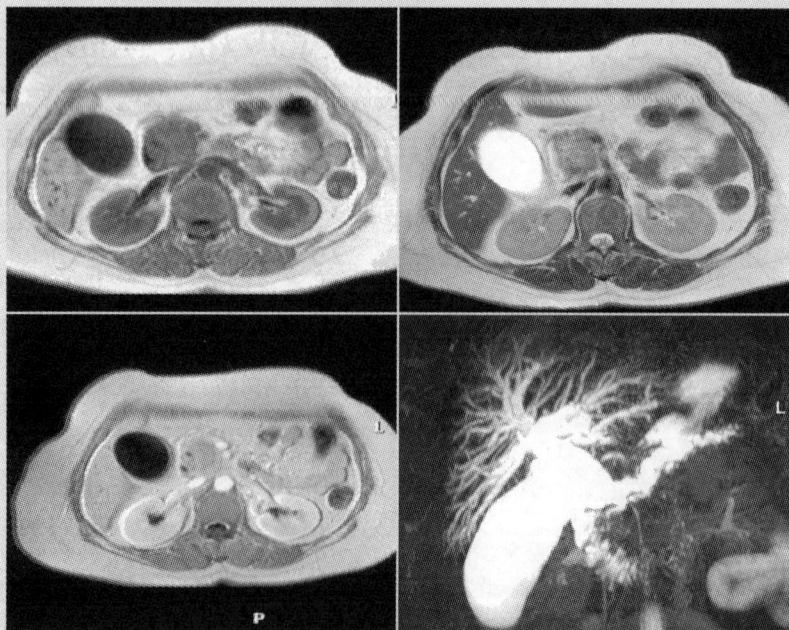

图 5-60

【MR 征象】　如图 5-60,胰头明显增大,呈长 T1 长 T2 异常信号,胰体、胰尾萎缩。肝内胆管中度扩张。胆囊体积明显增大,张力增高。增强扫描后,胰头强化。MRCP 显示:肝内外胆管中度扩张,胆囊体积明显增大。胰管扩张,扭曲,呈现"双管征"。

【MR 诊断】　胰头癌。

相 关 知 识

胰腺导管细胞癌,简称胰腺癌,是胰腺最常见的恶性肿瘤,约占全部胰腺恶性肿瘤的95%。其他还有内分泌性细胞肿瘤及非上皮性肿瘤。导管腺癌病理上为致密的纤维化硬化性病变。约 60%~70% 发生于胰腺头部,其次为体、尾或头体全胰受累。胰腺癌的大小和外形不一。边界有的分明,有的分辨不清。呈坚硬的结节样,肿块中心常有坏死。由于胰腺淋巴引流丰富和缺乏胰周包膜,较易出现其他脏器或淋巴结的转移。好发于 40 岁以上成年人,男性患者多于女性,发病率随年龄增长而增高。绝大多数为腺癌,起源于胰腺导管或腺泡上皮,约占 80%~90% 的比例。根据发生部位分为胰头癌、胰体癌和胰尾癌,以胰头癌最多见,约占 2/3 以上。另外约有 15%~20% 的病例胰腺头、体、尾均受累,称为弥漫性浸润性胰腺癌。瘤体的血供不丰富。胰腺癌的大小与生长部位、病程长短有关;早期多无症状或症状不明确,不易引起重视。发生于胰头的肿瘤由于较早出现临床症状(如黄疸、恶心、呕吐等),而易被较早检测出;体、尾部癌则出现症状较晚,肿块相对较大,一般而言,肿块直径在5cm 左右。胰腺癌的临床表现与胰腺癌肿块的部位及侵犯范围有关,发生于胰头者,患者主要出现黄疸,多数情况下不伴腹痛,发生于胰体、尾者,常因放射至腰背部的腹痛和腹部的肿块而就诊。其他临床表现还包括消瘦、纳差、恶心、呕吐、乏力,甚至恶病质。如有脏器转移则出现相应的临床症状,如肝区疼痛,腹水等。胰腺癌预后差,5 年生存率仅约为 5%。

CT 表现:①胰腺肿块:胰腺局限性增大和轮廓失常。平扫癌肿多为等或略低密度,与正常胰腺组织较难区分。肿瘤较大时,可出现坏死、液化低密度区。增强扫描,肿瘤的坏死、液化或假性囊肿显示为清楚的低密度区;注射造影剂动态增强早期,癌灶由于血供不丰富,密度低于周围正常胰腺组织。②胆总管、胰管扩张:肿瘤侵入或压迫胆总管和胰管,导致其狭窄、阻塞,阻塞远端管腔扩张。若胆管、胰管同时扩张,形成所谓"双管征"。③胰周脂肪层模糊、消失提示癌肿向周围侵犯,相邻实质内出现低密度灶,也提示有肿瘤侵蚀。④周围血管受侵:可侵犯或包绕肠系膜上动、静脉,门静脉起始部、脾静脉及腹腔动脉等。⑤继发潴留性囊肿:胰腺癌破坏胰管导致胰液外溢,即可形成潴留性囊肿,常位于肿瘤远侧胰腺组织内,少数可位于胰周间隙内。⑥区域淋巴结转移:腹腔动脉及肠系膜上动脉周围最常见。⑦直接侵犯胃、结肠、脾、肝或肝转移、腹膜种植等。

MR 表现:胰头增大、胰管扩张、胰腺体尾部萎缩。常引起胆总管和胰管的梗阻,胰腺形态、轮廓发生改变,局部肿大,轮廓不规则,T1WI 上肿瘤信号一般稍低于或等于正常胰腺和肝,坏死区信号更低,T2WI 上信号则稍高且不均匀。坏死区显示为更高信号。MRCP 可以直观的显示胰管梗阻的部位、形态、程度。胰头增大、胰管扩张、胰腺体尾部萎缩。常引起胆总管和胰管的梗阻,在 MRCP 上出现"双管征"。

【鉴别诊断】

①慢性胰腺炎:胰头局限性增大,但形态规则,密度均匀,钙化多见。临床上有胰腺炎反复发作病史,血、尿淀粉酶增高。鉴别有困难时,应行 EBCP 检查或 CT 引导下穿刺活检。②胰腺功能性肿瘤:即功能性胰岛细胞瘤,最常见者为胰岛素瘤,多数为良性,少数为恶性,其最显著的病理特点在于肿瘤的血供十分丰富,因此增强 CT 可显示病灶呈高密度强化特征,特别在肝动脉期扫描显示更佳。结合临床表现,实验室检查结果以及典型 CT 征象,不难做出鉴别诊断。③胰腺囊腺瘤或癌:CT 表现为边界清楚或不清楚的囊、实性混合性肿块,大小不等,单发或多发,囊内密度一般欠均匀,存在分隔,囊壁可见局部不规则壁结节;部分类型囊性肿瘤还可见囊中央的放射状纤维瘢痕征象。增强扫描可出现囊壁和纤维分隔的强化现象,有时囊壁或囊内容物可出现钙化。④转移性胰腺肿瘤:消化道肿瘤、乳腺癌、肺癌等均可能发生胰腺实质的转移或胰周淋巴结的转移肿大,CT 表现常为胰实质内或胰周多数融合成团的低密度病灶,与原发性胰腺癌的鉴别在 CT 上不太容易,需结合原发病病史及临床其他资料来综合判断。

病例 5-54

【病史摘要】 女性,45 岁。上腹不适,食欲减退,左上腹包块 5 个月。

【CT 征象】 如图 5-61,胰尾部增大,形态不规则,其内可见一囊实性占位,囊壁较厚,边界不清,密度不均,增强后病灶强化不均,境界欠清,可见多个小囊融合,其间有线样分隔,脾动脉受侵。

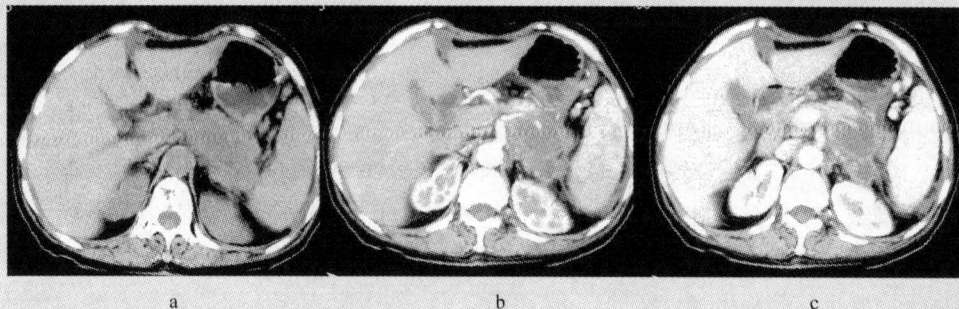

a   b   c

图 5-61

【CT 诊断】 胰腺囊腺癌。

相 关 知 识

胰腺囊腺癌为较少见肿瘤,是胰腺导管细胞源性肿瘤的特殊类型,好发于中、老年女性。常与黏液性囊腺瘤同时存在或由它恶变而来。一般为囊性或囊实性肿瘤。根据囊性肿瘤的病理学特点和相关临床表现,将胰腺囊性肿瘤分为两大类。第一类为微囊腺瘤,也称浆液性囊腺瘤,属良性肿瘤,无恶变倾向,第二类为黏液性囊性肿瘤或巨囊性肿瘤,包括良性的或低度恶性的黏液囊腺瘤和恶性的囊腺瘤,临床以黏液性囊性肿瘤多见,上腹部不适、隐痛及腹部包块是胰腺囊腺癌的主要的临床表现,偶可出现黄疸等消化道症状或根本无症状,因体检或影像学检查而被偶然发现。

CT 表现:①单房或多房囊性肿块囊肿较大,直径一般超过 2.5cm,数目一般不超过 10个;②囊壁厚薄不均,囊内分隔菲薄呈线状或小梁状,有时局部可见乳头状结节突入囊腔内形成壁结节;③实质部分或囊壁可以钙化;④增强扫描囊壁和实质部分有强化;⑤转移征象:如肝、肺转移,胰周、腹膜后淋巴结转移。

【鉴别诊断】

①假性胰腺囊肿:假性囊肿临床上常有胰腺炎、外伤或饮酒史,囊肿多位于胰外,少数也可位于胰内,增强扫描两者有明显不同。假性囊肿无壁结节,囊壁不强化,囊内容物密度均匀,而囊腺癌的囊壁、分隔和实质成分均可强化。但当囊内有出血、感染或囊壁增厚时二者鉴别可能难,穿刺活检较有帮助。②胰腺癌:当胰腺癌出现较大的中央液化、坏死灶时,与黏液性囊腺癌的鉴别较困难,但若发现瘤体实性成分较多,壁厚薄不均匀,囊变区内无分隔现象以及囊变区内密度混杂不均等征象时,胰腺癌的可能性较大。③囊性淋巴管瘤:这是一种起源于胰腺实质内淋巴管的良性肿瘤,单从 CT 表现来看,与黏液性囊性肿瘤几乎无法区分,此时的诊断有赖于穿刺活检。④非功能性胰岛细胞瘤囊性变:肿瘤血供较囊腺癌丰富,囊壁的强化明显。

复习思考题

1. 下列哪一项不是胰腺癌的改变(　　)

　　A. 局部实质肿块　　　　　　　　　　B. 肿块远端腺体萎缩

　　C. 胰周脂肪消失　　　　　　　　　　D. 胰管不规则钙化

　　E. 胰周血管受侵包裹

2. 下列关于胰腺癌的描述,错误的是(　　)

　　A. 起源于腺管或腺泡细胞　　　　　　B. 大多数肿块边界不清

　　C. 胰头癌以"围管浸润"方式侵犯总胆管　　D. 常形成乳头状息肉突入总胆管内

　　E. 胰腺癌较其他肿瘤转移早

3. 与胰腺癌的 CT 表现不符的是(　　)

　　A. 胰腺肿块　　　　　　　　　　　　B. 胰周脂肪消失

　　C. 肿瘤侵及血管使其变形堵塞　　　　D. 常合并出血和脓肿

　　E. 胰管和胆管扩张

4. 关于胰腺癌的描述,错误的是(　　)

　　A. 起源于腺管或腺泡细胞　　　　　　B. 大多数肿块边界不清

　　C. 以"围管浸润"方式侵犯胆总管　　　D. 常形成乳头状息肉突入胆总管内

　　E. 转移发生较早

第五节 脾脏疾病

一、脾囊肿

病例 5-55

【病史摘要】 男性,24 岁。左上腹部持续性疼痛 2 个月,向左肩部放射。

【CT 征象】 如图 5-62,平扫脾实质内见一圆形低密度病灶,直径约 4cm 大小,边界清楚锐利,密度均匀,CT 值 15~19u。增强扫描病灶无强化。

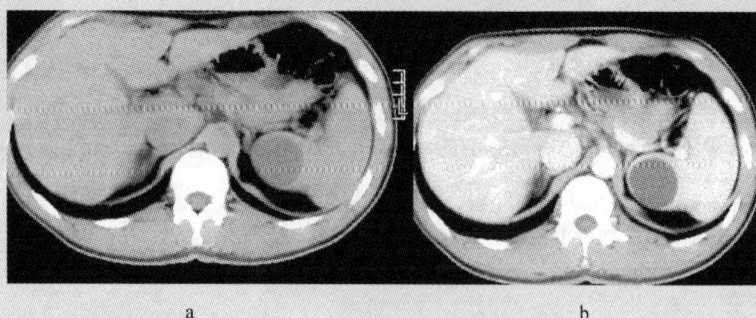

a   b

图 5-62

【CT 诊断】 脾脏囊肿。

病例 5-56

【病史摘要】 男,65 岁。左腹部胀痛 3 天,既往体健。

【CT 征象】 如图 5-63,脾实质内可见多个类圆形低密度灶,边界清楚锐利,密度均匀,CT 值 8~10Hu,另小网膜后可见一体积较大的囊性低密度区,边界清楚锐利,密度均匀,增强后壁有强化,其内囊性低密度未见强化。

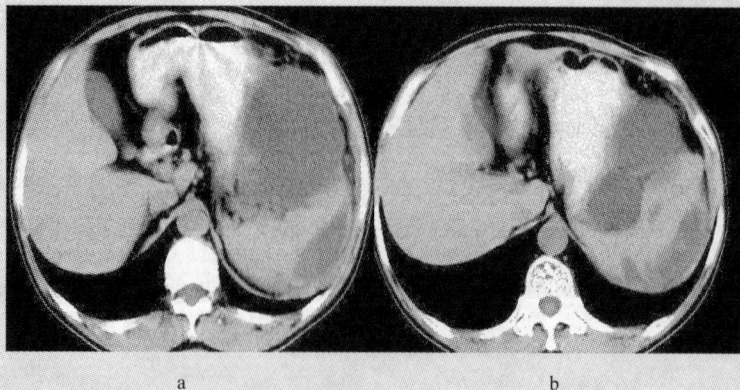

a   b

图 5-63

【CT诊断】　胰腺假性囊肿合并脾脏假囊肿。

【病理诊断】　胰腺假囊肿,合并脾脏假囊肿形成。

相 关 知 识

　　胰腺炎最常侵入小网膜囊,但由于胰分泌液的高侵袭性,可能沿着组织间隙向上侵及纵隔,向后侵及后腹膜腔,向前侵及胃和十二指肠,向左侵及脾。可在脾内形成假囊肿,此例患者脾脏上缘可见裂隙,脾内可见边缘清楚、均匀一致的低密度区。因此,胰腺炎患者脾内出现囊性病变时,结合脾附近有胰腺炎病变,脾边缘有裂隙与囊相通时,应考虑胰腺炎致脾内假囊肿形成。此例患者诊断:慢性胰腺炎假囊肿形成,合并脾内假囊肿形成。

　　脾囊肿较少见,女性多于男性。根据病因可分为寄生虫性和非寄生虫性两类。根据囊肿壁有无上皮成分而分为真性和假性囊肿,真性脾囊肿见于单纯性囊肿和多囊脾,以假性囊肿为多见,多为脾外伤或脾梗死所致,脾包虫囊肿多见于流行病区。较小囊肿无症状,巨大囊肿可产生压迫压迫症状或在左上腹触及包块。

　　CT表现:①类圆形水样密度病灶,密度均匀,境界清楚锐利。由脾外伤血肿所致脾囊肿在血肿未完全液化时,CT值可高于水密度。②囊壁可以钙化,真性囊肿钙化细而光滑;假性囊肿的钙化厚而不规则。③增强扫描病灶不强化。

　　【鉴别诊断】

　　①脾淋巴管瘤:病灶CT值高于囊肿(含蛋白成分较多),内常可见较粗大间隔,增强扫描边缘有轻度强化。②脾包虫囊肿:同时可见肝脏、肺等脏器的包虫病,大的囊性病变内可见到子囊。

复习思考题

1. 患者于5个月前有腰背部外伤史,当时疼痛剧烈,行X线检查未见骨折改变;后经休息后缓解。近期感左上腹憋胀,但无疼痛、恶心、呕吐,查体:腹部平坦,无膨隆,无压痛及反跳痛,未触及包块,血化验及骨髓象回报小细胞低色素性贫血,可能诊断为(　　)
   A. 脾脓肿　　　　B. 脾海绵状血管瘤　　　C. 脾囊肿
   D. 脾挫裂伤　　　E. 脾淋巴瘤
2. 下列哪些选项可以在CT上可以鉴别脾囊肿与脾海绵状血管瘤(　　)
   A. 前者病灶为囊性低密度区,后者为实性或囊性低密度区
   B. 前者与后者的密度均较均匀
   C. 前者增强后不强化,后者增强后随着时间的延续造影剂逐渐向中心弥散,直至完全填充
   D. 前者脾脏增大,密度不均匀,边缘不规则,后者为囊性或实性,低密度区,增强后无强化
3. 简述脾囊肿的CT表现?

二、脾脏海绵状血管瘤

病例 5-57

【病史摘要】 男性,38 岁。左季肋部,左腰部疼痛 1 年余,加重 1 个月。

【CT 征象】 如图 5-64,增强扫描示脾脏明显增大,脾实质内呈不均匀强化,偏后外侧可见一类圆形欠均匀的低密度区,肝右叶后段实质内亦可见直径 1.3cm 的低密度区和散在的点状低密度区。增强后,动脉期见病灶边缘呈明显结节样强化,病灶分隔亦有强化,门静脉期见造影剂向病灶中央区进入。

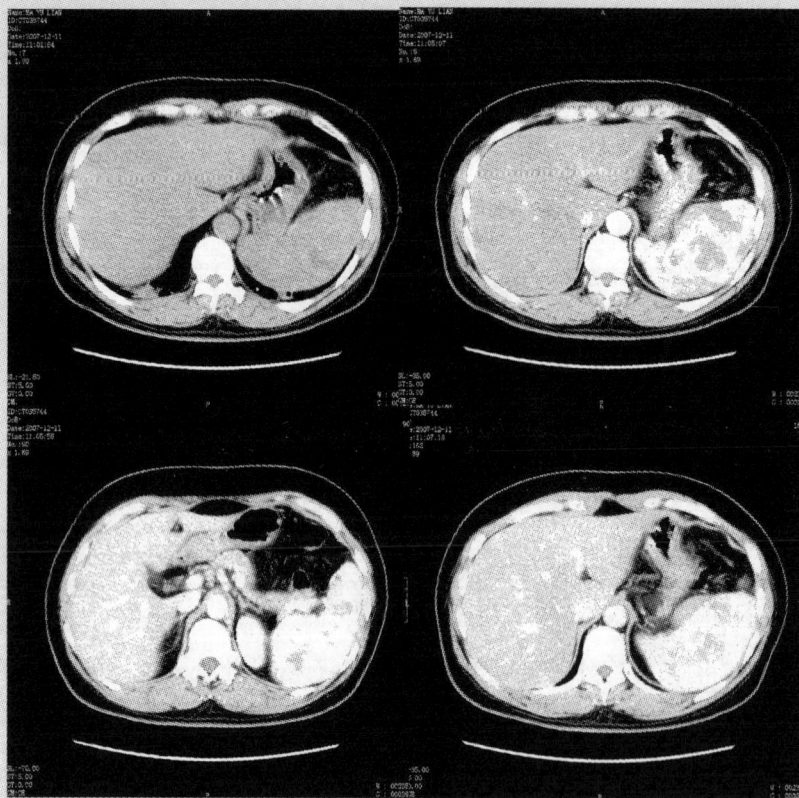

图 5-64

【CT 诊断】 脾脏海绵状血管瘤。

相 关 知 识

一般认为脾血管瘤的形成基础是血管组织的胚胎发育异常。可单发或多发(脾血管瘤病)或是全身血管瘤的一部分。脾脏血管瘤分为海绵状血管瘤、毛细血管瘤和混合型血管瘤。其中以毛细血管瘤多见,临床表现:一般没有症状,巨大的弥漫型血管瘤可发生梗死、感染、出血、纤维化、钙化等继发改变,并出现相应症状。

CT 表现:毛细血管瘤呈均匀的低密度或等密度影,边缘清晰;增强扫描动脉期、门脉期肿瘤强化不明显,但于延迟扫描病灶周边略有强化,体积相对缩小;而海绵状血管瘤与肝内海绵状血管瘤强化特征相似,表现为实性肿块,增强扫描造影剂由病灶边缘强化,并逐渐向病灶中心弥漫。延迟扫描病变区可逐渐变为等密度。脾血管瘤检查的首选方法为超声或者CT,在多数情况下,这两种方法均可明确诊断。当与其他疾病不能鉴别时,MRI 及 DSA 可提供附加诊断信息。此外,DSA 亦是脾血管瘤选择性栓塞治疗的手段。

【鉴别诊断】

①实性肿块应与脾淋巴瘤、转移瘤、脾血管内皮肉瘤、恶性纤维组织细胞瘤等鉴别。血管瘤一般边缘清楚,恶性肿瘤边缘可不规则及模糊。诊断应结合临床及肿瘤的发病率综合分析,单凭形态改变多难以准确定性。②囊性和囊实性肿块:主要应与淋巴管瘤和假性囊肿等鉴别。后二者在增强扫描时强化较轻或不强化,多易于鉴别。

复习思考题

1. 下列关于脾血管瘤的错误说法是(　　)
    A. 均匀的低或高密度肿块　　　　B. 可以有大小不等的囊变区
    C. 边缘钙化常为薄蛋壳样　　　　D. 增强扫描肿块明显增强
    E. 常合并肝硬化和脾静脉曲张
2. 下列关于脾血管瘤的说法,哪一个是错误的(　　)
    A. 实性或囊实性肿块　　　　　　B. 边缘清楚的低或等密度区
    C. 可有大小不等的囊变区　　　　D. 发现钙化即可除外血管瘤块
3. 简述脾血管瘤的分类及其 CT 表现。

三、脾外伤,脾内血肿

病例 5-58

【病史摘要】　男性,31 岁。外伤后腹痛,腹胀。

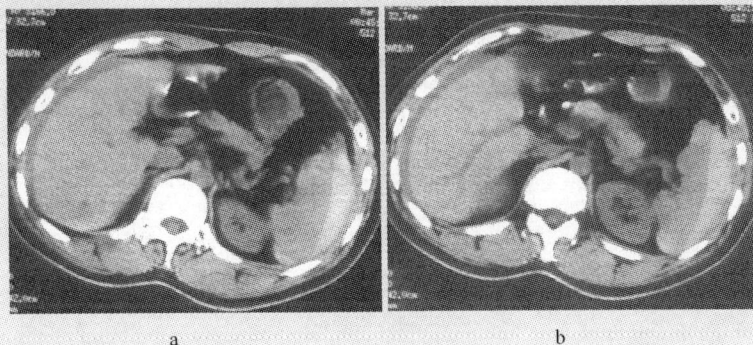

a　　　　　　b
图 5-65

【CT征象】 如图5-65,平扫见脾脏内密度不均匀,可见长条形的高密度区,境界较清晰,脾周可见弧形低密度积液影。

【CT诊断】 脾外伤,脾内血肿。

相 关 知 识

脾损伤多为腹部钝器伤所致。分为三类:①脾完全破裂(脾实质及脾被膜均破裂);②脾中心破裂致使脾髓质内形成血肿;③被膜下破裂而形成被膜下血肿。

CT表现:①新鲜血肿平扫呈高密度或等密度,随着时间延长,血肿逐渐变为低密度;②脾被膜下血肿压迫脾实质可使脾变形。脾实质内血肿境界多不规则;③若脾内血肿未及时发现,脾被膜无破裂,可形成脾内假性囊肿;④增强扫描时脾实质明显强化,血肿一般不强化,形成低密度影。在急性损伤时,常规应做增强扫描,以发现等密度的血肿;⑤若脾破裂伴有活动性出血,增强扫描可见造影剂外渗形成明显的高密度强化区。本例脾血肿平扫时出现高密度影,提示有脾破裂新鲜血肿。

【鉴别诊断】

脾血管瘤:无外伤史平扫呈低密度或等密度,边缘清晰。增强扫描时强化从边缘开始逐渐向中心延伸,强化明显。

复习思考题

1. 关于脾外伤的 CT 检查,下列说法哪一个是错误的(　　)

A. 伤后即可做 CT 平扫,检查阴性可除外脾破裂

B. 脾内血肿的密度随时间而变化

C. 应增强扫描以发现包膜下血肿

D. 脾撕裂伤时可见脾边缘裂缝

E. 脾破裂出血多潴积于左侧结肠旁沟

2. 下列关于脾包膜下血肿的说法,哪一项是错误的(　　)

A. 可表现为沿脾边缘呈新月形阴影

B. 急性期呈等或稍高密度影

C. 随时间推移血肿密度降低

D. 增强扫描不易识别

E. 慢性期平扫即可发现

3. 简述脾外伤的 CT 分型及表现?

(刘文亚　米日古丽　燕桂新　王　静　蒋　奕　何桂茹　古丽娜　王　健　倪瑞玲)

第六章　泌尿生殖系统和腹膜腔疾病

第一节　泌尿系统疾病

一、肾 囊 肿

病例 6-1

　　【病史摘要】　女性,42岁。右腰胀痛不适半年余,B超发现右肾囊性占位。

　　【CT 征象】　如图 6-1,右肾中极见一类圆形水样密度肿块,境界清楚锐利,密度均匀,直径约为 4cm;注射造影剂后,肿块无增强,与肾实质界限清楚。

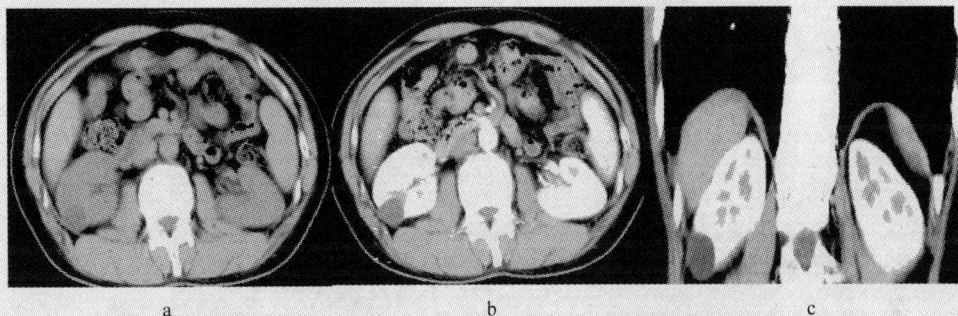

a　　　　　　　　　　　b　　　　　　　　　　c

图 6-1

　　【CT 诊断】　肾囊肿。

相 关 知 识

　　肾囊肿以单纯性囊肿居多,是最常见的良性肿瘤样病变,常见于 30~60 岁,男女比例 2:1。其发生与肾小管堵塞或缺血有关。囊肿大小不一,内含清亮浆液性液体;其囊壁薄且光滑,偶有钙化。临床上病人常无症状,有时感腹部不适、胀痛等,尿正常,多因检查其他器官时,偶尔被发现。

　　CT 表现:①肾实质内单发或多发的圆形、椭圆形均匀低密度区,CT 值为水密度,不强化;②囊肿与肾实质分界锐利清楚;③囊壁薄而均匀,小于 1mm 时,常不能清楚分辨;④当囊肿内出血或囊肿液蛋白含量高时,囊肿密度可增高。

　　【鉴别诊断】

　　具有①~③项的肾囊肿,CT 诊断的正确率几乎为 100%。当囊肿为高密度时,常需与囊性肾癌或囊肿癌变鉴别,前者增强扫描后无密度改变。后者囊壁不光滑,密度不均匀,有时可见附壁结节,囊壁及壁结节可增强。

复习思考题

1. 下列肾囊肿的 CT 表现中错误的是( )
   A. 圆或椭圆形,外形光滑　　　　　B. 囊肿和肾实质分界锐利,清楚
   C. 囊肿壁很薄,不能测出　　　　　D. 囊内密度均匀,接近水
   E. 注射造影剂,轻度强化
2. 鉴别高密度肾囊肿的主要方法是( )
   A. 根据病变形态　　　　　　　　　B. 根据病变密度
   C. 根据病变边缘　　　　　　　　　D. 根据囊肿壁的厚薄
   E. 根据增强 CT 后的变化

二、肾 细 胞 癌

病例 6-2

　　【病史摘要】　男性,55 岁。体检 B 超发现右肾占位。

　　【CT 征象】　如图 6-2,平扫示右肾一等密度的类圆形肿块,明显突向肾外。增强后皮质期肿瘤明显不均匀强化,肾实质期,周围肾实质强化,肿块呈相对低密度。

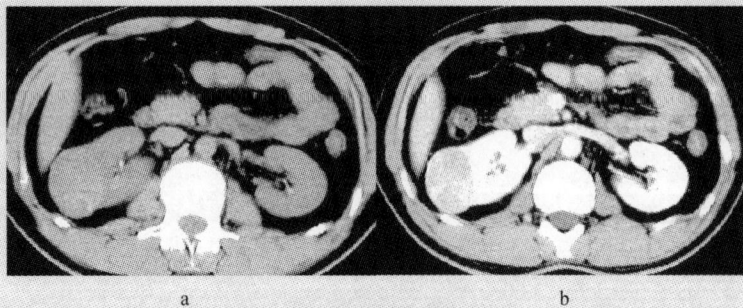

a　　　　　　　　　　　　　　　　b

图 6-2

　　【CT 诊断】　右肾细胞癌。

病例 6-3

　　【病史摘要】　男性,58 岁。血尿 1 个月为主诉入院。B 超示左肾占位。

　　【MR 征象】　如图 6-3,左肾上极见一大小约 5cm×4cm×3cm 的混杂长 T1 混杂长 T2 的异常信号,病变轮廓基本光整,内部信号不均匀。增强扫描后病变有明显的强化,部分病灶未见强化。

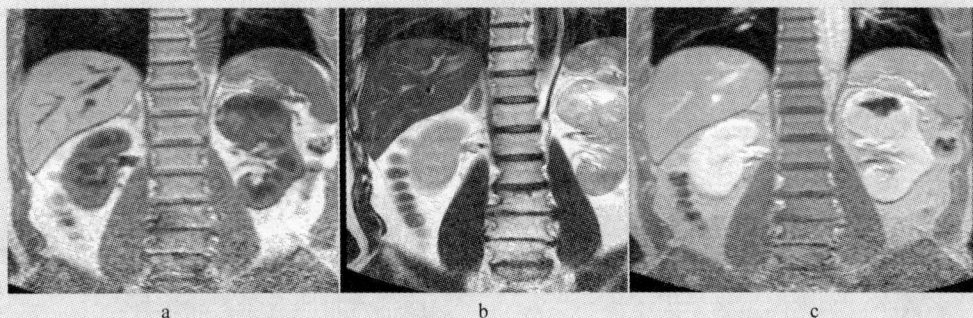

图 6-3

【MR 诊断】　左肾上极癌。

相 关 知 识

肾细胞癌是最常见的肾恶性肿瘤,约占全部肾恶性肿瘤的 85%。发病年龄多在 40 岁,男性较女性多见。病理上以透明细胞癌多见,易发生在肾的上极或下极。临床典型表现为无痛性肉眼血尿、腹部包块和腰部疼痛。小肾癌是肾细胞癌早期的发展阶段,其直径等于或小于 3cm,临床常无症状,多为偶然发现,早期发现及时切除后预后较好。典型肾细胞癌呈实质性不规则肿块,内常有出血和坏死区,坏死区较大时,可呈囊性表现。肿瘤与邻近肾实质分界部分清楚、部分不清,瘤周可有假包膜,瘤体血供丰富。进展期肾癌可发生周围侵犯、淋巴结转移和肾静脉内癌栓。较少的肾细胞癌含有钙化。肿瘤晚期发生转移,包括局部侵犯、淋巴结转移和血行转移。

CT 表现:①平扫大多数表现为肾实质肿块,呈类圆形或分叶状,大的肿瘤明显突向肾外。肿块密度可均一,相当或略低于邻近肾实质,偶为略高密度;约 10%~20% 肿瘤可有点状或不规则形钙化。增强检查早期,肿瘤多有明显、不均匀强化,其后由于周围肾实质强化而呈相对低密度的不均匀肿块。肿瘤向外侵犯致肾周脂肪密度增高、消失和肾筋膜增厚,并可浸润肾周其他脏器;肾静脉和下腔静脉发生瘤栓时,管径增粗,内有充盈缺损或不再发生强化;淋巴结转移通常位于肾血管及腹主动脉周围,呈多个类圆形软组织密度结节。②小肾癌小于 3cm,局限于肾实质内,密度多均匀,平扫时呈稍高密度、等密度或低密度,可有钙化,肾外观正常时易漏诊。

MR 表现:MRI 可检出直径 1cm 的小肾癌,肾实质内边缘不清的不规则肿物;肿瘤在 T1WI 上呈略低信号,T2WI 上呈较高信号;增强扫描早期呈不均匀强化,以边缘强化更明显。小的低度恶性肿瘤须进行延迟的间质期扫描。肾实质内异常信号区;肿块周围假包膜征;增强扫描呈不同程度的强化,肾盂、肾盏变形。

【鉴别诊断】

①血管平滑肌脂肪瘤:为多种密度的肿块,其中可见脂肪成分,较小的肿瘤可双肾多发,部分病例伴有结节硬化。倘若肿瘤内无脂肪,又无结节硬化,则与肾癌不能鉴别;②肾复杂

囊肿:如黏液蛋白含量多时 CT 值可增高,但境界清楚,边缘锐利,注射造影剂后不强化。诊断较为困难的是少数囊性肾癌与合并有感染、出血的肾囊肿间的鉴别,有明显肾盂侵犯的肾癌与向肾实质侵犯的肾盂癌间的鉴别,往往需穿吸活检甚至手术才能明确诊断。

复习思考题

1. 下列关于小肾细胞癌 CT 表现特点的描述,错误的是( )
  A. 通常肿瘤直径小于 3cm   B. 多数小肾细胞癌密度均匀
  C. 多数小肾细胞癌边缘模糊不清   D. 癌灶可隆起于肾轮廓外
  E. 增强早期可出现一过性不均匀强化表现

2. 成人最常见的肾肿瘤是( )
  A. 肾盂癌   B. 肾腺瘤
  C. 肾实质癌   D. 肾转移瘤

3. 请简述肾癌的 CT 和 MRI 表现。

三、肾血管平滑肌脂肪瘤

病例 6-4

【病史摘要】 女性,35 岁。左腰部胀痛 2 个月,加重 2 周。

【CT 征象】 如图 6-4,平扫示左肾中上极一低密度肿块,边界清楚,向肾外突出,CT 值为 -89～-105Hu,增强后双肾实质部分明显强化,低密度肿块无强化。

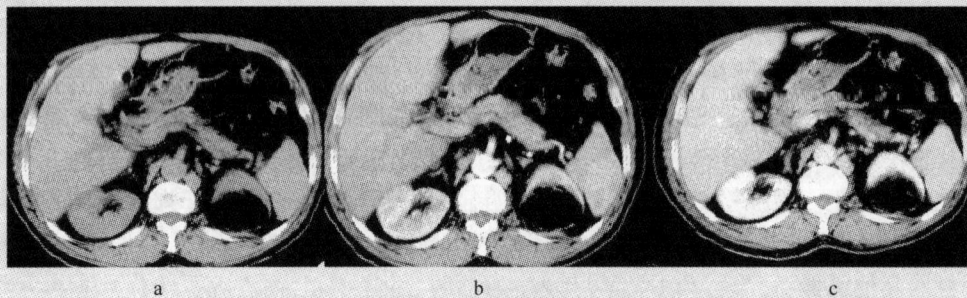

a   b   c

图 6-4

【CT 诊断】 左肾血管平滑肌脂肪瘤。

病例 6-5

【病史摘要】 女性,45 岁。体检发现左肾占位半个月。

【MR 征象】 如图 6-5,左肾上极可见一短 T1 长 T2 信号的肿块,病变在 T1 压脂序列上高信号被抑制变成低信号,病变内部信号欠均匀。增强扫描后病变有明显的不均匀强化。

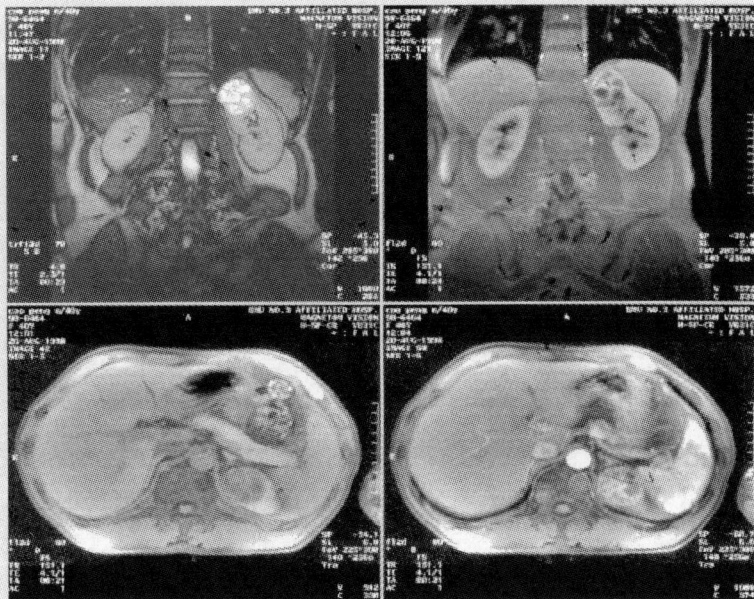

图 6-5

【MR 诊断】　左肾血管平滑肌瘤(肾错构瘤)。

相 关 知 识

肾血管平滑肌瘤是肾脏最为常见的良性肿瘤。肿瘤境界清楚,无包膜,生长缓慢,以膨胀方式取代正常肾实质。向肾盂内生长的肿瘤致肾盂、肾盏变形而不破坏它,肿瘤由脂肪、血管及平滑肌三种组织构成,含脂肪多的肿瘤较易诊断,而以肌组织或血管为主的肿瘤,因脂肪组织太少或因出血掩盖了脂肪,致使其容易与其他的实质性肿瘤相混淆。因此,CT 和 MRI 诊断的关键是确定肿瘤内是否有脂肪,即使少量的脂肪也可确诊。

CT 表现:①肾内肿块,无包膜但境界清楚,多为单发。②密度不均匀,有软组织及脂肪等不同程度的低密度。脂肪性低密度是诊断 AML 的特征性表现,当脂肪成分少时,应采用薄层扫描,以减少部分容积效应的影响,增加显示脂肪的敏感性。但少数在 CT 上不能显示脂肪。③增强扫描,血管平滑肌瘤的血管、肌组织成分明显强化,脂肪成分很少增强。④肾肿块内和肾包膜下可见急、慢性出血征象。

MRI 表现:在磁共振上表现为三种组织的特征性信号表现。含血管、平滑肌和脂肪三种成分,多为良性,以脂肪为基本成分。T1WI 脂肪抑制序列中具有特征性表现的肾脏错构瘤即血管平滑肌脂肪瘤。

【鉴别诊断】

①肾转移癌为肾内多发软组织肿块,无脂肪密度,常有原发病史;②肾癌:肾癌绝大多数为单发,少数可单侧多发或双侧多发,与血管平滑肌脂肪瘤鉴别一般不难。但以肌和血管组

织为主的肿瘤常易误为肾癌和肾盂癌,后两者多为单发,较少的肾癌有钙化,且易囊变坏死,而血管平滑肌脂肪瘤则没有钙化。肾盂癌易破坏肾盂、肾盏并累及上段输尿管,肿瘤多与肾实质分界不清。最近亦有关于肾癌内存在脂肪的报道,但少见,需密切结合临床及密切随访观察。依据肾不均质肿块内有明确脂肪成分,通常不难做出诊断。诊断较困难的是含脂肪量很少的肿瘤,不能与常见的肾癌相鉴别。

复习思考题

1. 肾血管平滑肌脂肪瘤的 CT 和 MRI 诊断有确诊意义的是(　　)
   A. 肾实质占位,境界清楚而密度不均　　　B. 增强后部分瘤组织增强
   C. 瘤内有脂肪成分　　　D. 三种成分缺一不可
   E. 合并结节硬化
2. 不是肾血管平滑肌脂肪瘤特点的是(　　)
   A. 通常被归为错构瘤　　　B. 以膨胀方式取代正常肾实质
   C. 瘤内有脂肪成分　　　D. 可造成瘤内或肾周出血
   E. 向肾盂内生长的肿瘤致肾盂、肾盏变形而破坏它的结构
3. 简述肾血管平滑肌脂肪瘤的 CT 和 MRI 表现。

四、肾　结　石

病例 6-6

【病史摘要】　男性,19 岁。右腰背部酸痛不适 1 年余。

【CT 征象】　如图 6-6,平扫示右肾中盏内一结节状高密度影,即为结石,CT 值高达 300Hu。

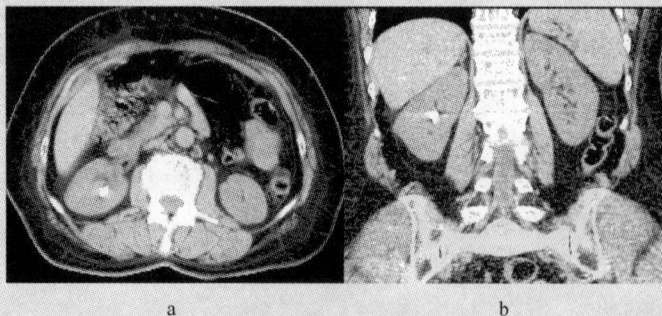

a　　　　　　　　　　　b

图 6-6

【CT 诊断】　右肾结石。

相 关 知 识

肾结石是泌尿系结石中最常见的一种,多见于青壮年,男女比约 3 ∶1,双侧结石约占 10%。临床症状主要为疼痛、血尿及感染,三者可并存,亦可单独存在。肾结石的主要成分为草酸钙和磷酸钙,常规 X 线片上 90% 可显示为高密度影,但纯尿酸结石则 X 线平片不显影。CT 对 X 线平片显影不良的阳性小结石和尿酸结石均可以显示,同时还能显示其大小、部位以及是否伴有肾积水。

CT 表现:①肾盂肾盏内不定型的钙化灶,CT 值在 200Hu 以上,并可发现直径 2mm 大小的结石,小的结石不引起肾脏大小及形态的改变,双肾多发结石可散在也可充满肾盂肾盏,形成铸形结石;②阴性结石表现为肾盂肾盏内充盈缺损,平扫时其密度较高,增强后不强化,故与肿瘤性病变不同;③结石可引起肾盂肾盏积水,但无破坏。

【鉴别诊断】
①肾结核:肾盂、肾盏破坏变形,肾皮质内可见脓肿及空洞,可有钙化,弥漫性钙化虽亦可呈肾盂肾盏状,但密度不均,且钙化多发生在单肾;临床上有感染征象及尿检查结核菌阳性;②髓质海绵肾:多为双侧,肾小盏锥体部见簇状、粟粒状钙化灶,80% 肾乳头受累。增强后可见细小钙化位于集合小管中;③肾钙盐沉着:多位于肾集合小管内及其周围,常累及双侧,无肾盂、肾盏积水等。

复习思考题

1. 肾结石的 CT 表现是(　　)
   A. 多见于青壮年,女性
   B. 阴性结石表现为肾盂肾盏内充盈缺损,增强后强化
   C. 结石可引起肾盂肾盏积水
   D. CT 和 X 线平片对各种结石显影良好
2. 下列肾结石的 CT 表现中错误的是(　　)
   A. 多见于青壮年,男性
   B. 阴性结石表现为肾盂肾盏内充盈缺损,增强后不强化
   C. 结石可引起肾盂肾盏积水
   D. CT 和 X 线平片对各种结石显影良好

五、肾　积　水

病例 6-7
　　【病史摘要】　女性,27 岁。左上腹部胀痛。
　　【CT 征象】　如图 6-7,左肾明显增大,肾盂、肾盏呈囊状增大,肾实质明显变薄。右肾显示正常。

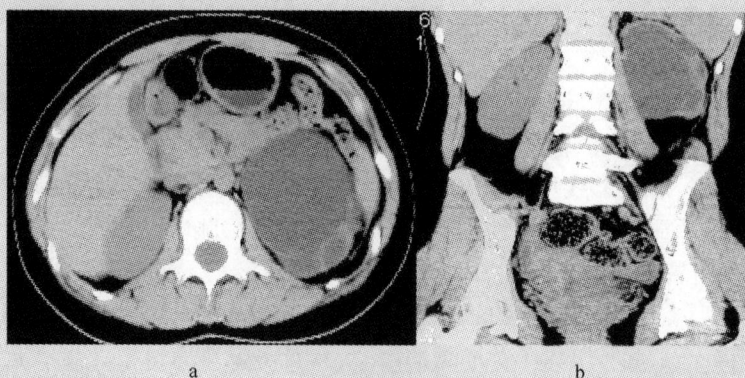

图 6-7

【CT 诊断】 左肾积水。

相 关 知 识

肾积水常见的原因:尿路管腔梗阻(系结石、肿瘤和外伤所致);其次为管壁内病变(系先天性、感染、放射性狭窄和闭锁)或尿路受压(系腹膜后肿瘤、淋巴瘤、腹膜后纤维化、盆腔肿瘤、血肿、外伤和异常的输尿管的通路所致);此外因神经源性的输尿管反流少见。肾盂积水纯粹是功能性的。CT 检查对肾盂积水的诊断有帮助:①可以清楚地显示肾脏大小、轮廓及结石、积水、肾实质病变和所剩皮质状态,还能鉴别肾盂积水与肾囊肿;②可以辨认来自尿路以外的病变;③增强造影可以了解肾功能。

CT 表现:①肾脏肾盂、肾盏的扩张表现为以肾盂为中心向肾皮质呈扇形分布的液性区,夹有间隔线。轻度梗阻时肾脏轮廓正常,肾实质受压不明显;急性或重度梗阻时,肾脏外形扩大,肾内囊形的低密度区明显扩大,境界清楚,并压迫肾实质使其变薄;②MSCT 的重建可提示梗阻段平面,并可发现梗阻原因如肿瘤、结石等;③增强扫描:轻度梗阻时肾功能可正常,表现为扩张的肾盏、肾盂内有造影剂潴留;严重梗阻时,肾功能明显下降,肾盂内无或极淡的造影剂充盈。

【鉴别诊断】

①多囊肾:双侧肾脏明显扩大,无肾盂、输尿管扩张,双肾皮髓质内布满大小不等的低密度占位,增强后囊内无造影剂存留,常合并有其他脏器多发囊肿;②肾盂旁囊肿:增强扫描无造影剂进入而有别于肾积水;③多发肾囊肿:常呈双侧,多位于肾脏外周部分,肾盂输尿管无扩大,而有肾脏受压征,在无尿路梗阻时肾功能正常。

复习思考题

1. 下列肾积水常见的原因中表述错误的是(　　　)
   A. 尿路管腔梗阻　　　　　　　　B. 管壁内病变或尿路受压
   C. 多囊肾　　　　　　　　　　　D. 神经源性的输尿管反流
2. 不是肾积水常见 CT 表现的是(　　　)
   A. 早期表现肾实质外周部分边缘模糊的低密度灶

B. 轻度梗阻时肾脏轮廓正常,肾实质受压不明显

C. 急性或重度梗阻时,压迫肾实质使其变薄

D. 追踪扫描可发现梗阻原因

E. 增强扫描扩张的肾盏、肾盂内有造影剂潴留

六、肾 结 核

病例 6-8

【病史摘要】 女性,38 岁。腰部钝痛半年余,加重伴肉眼血尿 10 天。

【CT 征象】 如图 6-8,双肾肿大,其中可见多发囊状低密度区及不规则高密度影,增强扫描,动脉期见肾脏皮质强化,髓质区呈低密度,延迟期肾实质强化,肾内见多发低密度区。

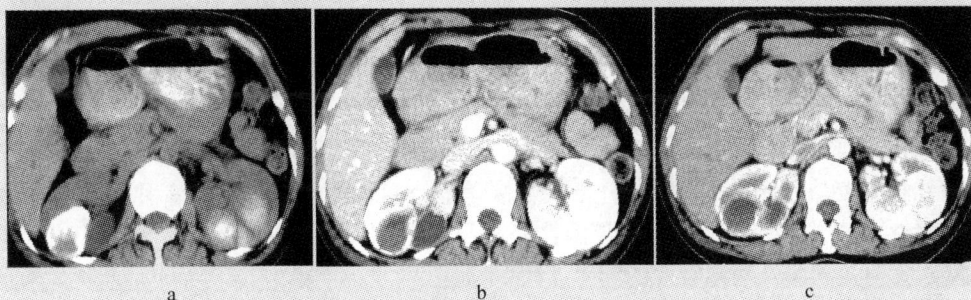

图 6-8

【CT 诊断】 双肾结核。

病例 6-9

【病史摘要】 女性,28 岁。尿频、尿急 5 个月余。偶有血尿 1 个月。

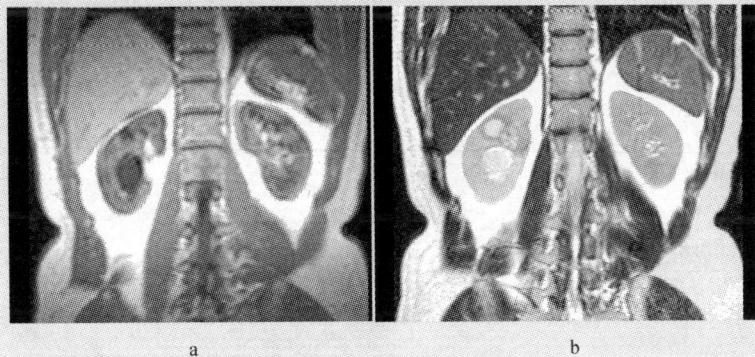

图 6-9

【MR 征象】 如图 6-9,右肾皮髓交界处可见两个大小不等的囊性长 T1 长 T2 异常信号区,此病灶与集合系统不相同,肾盂不大,未见输尿管扩张。

【MR 诊断】 右肾结核。

相 关 知 识

肾结核多见于 20~40 岁青壮年,男性多于女性。继发于肺结核,结核菌经血行抵达肾脏,结核菌多停留在肾小球周围毛细血管内,若病人免疫力高,细菌量少,则病变仅限于肾皮质内,形成多个微小肉芽肿,最后愈合而不发病。当病人抵抗力差时,早期在肾皮质内形成结核结节,以后逐渐融合而中心发生干酪样坏死。当病变发展到肾髓质后,肾乳头发生溃疡、坏死,并蔓延至肾盏形成空洞性溃疡。病变并可通过血液及淋巴道从肾脏一部散播到他部,形成多个空洞。若病变继续发展可成为无功能脓肾,并可侵及肾周而引起炎症及脓肿;亦可发展为肾自截,使全肾钙化而无功能。肾结核的主要临床表现为尿频、尿急、血尿、脓尿,少数可有高血压。

CT 表现:①早期肾可显示正常;②中期表现肾脏外周部分边缘模糊的低密度灶或空洞,相邻的肾盏不同程度的变形,肾功能可正常;③晚期肾功能减弱,肾皮质萎缩,可见扩大的肾盏、肾盂,可有空洞、钙化,并可见增厚的肾盂和输尿管壁。

MR 表现:肾实质的干酪坏死灶、空洞和扩张的肾盏、肾盂依其内容而有不同信号强度。MRU 也可清楚显示肾盏、肾盂和输尿管的异常改变。

【鉴别诊断】

肾结核主要依靠尿中查出结核杆菌及影像学检查表现作诊断。①肾囊肿:为境界清楚的圆形的囊性占位,大部与肾盏不通,肾盂性囊肿与肾盏相通,其内可见造影剂潴留,但其壁清楚、单发,无肾盂狭窄及输尿管壁的增厚,肾脏排泄正常,无尿频及脓尿等症状;②多囊肾:双侧肾明显增大,其内有多发的大小不等的囊性占位,肾盏肾盂受压改变;③结石性肾积水:可见结石的形态,近端肾盏、肾盂扩大,其边缘锐利,严重者肾脏明显肿大,肾皮质菲薄,但无钙化。

复习思考题

1. 肾结核较为特征的 CT 表现是(　　　)
   A. 肾脏外形改变　　　　　　　　　B. 肾脏功能改变
   C. 钙化和肾盂壁增厚,狭窄　　　　D. 肾皮质变薄
   E. 肾实质内单发或多发囊状低密度区
2. 下列哪一项不是肾结核的 CT 表现(　　　)
   A. 男性多于女性
   B. 肾脏排泄正常,无尿频及脓尿等症状
   C. 结核菌多停留在肾小球周围毛细血管内
   D. 在肾实质内形成干酪样坏死
   E. 90% 为原发感染时结核菌经血行感染抵达肾脏

七、肾上腺皮质腺瘤

病例 6-10

　　【病史摘要】　女性,35 岁。体重增加伴多毛 1 年余。

【CT征象】　如图 6-10,平扫示右肾上方一圆形的软组织肿块,直径约 3cm,密度均匀,未见钙化。

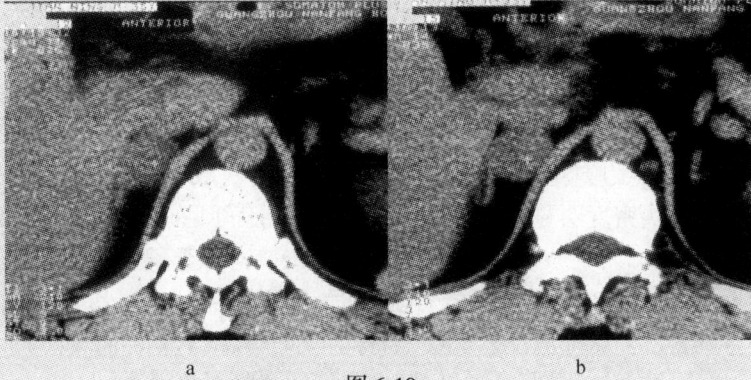

a　　　　　　　　b

图 6-10

【CT诊断】　右肾上腺皮质腺瘤。

病例 6-11

【病史摘要】　女性,38 岁。体检发现右侧肾上腺肿瘤 2 个月。

【MR征象】　如图 6-11,右肾上腺内支可见一直径约为 1cm 大小的类圆形等 T1 等 T2 异常信号,病变边界清楚,内部信号均匀。

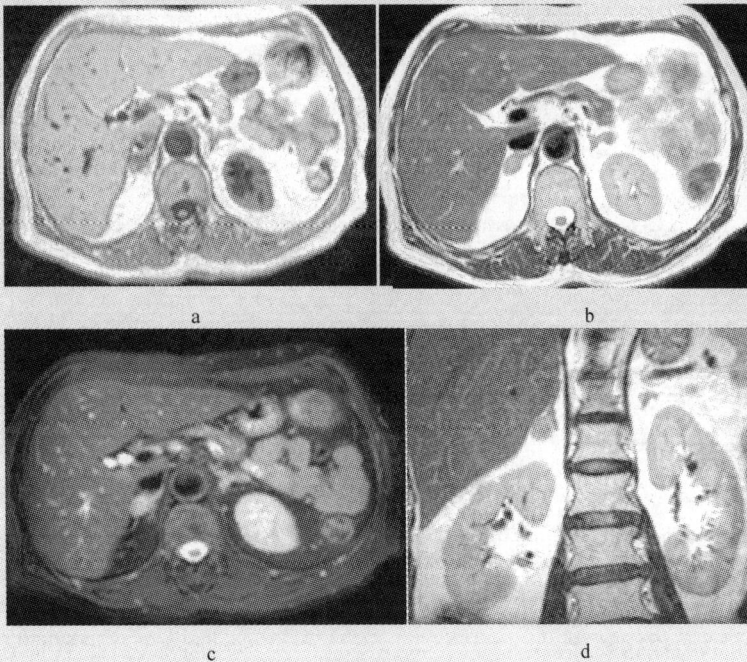

a　　　　　　　　b

c　　　　　　　　d

图 6-11

【MR诊断】　右肾上腺腺瘤。

相 关 知 识

肾上腺腺瘤是发生于肾上腺皮质的良性肿瘤。可分为功能性或非功能性。病变常单侧发生,偶可双侧发生。大小一般为 2~5cm;极少数超过 5cm。肿块边缘清楚、锐利,大多数密度均匀,仅少数可因囊变坏死而表现为密度不均匀。各种类型的腺瘤均有完整包膜,并含有丰富的脂质,其中功能性者直径多在 3cm 以下,而非功能性者通常较大。

CT 表现:①单侧肾上腺区呈圆形、境界清楚的肿块,一般为 2~5cm;②肿块密度均匀,少有钙化。增强后肿块密度明显低于肾脏;③同侧肾上腺可见,对侧肾上腺萎缩;④临床典型的 Cushing 综合征表现可见皮下及腹膜后脂肪沉积。当肾上腺腺瘤与肾脏上极的形态、大小及密度相近,特别是 CT 上可见同侧肾上腺时,为了避免肿瘤漏诊常需增强扫描,此时肿块明显低于肾脏密度。另外应注意观察,当肾上极缩小后,上一层面又增大,并占据几层,这一重要征象,提示此影已不是肾脏上极,而应高度怀疑肾上腺肿块。

MR 表现:卵圆形结节,边缘清楚,直径在 1~10cm 之间,一般小于 4cm 在 T1WI 和 T2WI 均呈均匀低信号,强扫描轻到中度强化。5% 的原发性醛固酮增多症由腺瘤引起。MRI 不能区分功能性和无功能性腺瘤。

【鉴别诊断】

①肾上腺假肿瘤:胃底、副脾、胰尾、脾血管易误为左肾上腺肿块,肝尾叶增大也易误为右肾上腺肿块,CT 扫描应显示好邻近结构,胃肠道应充盈好造影剂。必要时,行增强扫描或做 B 超、MRI 检查,MSCT 薄层重建后行冠状面、矢状面重建有助于定位鉴别诊断;②节细胞神经瘤:较少见,无 Cushing 综合征表现,偶有阵发性高血压,CT 表现与腺瘤难以鉴别;③嗜铬细胞瘤:肿瘤直径多大于 5cm,且密度不均匀,易囊变及钙化;④肾上腺癌:肿瘤一般较大,且密度不均匀,可有钙化,侵及周围组织或有转移灶时易确诊。但较小的腺癌与腺瘤难以鉴别。

【鉴别诊断】

诊断困难的是非功能性腺瘤,应与其他非功能性肿瘤,如转移瘤等相鉴别,MRI 反相位检查可明确诊断。

复习思考题

1. 肾上腺腺瘤的 CT 表现多为低密度,主要原因是其内含有( )
   A. 液体　　　　　　　　B. 脂类　　　　　　　　C. 空气
   D. 蛋白质　　　　　　　E. 出血
2. 下列哪一项不是肾上腺腺瘤的 CT 表现( )
   A. 密度均匀的类圆形实性肿块　　　　B. 边缘光滑清晰与肾上腺相连
   C. 常可见条或斑片状钙化　　　　　　D. 常因含有脂类而呈低密度
   E. 增强扫描呈轻度强化

八、肾上腺皮质增生

病例 6-12

　　【病史摘要】　女性,13 岁。进行性肥胖 2 年,乏力,血压升高 2 年。

　　【CT 征象】　如图 6-12,双侧肾上腺内侧支与外侧支增粗,超过同平面的膈脚厚度,左侧肾上腺体部饱满,未见明显的肿块影。

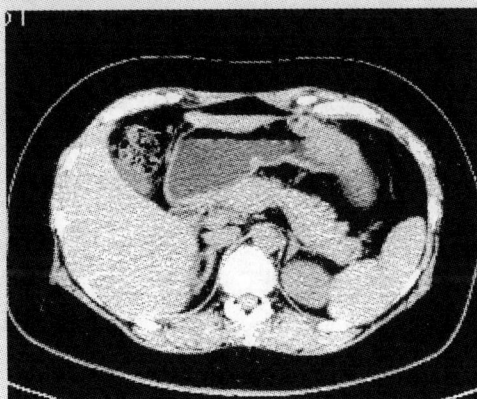

图 6-12

　　【CT 诊断】　双侧肾上腺皮质增生。

相 关 知 识

　　肾上腺皮质分泌适量的糖皮质激素、盐皮质激素和雄性激素,来调节人体代谢。当皮质增生时,根据增生来源的皮质细胞的不同,临床上可表现为皮质醇增多症(库欣综合征)、醛固酮增多症(高血压、低血钾)、肾上腺性腺异常(女性男性化,男性为性早熟)等。目前在所有的影像检查中 CT 为最佳检查方法。肾上腺皮质增生可发生于任何年龄,以 20~40 岁多见,男女比约 1∶4。CT 检查表现为双侧肾上腺弥漫性或结节样增生,重者肾上腺的内、外支可超过膈脚的数倍,轻者则可表现为肾上腺"正常",而仅在光学显微镜下见皮质增生改变。对怀疑肾上腺皮质增生病人,CT 检查应采用薄层连续扫描,通常不需要行增强扫描。

　　CT 表现:①双肾上腺外观正常,其内、外支可弥漫性增生,其厚度超过同平面膈脚的厚度,有时可见小结节影。个别肾上腺也可表现为正常;②皮下及腹膜后脂肪沉积;③对促肾上腺皮质激素(ACTH)依赖性皮质醇增多症病人,头颅 X 线片、CT 及 MRI 或血、尿检查常提示有垂体瘤的证据。

　　【鉴别诊断】

　　①正常肾上腺:垂体 ACTH 腺瘤时,肾上腺虽有增生,但其宽度及长度常没超过正常值,CT 扫描常表现为阴性。此时应结合垂体扫描、血尿生化检查及肾周围脂肪沉积等间接征象来判断;②肾上腺皮质腺瘤:常单侧发生,肿块累及肾上腺一支,境界清楚,对侧肾上腺常缩小。多发小腺瘤时,难与肾上腺结节增生鉴别。需结合临床 ACTH 的检测,并寻找病因。

复习思考题

1. 下列哪一项不是肾上腺皮质增生的 CT 表现(　　)
 A. 肾上腺外观正常,其内支或外支弥漫性增生 B. 厚度超过同平面膈脚的厚度
 C. 用薄层连续扫描   D. 皮下及腹膜后脂肪沉积
 E. 通常需要行增强扫描
2. 下列哪一项是肾上腺皮质增生的 CT 表现(　　)
 A. 密度均匀的类圆形实性肿块   B. 边缘光滑清晰与肾上腺相连
 C. 常可见条或斑片状钙化   D. 增强扫描呈明显强化
 E. 肾上腺外观正常,其内支或外支弥漫性增生,厚度超过同平面膈脚的厚度

九、肾上腺嗜铬细胞瘤

病例 6-13

 【病史摘要】　女性,25 岁。阵发性心悸、多汗,血压升高 3 个多月。CT 扫描示右肾上腺巨大占位。

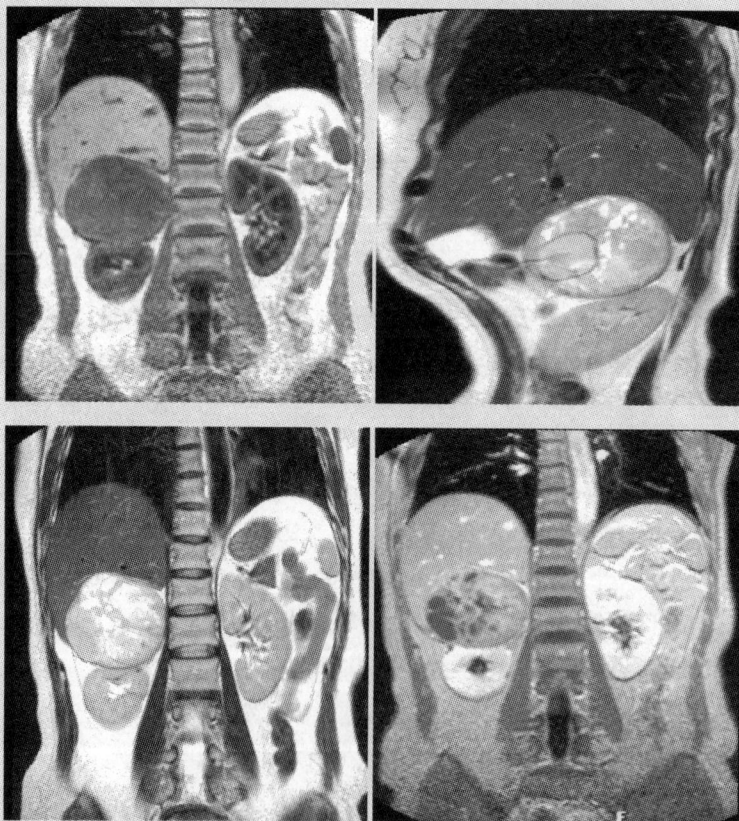

图 6-13

【MR 征象】　如图 6-13,右肾上腺可见一巨大的混杂信号的占位病灶,病变边界清楚,内部信号基本均匀,在 T1WI 上呈低信号,在 T2WI 上呈高信号。增强扫描后病变有明显的不均匀性强化。

【MR 诊断】　右肾上腺嗜铬细胞瘤。

相 关 知 识

肾上腺嗜铬细胞瘤是发生于肾上腺髓质的肿瘤,多为良性,但也可为恶性,肾上腺是嗜铬细胞瘤的主要发生部位,约占 90%。而 10% 位于主动脉或下腔静脉旁、腰椎旁和肾门。嗜铬细胞瘤产生和分泌儿茶酚胺。临床上肿瘤可发生于任何年龄,以 20~40 岁多见。典型表现为阵发性高血压、伴头痛、心悸、多汗,发作数分钟后症状缓解。

MR 表现:肿瘤常大于 3cm,10% 为双侧,10% 为恶性。典型征象在 T2WI 上呈高信号;肿瘤内部发生囊变、出血时,其信号将发生变化。动态增强早期多呈轻微强化或无明显强化,而在动脉晚期和门静脉期则显著强化,直到延迟期。

【鉴别诊断】

临床考虑嗜铬细胞瘤,但肾上腺区未发现异常时,则应检查其他部位,有可能检出异位嗜铬细胞瘤,后者常位于腹主动脉旁,表现类似肾上腺嗜铬细胞瘤;当查出肾上腺或肾上腺外肿块,并发现其他部位转移灶时,应考虑恶性嗜铬细胞瘤。

十、输尿管肿瘤

病例 6-14

【病史摘要】　男性,65 岁。无痛性肉眼血尿 1 周,尿脱落细胞中发现可疑癌细胞。

【CT 征象】　如图 6-14,增强扫描示左侧腰大肌前方输尿管管壁增厚,管腔增宽,其内可见一软组织块影突向管腔内,明显强化,腹膜后未见明显肿大淋巴结影。

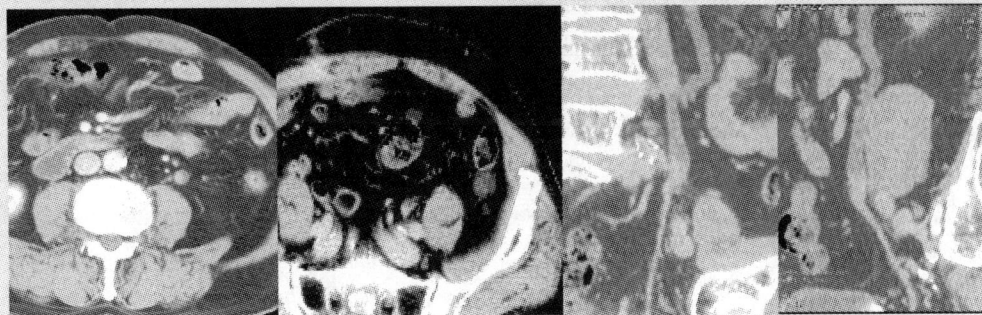

图 6-14

【CT 诊断】　输尿管移行细胞癌。

相 关 知 识

输尿管肿瘤较少见,可分原发性和继发性两类,原发肿瘤起源于输尿管上皮或间叶组织,继发肿瘤是其他部位的肿瘤种植、浸润和转移到输尿管。肿瘤多见于男性,75%的肿瘤发生在输尿管下 1/3,双侧发病占 0.9% ~ 1.6%。恶性病变大多数发生在 40 岁以上,良性肿瘤多为年轻人。血尿是其常见的临床症状,也可因血块通过输尿管引起轻度腰痛,有时甚至为绞痛。恶性病变的晚期,病人有消瘦、食欲不振等,有时尿脱落细胞检查可见癌细胞。诊断输尿管病变最常用的是排泄性尿路造影,但此检查多不易显示输尿管内的充盈缺损,仅表现为肾及上段输尿管的积水及肾分泌功能下降,难与引起输尿管梗阻的其他原因如先天性狭窄及结石鉴别。逆行尿路造影能清楚显示梗阻部位及管腔病变下部的形态,不能显示肿瘤的范围。MSCT 增强前后曲面重建 CMPR 技术检查对于直接显示输尿管的肿瘤及其范围有独特作用。

CT 表现:①输尿管径路可见管壁增厚或软组织块影,有时可见扩张的输尿管远端内充盈缺损,其上段输尿管及肾盏肾盂明显扩张积水;②常可合并结石,此时可见到结石周围的管壁增厚或有肿块;③增强扫描输尿管肿块可有强化,肾排泄功能差,远端输尿管无造影剂显示;④常与肾盂、膀胱癌合并存在,能显示出肾盂或膀胱内的充盈缺损;⑤盆腔及腹膜后可见肿大的淋巴结。

【鉴别诊断】

①输尿管良性阻塞性病变:输尿管内的结石或血块可以造成输尿管积水。血块多为高密度影,增强后无强化;结石因钙盐的密度较高,很容易与软组织的肿块鉴别。值得当心的是结石常与输尿管癌并发,故应小心观察;②炎性肌纤维母细胞瘤:可发生于任何组织,发生在输尿管者十分罕见,表现为沿输尿管长径生长的软组织肿块,少有转移征象;③输尿管肉瘤;输尿管非上皮性恶性肿瘤较为罕见,多为肌源性肉瘤,肿瘤侵袭性生长,大部分为血行转移,仅 20% 为淋巴转移。

复习思考题

1. 下列哪一项不是输尿管肿瘤的 CT 表现(　　　)
   A. 输尿管径路可见管壁增厚或软组织块影
   B. 有时可见扩张的输尿管远端内充盈缺损
   C. 增强后无强化
   D. 盆腔及腹膜后可见肿大的淋巴结
   E. 可合并结石
2. 输尿管肿瘤好发部位(　　　)
   A. 输尿管的中上 1/3　　　　　　　B. 输尿管的中间 1/3
   C. 输尿管的中下 1/3　　　　　　　D. 输尿管的上 1/2
   E. 输尿管的 1/4
3. 简述输尿管肿瘤的 CT 表现。

十一、膀 胱 肿 瘤

病例 6-15

【病史摘要】　男性,63 岁。无痛性血尿 3 个月加重两周。

【CT 征象】　如图 6-15,平扫示膀胱右侧后壁较大的软组织肿块影,形态不规则;增强扫描示肿块有轻至中度不均匀强化,表面呈分叶状。

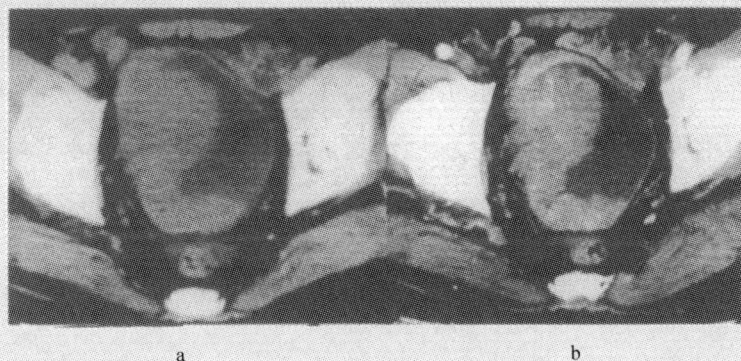

a　　　　　　　　　　　　b

图 6-15

【CT 诊断】　膀胱移行细胞癌。

相 关 知 识

膀胱癌常好发于 50~70 岁男性,占 75 岁以上男性死亡因素的第五位。其中移行细胞癌约占 90% ,为多灶性,可与输尿管癌、肾盏癌同时发生,多呈有蒂的乳头状结构;鳞癌比例占较低,恶性程度高,呈浸润性生长,不形成乳头状;腺癌极少见,常单发,是最常见的向腔外生长的膀胱癌。膀胱三角消失是膀胱癌侵犯精囊腺的重要征象,肿瘤侵犯前列腺表现为前列腺不规则增大,并与肿块相连;累及阴道旁或子宫旁组织,使子宫旁间质增厚或形成软组织肿块。累及盆壁出现软组织肿块,闭孔内肌边界消失。膀胱癌的转移途径以淋巴结转移最为常见。首先是内侧组和中组髂外淋巴结;其次是髂内和髂总淋巴结。盆腔内淋巴结大于 1.5cm 应怀疑有淋巴转移,但有 20% ~40% 假阴性,主要是不能判断正常大小淋巴结是否已被肿瘤侵犯。因此,盆腔内出现两侧不对称结节时,增强扫描排除血管及小肠后,应怀疑有淋巴结转移。

CT 表现: ①结节型为膀胱内乳头状肿块,有蒂和膀胱壁相连。膀胱充满造影剂后显示更清楚,变动体位肿瘤可移动;②浸润型膀胱壁增厚,表面不规则,局部膀胱壁僵直,表现为双边征;③膀胱周围出现软组织块影或膀胱壁模糊,有条状阴影向外延伸;④膀胱癌可累及精囊腺、前列腺、阴道、盆壁;⑤盆腔内可出现肿大的淋巴结。早期膀胱癌(T1 期)病变局限在黏膜层或黏膜下层,CT 难以做出诊断。肿瘤侵入浅肌层或深肌层则为 T2、T3 期,T2 期 CT 表现为膀胱内结节状或菜花状充盈缺损;T3a 期肿瘤穿透膀胱壁全层,CT 表现为受累膀胱壁僵硬,甚至出现局限性凹陷;当肿瘤累及膀胱周围的脂肪层时为 T3b,脂肪层模糊或消失。T4 期肿瘤侵犯邻近器官或盆腔、腹壁。

【鉴别诊断】

①膀胱其他恶性肿瘤:平滑肌类肿瘤、横纹肌肉瘤、淋巴瘤、恶性间叶组织混合瘤,表现为膀胱壁增厚,表面不光滑,呈结节状或菜花状,侵犯膀胱黏膜下层及肌层甚至膀胱全层,受侵犯的膀胱壁增厚,和膀胱癌鉴别困难;②乳头状瘤:一般较小,肿瘤表面光滑,膀胱壁无浸润,但病变早期,两者仅凭 CT 表现难以鉴别,表面有溃疡形成应考虑乳头状癌可能。乳头状瘤的组织形态上虽为良性,但表现为弥漫性生长、术后复发和转移特性,而且易癌变。

复习思考题

1. 一般情况下,CT 上正常人膀胱壁的厚度为(　　　)

    A. <1mm　　　　　　　B. <2mm　　　　　　　C. <3mm

    D. <4mm　　　　　　　E. >5mm

2. 泌尿系统肿瘤最主要的临床特点是(　　　)

    A. 无痛性全程血尿　　　B. 尿频和尿痛　　　　　C. 排尿困难

    D. 腹部肿块　　　　　　E. 尿失禁

3. 关于膀胱癌 CT 表现的描述,不正确的是(　　　)

    A.CT 能直接显示膀胱癌

    B.CT 能显示膀胱癌对精囊的侵犯

    C.CT 能检出膀胱癌所导致的盆腔淋巴结转移

    D.CT 能显示膀胱癌对前列腺的侵犯

    E.CT 能区别肿瘤是局限于黏膜内或已侵入黏膜下层

第二节　男性生殖系统疾病

一、前列腺炎,精囊炎

病例 6-16

【病史摘要】　男性,49 岁。低热,会阴部疼痛,尿道口有分泌物。

【CT 征象】　如图 6-16,盆腔 CT 平扫和增强示前列腺大小为 5cm×3cm,平扫密度不均匀,左后侧局限性低密度。精囊腺明显增大,左侧可见积气影,膀胱三角存在。增强扫描示前列腺不均匀强化,左后部低密度区无明显强化,精囊腺强化明显,但密度不均匀。

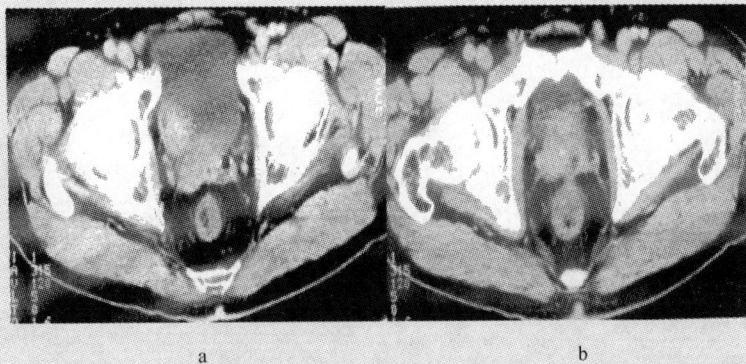

图 6-16

【CT 诊断】 前列腺脓肿,精囊炎。

相 关 知 识

前列腺炎大致分为三类,即细菌性、非细菌性和前列腺痛症。细菌性炎症 95% 为革兰阴性杆菌。前列腺炎一般临床可以确诊。

CT 表现:当前列腺炎并发脓肿时,CT 可显示脓肿以及炎症蔓延的范围。单纯性前列腺炎 CT 征象为前列腺增大,其内可见低密度微囊并有钙化;脓肿形成时,增强扫描正常前列腺强化,脓肿液化坏死区无强化;炎症蔓延累及精囊腺,可致精囊腺充血、水肿、明显增大,增强扫描强化明显。无菌性前列腺炎症一般不会累及精囊腺,而且触诊时质地较硬。精囊腺受累肿大,常提示前列腺感染为化脓性。

【鉴别诊断】

①前列腺癌:前列腺癌位于周围带并居被膜下,易穿破包膜而侵犯精囊腺,常有盆腔淋巴结转移。②前列腺增生以中叶增大为主,压迫尿道引起排尿困难。

复习思考题

1. 关于前列腺炎,下列哪项是正确的( )
   A. 前列腺增大,其内可见低密度微囊并有钙化
   B. 增强扫描前列腺及脓肿液化坏死区轻度强化
   C. 无菌性前列腺炎常见到精囊腺增大
   D. 当前列腺炎并发脓肿时,CT 不能显示脓肿以及炎症蔓延的范围
   E. 以上说法都不正确
2. 该患者最后诊断为前列腺脓肿,精囊炎;请问在上述图像中都有哪些影像学的征象?
   答题要点:平扫前列腺不均匀左后侧局限性低密度影,精囊腺增大,左侧可见积气影。增强扫描前列腺强化不均匀,左后部低密度区无强化,精囊腺不均匀强化。

二、前列腺增生

病例 6-17

【病史摘要】 男性,77 岁。排尿困难多年。

【CT 征象】 如图 6-17,盆腔 CT 平扫前列腺为 6.5cm×4.0cm,以中叶增大为主,并突入膀胱内。密度均匀,包膜完整,精囊腺境界清晰。

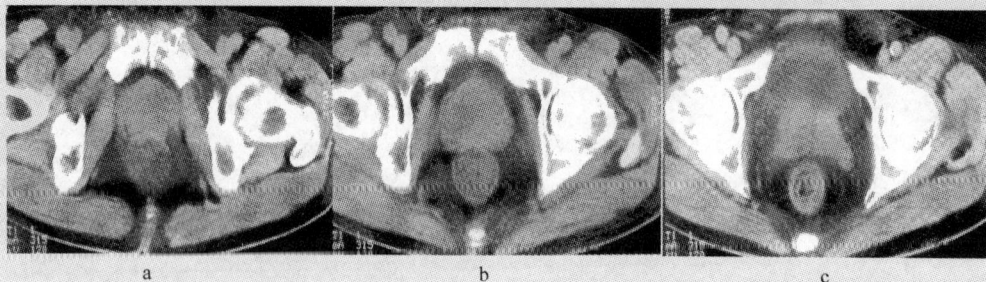

a　　　　　　　b　　　　　　　c

图 6-17

【CT 诊断】 前列腺结节性增生。

病例 6-18

【病史摘要】 男性,65 岁。夜尿、排尿困难 10 个月,尿频、血尿 4 个月余。

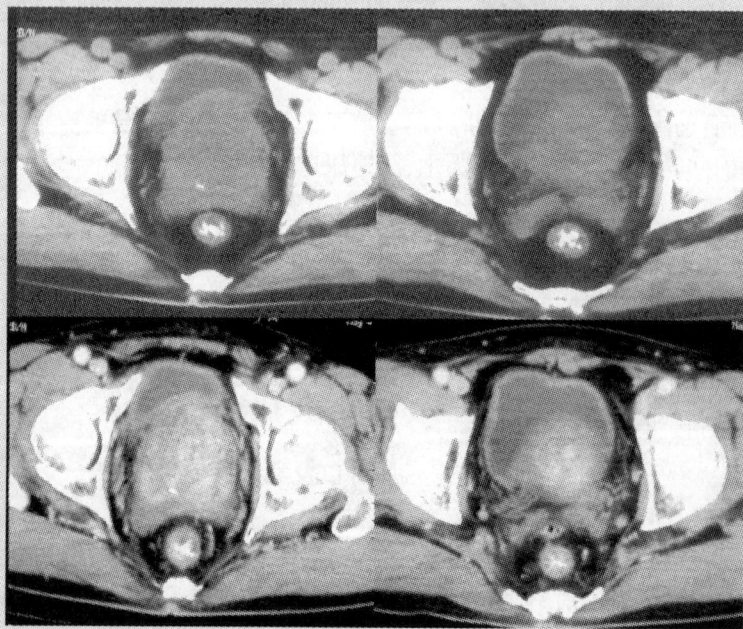

图 6-18

【CT 征象】 如图 6-18,盆腔 CT 平扫+增强前列腺明显肿大,最大横截面约 6.5cm×6.0cm,上缘达耻骨联合上 3.0cm,密度欠均匀,CT 值 30~40Hu,膀胱受压。增强扫描前列腺左侧叶明显强化,强化不均匀,CT 值 60~73Hu,大小约 4.8cm×5.5cm,向外侧隆起。前列腺与左侧精囊间脂肪间隙消失,左侧精囊肿大,边缘稍模糊,膀胱精囊角消失。前列腺内可见点状钙化。

【CT 诊断】 前列腺增生。

相 关 知 识

前列腺分为五叶,即前、中、后及两侧叶,前列腺增生多发生于老年人,主要是尿道周围的腺体增殖,正常前列腺可被推向外围形成假包膜。正常前列腺随年龄增长逐渐增大,前后径小于上下径和左右径,30 岁前应在 3.0cm 以下,60 岁后应在 5.0cm 以下。临床表现:尿频、排尿困难、血尿、夜尿等。

CT 表现:为前列腺增大,上界超过耻骨联合上方 2.0~3.0cm 仍见有前列腺阴影,轮廓一般较光整,两侧对称密度多均匀。增大的前列腺压迫并突入膀胱,表现为膀胱内密度均匀或不均匀肿块,增大的前列腺内可见点状或其他形状钙化,增强扫描表现为前列腺中央区不规则强化,而周边区多无明显强化。周围脂肪间隙清晰,精囊三角结构多正常,周围各种组织如脂肪层、肛提肌、闭孔内肌都可清晰分辨。盆腔内无肿大的淋巴结。

【鉴别诊断】

前列腺癌密度不均,包膜不完整,易累及精囊腺,并有淋巴结转移;前列腺特异性抗原和特异性抗体阳性者有助于二者的鉴别,最后确诊需行组织活检。前列腺增大可同时合并有前列腺癌,二者鉴别困难。

复习思考题

1. 下列哪项说法正确(   )
   A. 前列腺增生多发生于中叶腺体移行区,常规 CT 检查不易分辨
   B. 前列腺增生的 75%起源于后叶周边带
   C. 前列腺增生多发生于腺体中央带,常规 CT 检查即可分辨
   D. 各叶发生增生的概率相近
   E. 以上都不是
2. CT 扫描正常前列腺上界一般不超过耻骨联合上缘(   )
   A. 30mm   B. 20mm   C. 10mm
   D. 平耻骨联合上缘   E. 以上都不是
3. 下列哪项不符合良性前列腺增生的影像学表现(   )
   A. 前列腺体积明显增大,边界清晰
   B. 膀胱内见密度均匀或不均匀的前列腺腺体突入
   C. 前列腺内可见点状或其他形状钙化

D. 膀胱精囊角消失,前列腺与精囊腺间脂肪间隙消失

E. 腺体周围各种组织可清晰分辨,盆腔内无肿大的淋巴结影

4. 病例 6-18 经病理证实为前列腺增生,从上述图像中,除可见明显增大的前列腺外,还可见到哪些影像学的表现? 主要与什么疾病相鉴别?

答题要点:前列腺与左侧精囊间脂肪间隙消失,左侧精囊肿大,边缘不清晰,膀胱精囊角消失;前列腺癌易累及精囊腺,精囊三角的变钝或消失亦为前列腺癌外侵的重要征象,故此病例应考虑前列腺增生合并前列腺癌的可能。此外前列腺内可见点状钙化影。

三、前 列 腺 癌

病例 6-19

【病史摘要】 男性,84 岁。既往有前列腺增生史。血 PSA、CPSA 明显增高。

【CT 征象】 如图 6-19,盆腔 CT 平扫+增强示前列腺明显增大,8.9cm×6.8cm×8.0cm,形态不规则,密度欠均匀,CT 值 34~38Hu;增强扫描不均匀强化,CT 值 52~101Hu;前列腺包膜不完整,其左侧见一小结节突出于包膜之外;双侧肛提肌稍增厚;前列腺与直肠之间脂肪间隙消失;膀胱后壁不均匀增厚、结节突出。直肠周围间隙见少量积液。精囊腺未显示。膀胱内尿液充盈较少。盆腔内见多发肿大淋巴结。双侧髂骨、坐骨、耻骨、股骨头、股骨颈见多发性骨质破坏。

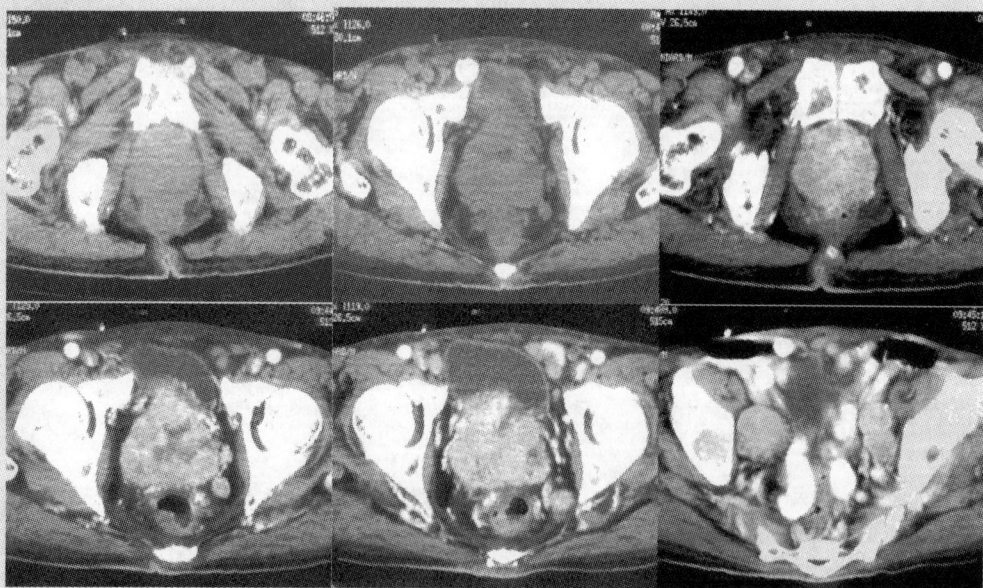

图 6-19

【CT 诊断】 前列腺癌并盆腔、骨盆、股骨转移。

相 关 知 识

前列腺癌多发于老年人,75% 位于后叶,被膜下居多。前列腺恶性肿瘤中 95% 以上为腺癌,尚有移行细胞大导管乳头状癌、内膜样癌、鳞状细胞癌,肉瘤罕见。前列腺癌体积大小不一,小者仅几毫米,大者可代替整个前列腺。当癌结节局限于包膜内时,癌肿和正常前列腺的密度差异较小,CT 诊断较为困难。当癌瘤超出前列腺范围,则 CT 扫描易发现。累及精囊腺导致膀胱精囊角消失。前列腺癌亦可沿尿道黏膜扩展侵及膀胱壁但较少累及直肠。约 80% 累及精囊的患者有盆腔淋巴结转移。前列腺癌经淋巴道转移至附近盆腔淋巴结、髂内和髂外淋巴结、腹主动脉旁淋巴结、纵隔淋巴结,甚至还能转移至颈部和腋窝淋巴结。由于前列腺静脉与脊柱静脉系统相连通,故常发生骨转移。

CT 表现: 表现为前列腺内密度稍低的癌结节或前列腺外形出现轻度隆起。因为癌结节和正常前列腺的密度差别小,所以强调应用窄窗口技术观察。精囊受前列腺癌侵犯后,脂肪层消失,精囊三角变钝或消失;周围各种组织如受累可见周围脂肪间隙模糊,消失。肛提肌、闭孔内肌增厚,直肠周围间隙见积液影,盆腔内见多发肿大淋巴结。双侧髂骨,坐骨,耻骨,股骨头、颈等见骨质破坏影。

【鉴别诊断】

前列腺癌主要和前列腺肥大、增生鉴别,前列腺增生多发生在中叶,增生明显时可突入膀胱,边缘光滑完整,早期即可压迫后尿道引起排尿困难,伴有膀胱小梁形成等慢性梗阻征象。前列腺癌局限于包膜内,特别是外周和中心均存在癌肿时,CT 较难鉴别。较早期前列腺癌与前列腺增生的鉴别是目前 CT 检查的难点之一,MRI 优于 CT,B 超优于二者。由于肿瘤结节仍局限在前列腺被膜内,因而前列腺癌可表现为前列腺周边区密度稍低或轻度隆起的小结节。增强扫描时略有强化,可以提示前列腺癌诊断,前列腺增生多引起前列腺结节增大及局部强化,不同于前列腺癌。对于明显前列腺增生基础上并发癌结节,早期 CT 鉴别(在未侵及周围结构,引起淋巴结肿大等)仍十分棘手。

复习思考题

1. 前列腺癌 CT 检查的正确描述是(　　　)

　A. 前列腺内密度稍低的结节为癌结节

　B. 前列腺外形轻度隆起是瘤肿外侵的征象

　C. 增强扫描可以确诊前列腺癌

　D. CT 扫描仅可以肯定晚期病变的受侵范围

　E. 早期前列腺癌的 CT 表现可无特异性

2. 大多数前列腺癌发生在(　　　)

　A. 中央带　　　　　　　B. 周边带　　　　　　C. 移行带

　D. 尿道周围腺体　　　　E. 无一定规律

3. 下列哪项叙述不正确(　　　)

    A. 由于前列腺静脉与脊柱静脉系统相连通,故常发生骨转移

    B. 前列腺癌局限于包膜内,CT 平扫+增强扫描诊断仍较困难

    C. 癌结节局限于包膜内时,癌肿和正常前列腺的密度差异较小

    D. 前列腺癌可沿尿道黏膜扩展侵及膀胱壁但较少累及直肠

    E. 以上答案均不正确

第三节　女性生殖系统疾病

一、子宫平滑肌瘤

病例 6-20

    【病史摘要】　女性,46 岁。体检发现盆腔块影,B 超于子宫右侧方探及一肿块,实质性变。

    【CT 征象】　如图 6-20,平扫子宫轻度增大,子宫右侧可见密度均匀和子宫等密度,增强扫描肿瘤强化明显,明显高于子宫,界限较明显。肿瘤和膀胱境界清晰,盆腔内未见肿大的淋巴结。

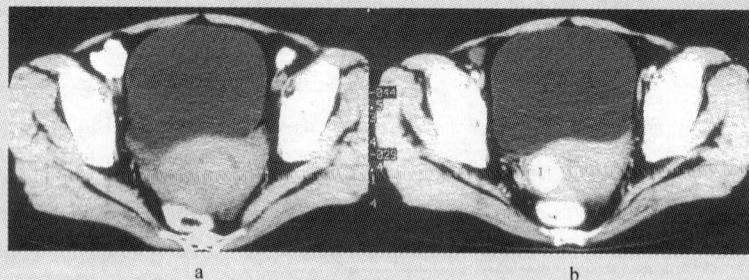

图 6-20

    【CT 诊断】　子宫平滑肌瘤。

病例 6-21

    【病史摘要】　女,38 岁,阴道不规则流血 4 个月,阴道内诊子宫体增大,B 超探及宫体后侧方 3.5cm×4cm 的较高回声影。

    【MRI 征象】　如图 6-21,子宫前倾位,体积增大,外形不规则,宫体前后侧方内见多个结节样和球形灶,最大的直径约 3.8cm,T1WI 近似等信号,T2WI 呈等或低信号,边界较光整。宫腔内未见异常。

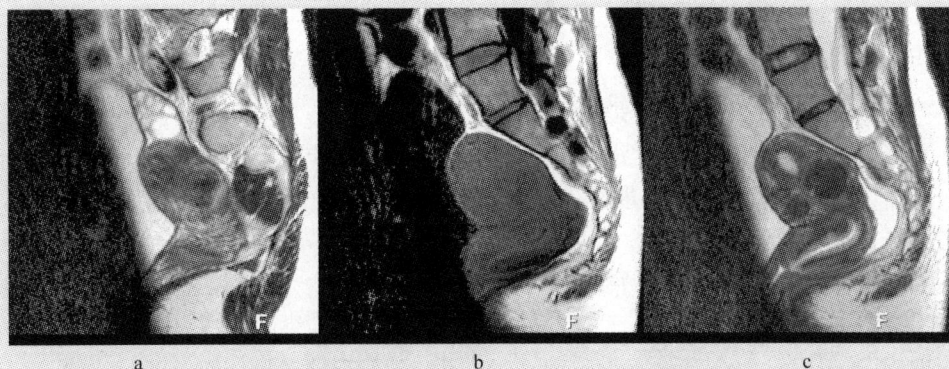

图 6-21

【MRI 征象】　子宫平滑肌瘤。

相 关 知 识

子宫平滑肌瘤是子宫最常见的肿瘤,好发于 30~50 岁生育期妇女。根据肿瘤的生长部位分为浆膜下肌瘤(15%)、黏膜下肌瘤(20%)和肌壁间肌瘤(65%)。肿瘤的大小从几毫米至 20cm 不等。多数患者有月经改变,表现为月经量增多,持续时间长,间隔短,以黏膜下型及较大的肌壁间肌瘤常见。浆膜下型可无月经改变。

CT 表现:①平扫子宫肌瘤和子宫等密度,与正常子宫无明显分界。有时可见斑点状低密度区或斑片状钙化,钙化是平滑肌瘤的特征性表现;②子宫形态改变在浆膜下呈局限性突出;肌壁间及黏膜下肌瘤子宫形态变化不明显,但子宫腔偏移,子宫腔不在子宫影中心;③增强扫描子宫肌瘤强化均匀,密度稍低于正常子宫。肿瘤的强化程度和血供有关,富血管的平滑肌瘤可以和子宫等密度或强化明显高于子宫。当肿瘤内发生透明样变性、脂肪变性或坏死区时,强化不明显。

MR 表现:子宫体积增大轮廓改变,肌瘤的大小数目和位置,T1WI 为等或稍低信号,境界不清;T2WI 等或较低信号,可呈现涡旋状改变。变性的子宫截流信号不均,钙化及透明变性在 T1WI、T2WI 上均为低信号,脂肪变性为高信号,坏死为长 T1 长 T2 信号。应注意肌瘤内的粗大血管和动态观察时的突然增大。

【鉴别诊断】

①子宫平滑肌瘤恶变或平滑肌肉瘤:平滑肌肉瘤常较大,常有出血和坏死。肿瘤如短期内迅速增大,特别是绝经期妇女应考虑平滑肌瘤恶变,若盆腔内淋巴结肿大可进一步明确肿瘤为恶性。②子宫内膜癌:黏膜下型的子宫平滑肌瘤要和子宫内膜癌鉴别。后者多见于 40 岁以上绝经期妇女,子宫体增大,低密度肿块形态不规则,子宫腔消失,盆腔内有淋巴结转移。③子宫腺肌病:是子宫内膜对子宫肌层的良性侵入伴平滑肌增生,局限型子宫腺肌病和平滑肌瘤 CT 不能鉴别,但临床上子宫腺肌病有明显的痛经史。④子宫腺瘤是子宫内膜增生性病变,和黏膜下子宫肌瘤鉴别困难,年轻患者且多个肿瘤者可排除子宫腺瘤。⑤子宫脉

管瘤罕见,肿瘤成蜂窝状,术前常误诊为平滑肌瘤。

复习思考题

1. 子宫肌瘤 CT 表现的错误描述是(　　)
　　A. 子宫分叶状增大或外突的实性肿块　　B. 宫旁脂肪层多存在
　　C. 肌瘤坏死可形成囊性低密度区　　D. 长期存在的肌瘤可发生钙化
　　E. 增强扫描实性肿块不增强

2. 以下哪一项 CT 表现不支持子宫肌瘤的诊断(　　)
　　A. 子宫增大,分叶状　　B. 子宫向外突出的软组织密度肿块
　　C. 肿块内钙化　　D. 肿块内低密度坏死区
　　E. 增强后密度一般较子宫肌层明显增高

3. 下列关于子宫肌瘤 CT 表现的描述不正确的是(　　)
　　A. 子宫大小和轮廓可以发生改变　　B. 子宫腔可受压移位或变形
　　C. 平扫时肿瘤密度与正常子宫肌层一致　　D. 增强时肿瘤密度与正常子宫密度差别很大
　　E. 肿瘤内部偶有钙化出现

二、卵巢单纯性囊肿

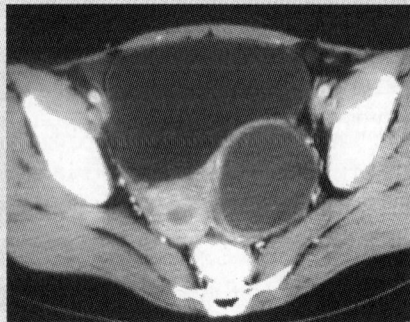

图 6-22

病例 6-22

【病史摘要】　女性,37 岁。附件囊肿 2 年,近 1 个月增大,下腹疼痛复查。

【CT 征象】　如图 6-22,平扫示盆腔左后见一个椭圆形囊性肿块,大小约 6cm×7.5cm,壁薄而光滑;为均匀水样密度,CT 值约 10Hu。增强扫描见囊性肿块无明显强化,可见极薄的壁强化。

【CT 诊断】　左侧卵巢单纯性囊肿。

相 关 知 识

卵巢囊肿为非肿瘤性病变,有多种类型,主要分为单纯性和功能性囊肿。多数囊肿为单侧,部分为双侧,囊肿可大可小,可单囊或多囊性病变,壁薄、边缘光滑、无分隔及壁结节。典型的表现为附件区和子宫直肠陷窝内圆形或卵圆形的囊性肿块,密度视囊内液体所含成分的不同各异,单纯性囊肿 CT 为水样密度,如囊内含蛋白成分较多,CT 上可类似软组织密度,卵巢滤泡性囊肿多数是卵巢和黄体发育过程中的衍生物,只有少数来自上皮和胚胎残留腺体。CT 不能区分囊肿的来源。

CT 表现:①卵巢区囊性占位,呈均匀水样密度,CT 值 0~15Hu,直径数厘米,偶尔达到

6.0~7.0cm;②壁薄而均匀;③增强扫描囊内容物不强化。

【鉴别诊断】

①卵巢巧克力囊肿:子宫内膜异位症为生育期妇女的常见病。子宫内膜异位发生途径可能和内膜脱落种植、体腔上皮化生或淋巴道、血道播散有关。最常发生于卵巢、子宫浆膜面、骶子宫韧带及子宫直肠陷窝,80%位于卵巢,约50%为双侧性。体积较大,密度较单纯囊肿高,边缘不规则和盆腔内有粘连,有时可见多个囊肿,临床有痛经史;②皮样囊肿:囊壁厚薄不均匀,可有钙化,囊内可有脂肪密度。但缺乏上述表现的皮样囊肿与卵巢囊肿不易鉴别;③囊腺瘤多为多房性,分隔均匀或不均匀,内壁光滑。

复习思考题

1. 卵巢单纯性囊肿 CT 表现的错误描述是(　　)

　A. 卵巢区囊性占位,呈均匀水样密度,CT 值 0~15Hu

　B. 直径数厘米,偶尔达到 6.0~7.0cm

　C. 壁薄而均匀

　D. 囊肿和周围粘连呈幕状突起,与邻近器官无明确分界

　E. 增强扫描囊内容物不强化

2. 卵巢巧克力囊肿 CT 表现的错误描述是(　　)

　A. 卵巢囊肿为非肿瘤性病变

　B. 分为单纯性和功能性囊肿

　C. 多数囊肿为单侧,部分为双侧

　D. 典型的表现为附件区和子宫直肠陷窝内圆形或卵圆形的囊性肿块

　E. 以上都不是

3. 卵巢巧克力囊肿主要与哪些疾病鉴别?

　答题要点:①卵巢囊腺瘤:呈单房或多房,囊壁、分隔薄而均匀,厚度多在 3mm 之下;②卵巢囊肿:一般较小,无粘连,临床上无痛经史;③卵巢癌:呈囊实性肿块,常有腹膜腔及淋巴结转移。

三、宫　颈　癌

病例 6-23

　【病史摘要】　女性,53 岁。痛经多年,B超发现左侧卵巢囊性病变。

　【CT 征象】　如图 6-23,子宫颈增大壁增厚不规则,宫腔增大内有积液,增强后肿块强化明显。

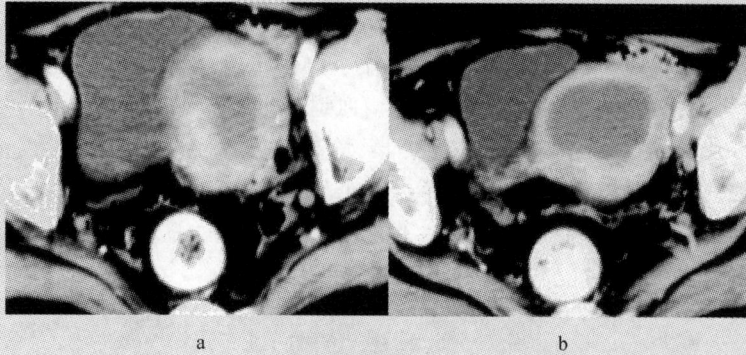

a　　　　　　　　　　　　b

图 6-23

【CT 诊断】　宫颈癌。

相 关 知 识

子宫颈癌 90% 为鳞癌,10% 为腺癌,肉瘤极为罕见。子宫颈癌在妇科恶性肿瘤中居死亡原因的第 3 位,发病平均年龄为 50 岁左右,在 35 岁和 60 岁左右呈双峰分布,子宫颈癌最常见的临床症状为阴道出血和阴道排液。其他非特异性的症状为尿频、排尿困难、盆腔疼痛、便秘和便血。病程进一步发展可引起泌尿道或肠道梗阻等相应症状。CT 可以对子宫颈癌进行分期,评估预后和进行治疗后复查。

CT 表现:①肿瘤局限于子宫颈:子宫颈增大,超过 3.5cm,对称或不对称,CE:肿瘤密度低于正常宫颈组织,子宫颈及输尿管末端周围脂肪间隙清楚,可有宫腔积液;②子宫颈旁肿瘤浸润:子宫颈外侧边缘不清或模糊,可见增粗条索或软组织肿物,(CT 易将正常韧带、血管或炎症浸润误为肿瘤浸润,误诊高达 40%~60%);③盆壁受侵:向外可侵犯闭孔内肌,外后方可及梨状肌,表现为肿瘤与肌肉间粗索条相连/二者脂肪间隙<3mm/二者融合;④直肠或膀胱受侵,肯定征象:直肠或膀胱壁增厚呈锯齿状/肿瘤向腔内突入;可能受侵:直肠或膀胱周围脂肪间隙消失;⑤淋巴结转移:盆腔淋巴结>1.5cm,腹主动脉旁淋巴结>1cm;肿大淋巴结边缘不锐利,中央低密度是更可靠的依据;镜下转移或炎性肿大,CT 可能误诊。

【鉴别诊断】

①子宫乳头状瘤:此病 75% 与妊娠有关,该瘤呈乳头状或向子宫颈间质内生长。②乳头状纤维瘤:罕见,多见于绝经期后妇女,呈结节状或息肉。③子宫颈平滑肌瘤:生长在子宫颈肌壁间,表现为子宫颈增大变形,宫颈黏膜下平滑肌瘤则有蒂突出宫颈管外。

四、卵巢成熟性畸胎瘤

病例 6-24

【病史摘要】　女性,48 岁。B 超检查为左侧卵巢占位,内有结节样高回声。

【CT 征象】　如图 6-24,左侧卵巢囊、实性肿块,呈类圆形,密度不均匀,最低密度 CT 值为-68Hu,内有结节样钙化。增强扫描肿块无明显强化,低密度区境界更清楚。

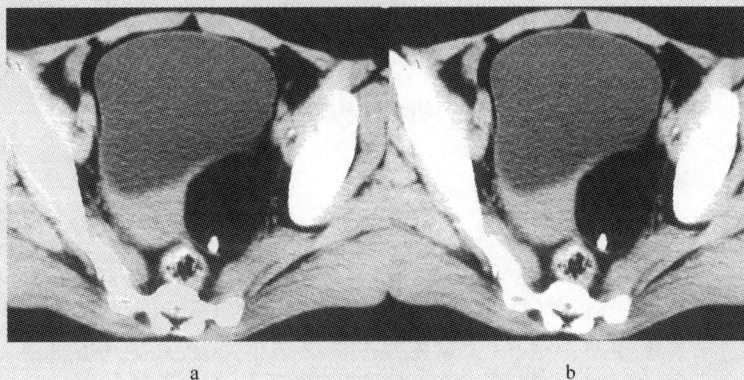

a　　　　　　　　b

图 6-24

【CT 诊断】　左侧卵巢成熟性囊性畸胎瘤。

相 关 知 识

卵巢畸胎瘤占卵巢肿瘤的 10%~15%,约 25% 为双侧。好发于育龄妇女,绝大多数为良性,恶变率不到 1%。畸胎瘤由 2~3 个胚胎组织构成,50% 肿瘤内含有脂肪或皮脂样物质;30% 有钙化或含有牙齿、骨骼样成分。

CT 表现:①肿瘤呈混合密度软组织肿块影,内含有脂肪,CT 值低于-40Hu,有时可见脂液分层,改变体位其内容物可随重力而改变位置。②肿瘤内有牙齿、骨骼样高密度。③肿瘤边缘光滑,与周围境界清楚;囊壁有时可见包壳样钙化。畸胎瘤诊断不难,只需与恶性畸胎瘤鉴别。后者实性组织成分较多,钙化密度低,但最主要的是易侵犯周围组织或邻近器官,并有转移。

复习思考题

1. 以下哪一项 CT 表现不支持卵巢囊性畸胎瘤的诊断(　　　)

　　A. 囊壁弧线形钙化　　　　　　B. 密度不均的囊性肿物

　　C. 囊内钙化结节　　　　　　　D. 脂肪密度

　　E. 不均匀明显增强

2. 青年女性,盆腔内囊实性肿块,以囊性为主,含脂肪和钙化,最可能的诊断是(　　)

　　A. 卵巢囊肿 　　　　　　　　　B. 囊性畸胎瘤

　　C. 卵巢囊腺瘤 　　　　　　　　D. 卵巢囊腺癌

　　E. 滤泡囊肿

3. 卵巢成熟性畸胎瘤的 CT 表现?

答题要点:①肿瘤呈混合密度软组织肿块影,内含有脂肪,CT 值低于-40Hu。②肿瘤内有牙齿、骨骼样高密度。③肿瘤边缘光滑,与周围境界清楚;囊壁有时可见包壳样钙化。畸胎瘤需与恶性畸胎瘤鉴别。后者实性组织成分较多,钙化密度低,但最主要的是易侵犯周围组织或邻近器官,并有转移。

五、卵 巢 癌

病例 6-25

　　【病史摘要】 女性,60 岁。下腹部不适胀满,间歇性腰骶部不适 3 个月,大小便时加重,B 超诊断双侧卵巢囊性占位,考虑:囊腺癌。

　　【CT 征象】 如图 6-25,平扫示盆腔类圆形软组织肿块影,大小约 5.8cm×7cm 和 3cm×4cm,密度不均匀的两个囊性块影,CT 值为 15~23Hu,肿块前缘和膀胱壁境界不清楚,内缘与子宫境界亦不清楚。

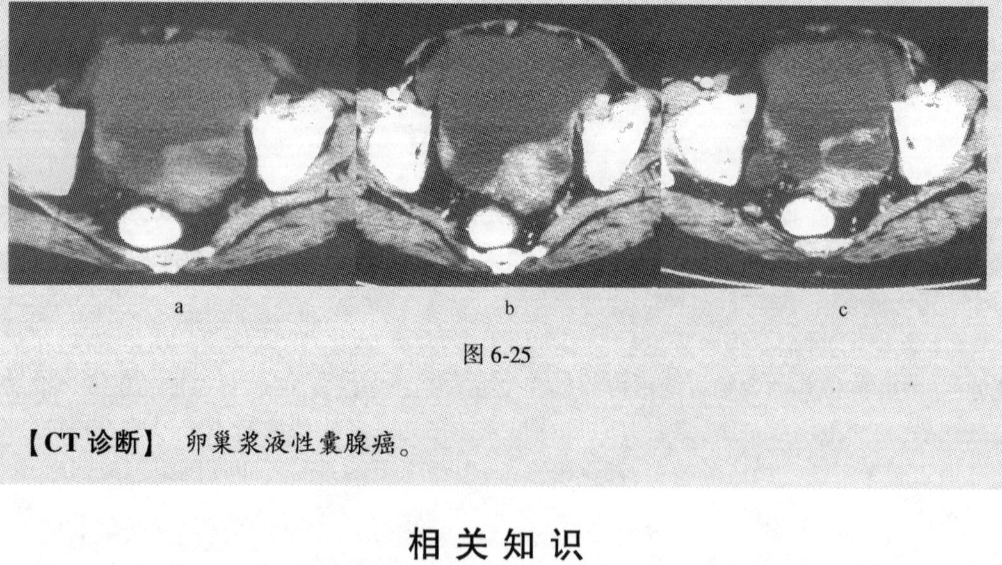

图 6-25

　　【CT 诊断】 卵巢浆液性囊腺癌。

相 关 知 识

　　卵巢癌的分类很复杂,但卵巢癌 90% 来源于上皮,其中以浆液性囊腺癌多见,约占 1/3 以上;其次为未分化癌,子宫内膜样癌、黏液性腺癌、透明细胞癌、恶性勃纳瘤少见。另外还有来源于生殖细胞的生殖性细胞瘤、内皮窦瘤和胚胎癌、绒癌和来源于间质的颗粒细胞癌。卵巢内膜样腺癌占卵巢原发肿瘤的 3.1%,占上皮性恶性肿瘤的 4.7%,30% 为双侧性,10%~15% 与子宫内膜癌并存。卵巢恶性肿瘤主要来自上皮成分,也可来自生殖细胞及卵巢基质(包括性索)。在上皮性肿瘤中,以浆液性囊腺癌为最常见,占40%,其他主要是黏液性囊腺癌、未分化癌、子宫内膜样癌及透明细胞癌。卵巢癌扩散主要通过肿瘤细胞脱落并在腹膜上种植;淋巴结转移多见于主动脉旁组;血行转移罕见,主要见于晚期病人。卵巢癌病人早期症状无特殊,故当确诊为卵巢癌时,75%已扩散到卵巢外,60%已扩散到盆腔外。CT是卵巢肿瘤主要检查方法之一。

CT表现:①盆腔内肿瘤直径大多大于5cm;也可占据盆腔或下腹部,其边缘常不规则;②肿块多呈囊实性,也可呈囊性或实性;呈囊性或囊实性者囊内分隔最厚处多在0.3cm以上,且厚度多不均匀,或可见壁结节。少数肿块内可见钙化灶;③增强扫描示实性肿块、囊壁、分隔及壁结节可见强化,可清楚地勾画出肿瘤的形态以及显示肿瘤的坏死区;④盆腔内器官如子宫、膀胱、乙状结肠、直肠受侵及盆壁受累;⑤腹膜、肠系膜或大网膜种植扩散,可见直径大于1cm的结节或扁平如饼状和不规则的软组织肿块;⑥有腹水,其CT值可较高;⑦淋巴结转移主要见于主动脉旁组、髂内和髂外组淋巴结。CT几乎不能区分卵巢各种恶性肿瘤的组织类型,但可用于肿瘤分期。

【鉴别诊断】

①卵巢良性肿瘤:以良性浆液及黏液性囊腺瘤最多见,呈单房或多房囊性肿块,壁厚薄均匀,厚度多在3mm以下,多无实性结节,实性成分越少,恶性的可能性越低;②卵巢各种恶性肿瘤之间的鉴别:CT几乎不能区分肿瘤的组织类型。

复习思考题

1. 卵巢癌CT表现的错误描述是( )

    A. 盆腔内肿块常较大,直径多在5cm以上,也可占据盆腔或下腹部,其边缘常不规则

    B. 肿块多呈囊实性,也可呈囊性或实性

    C. 增强扫描示实性肿块、囊壁、分隔及壁结节可见强化,可清楚地勾画出肿瘤的形态以显示肿瘤的坏死区

    D. 卵巢部位有圆形或类圆形病变,呈水密度或稍高于水密度

    E. 以上都不是

2. 女性盆腔内软组织肿块,向上可达下腹部,肿块为囊实性,不规则,部分可具钙化,肿块与子宫分界不清,伴有腹水和大网膜转移,最可能的诊断为( )

    A. 宫颈癌   B. 膀胱癌   C. 卵巢癌

    D. 结肠癌   E. 淋巴瘤

3. 下列哪项不是提示恶性卵巢肿瘤的指征( )

    A. 肿物最大径大于5cm   B. 囊壁或分隔的厚度超过3mm,厚薄不均

    C. 肿物内实性成分多   D. 肿物的边缘不清晰

    E. 增强扫描时,实性成分无强化或强化不明显

4. 卵巢癌主要与哪些疾病鉴别?

    答题要点:①卵巢良性肿瘤:以良性浆液及黏液性囊腺瘤最多见,呈单房或多房囊性肿块,壁厚薄均匀,厚度多在3mm以下,多无实性结节,实性成分越少,恶性的可能性越低;②卵巢各种恶性肿瘤之间的鉴别:CT几乎不能区分肿瘤的组织类型。

5. 卵巢癌主要 CT 表现？

答题要点：①肿瘤直径大多大于 5cm；②囊实性肿块的囊壁及囊内分隔最厚处在 0.3cm 以上，其厚度多不均匀；③实性肿块常有坏死，强化明显；④淋巴结转移。CT 几乎不能区分卵巢各种恶性肿瘤的组织类型，但可用于肿瘤分期。

第四节 腹膜后肿瘤

一、腹膜后神经鞘瘤

病例 6-26

【病史摘要】 男性，51 岁。体检发现后腹膜肿块 2 天。

【CT 征象】 如图 6-26，平扫示左腰大肌旁见一类圆形、密度较均匀的囊状低密度肿块，大小约 4cm×2cm，囊壁薄，其中隐见软组织影，无钙化，边缘光滑，左侧腰大肌明显受压变形，左肾轻度向前外移位；增强扫描见肿块壁稍强化，内部强化不明显，腹膜后未见明显肿大淋巴结。

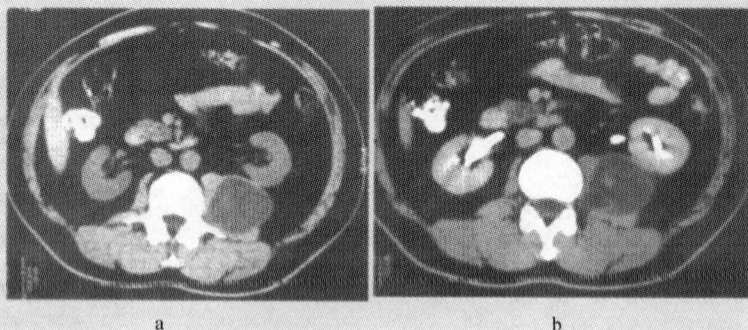

a   b

图 6-26

【CT 诊断】 左侧腹膜后神经鞘瘤囊性变。

相 关 知 识

腹膜后神经源性肿瘤发生率仅次于原发腹膜后间叶组织的肿瘤，以神经鞘瘤最为常见。其主要发生于脊柱旁周围神经的神经鞘，外观多为圆形及卵圆形，界限非常清楚，瘤内血管较丰富，并有完整的包膜。肿瘤大小不一，小的如豆子，大的如小儿头。肿瘤多为软组织，有囊变倾向，绝大多数肿瘤内均可见大小不等的囊变区存在，甚至全部肿瘤均为囊性，类似于单纯性囊肿。任何年龄均可发病，30~50 岁较多，男女差异不大。与其他腹膜后良性肿瘤一样，多无症状，较大的肿瘤可引起腰背部疼痛等。

CT 表现：①多位于脊柱侧前外方，呈圆形、卵圆形的肿块，境界清楚，直径多在 5cm 以内，大的可达 12cm。位于腰大肌正侧方者少见；②肿块密度不均匀，易囊变，可有斑点状钙化。CT 值可从近水密度到肌肉组织密度；③增强后肿块呈均匀或不均匀中等强化。

第六章　泌尿生殖系统和腹膜腔疾病 · 215 ·

【鉴别诊断】

①腰大肌脓肿:腰大肌局限性肿胀,中心可见低密度区,肾周筋膜多增厚,增强后脓肿壁可强化;②平滑肌肉瘤:肿瘤体积常较大,瘤内多有大片状坏死和出血,如坏死区很大,表现为厚壁囊样改变,增强后表现为瘤周环状强化;最易引起肝脏转移,转移灶中心液化坏死后,形成典型的"牛眼"征;③异位嗜铬细胞瘤:多发生在脊柱旁沟内,密度不均匀,可有不规则囊变,肿块实性部分强化明显。常有阵发性高血压及儿茶酚胺升高等。

复习思考题

1. 关于神经鞘瘤的描述,错误的是(　　)
   A. 常发生在脊髓外,也可发生在脊髓内　　B. 可引起椎管和椎间孔变大
   C. 瘤内不出现钙化　　D. 可向椎间孔外生长,呈哑铃形
   E. MRI 和脊髓造影有助于诊断
2. 下列哪项不是腹膜后神经鞘瘤表现(　　)
   A. 多位于脊柱侧前外方,呈圆形、卵圆形的肿块
   B. 位于腰大肌正侧方者少见
   C. 肿块密度不均匀,易囊变,可有斑点状钙化
   D. CT 值可从近水密度到肌肉组织密度
   E. 以上都不是
3. 腹膜后神经鞘瘤主要应与哪些疾病鉴别?
   答题要点:异位嗜铬细胞瘤;平滑肌肉瘤;腰大肌脓肿。

二、腹膜后平滑肌肉瘤

病例 6-27

【病史摘要】　男性,63 岁。发现右腹部巨大肿块 3 个月,无明显临床症状。

【CT 征象】　如图 6-27,平扫示右侧肝肾间隙被一巨大的软组织肿块占据,大小约 19cm×25cm,边界清楚,略呈分叶状,密度较低,部分有液性密度;增强后见肿块内部不均匀的轻度强化,并与腹主动脉及腹腔干关系紧密。

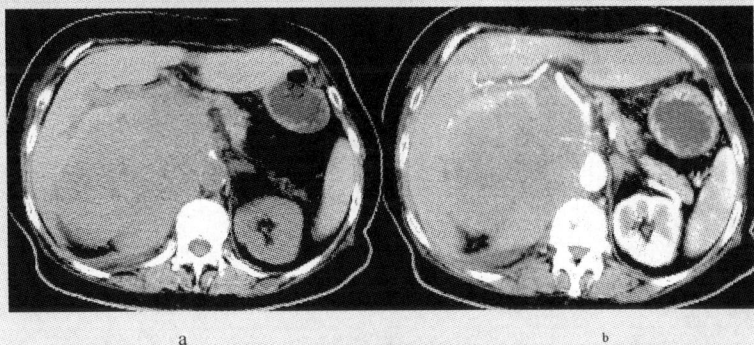

图 6-27

【CT诊断】 右腹膜后脂肪肉瘤,右肾受压积水。
【病理诊断】 腹膜后平滑肌肉瘤,部分黏液变性。

相 关 知 识

平滑肌肉瘤是腹膜后第三位最常见的肿瘤,可发生在腹、盆腔、腹膜后的任何部位的平滑肌组织,肿瘤在腹膜后腔中沿组织间隙可长得很大。根据其病理特征肿瘤可分为表皮样、黏液样、颗粒状细胞肉瘤。该病发生在除儿童外的任何年龄,女性多见,发现时肿瘤常很大,肿瘤可有钙化。临床症状表现非特异性,可有腹部肿块、腹胀、腹痛、腹部不适等;发生坏死可导致消化道出血,压迫可造成肾积水、静脉血栓、胃肠动力失调等。平滑肌肉瘤诊断靠影像学检查,但因其病理类型及生长方式不同,常与其他的腹膜后肉瘤难以鉴别,需结合多种影像检查资料。

CT表现:①平扫为大的边缘不规则的软组织肿块,中心常有低密度灶,钙化少见;黏液样平滑肌肉瘤表现为较低密度病变,肿块边缘多较清楚;②增强后实性肿瘤明显强化,中心坏死和囊变不强化;黏液样肉瘤呈不均匀轻中度强化(如本例);③大的肿瘤可对周围脏器造成明显推压移位,造成肾积水等梗阻征象。

【鉴别诊断】

①纤维肉瘤:少见,为软组织肿块,肿瘤多轻中度强化;②腹膜后恶性纤维组织细胞瘤:肿瘤为软组织密度肿块,为多血供肿瘤,钙化多见,坏死囊变少于平滑肌肉瘤;③腹膜后脂肪肉瘤(黏液性):是腹膜后最常见的恶性肿瘤,分脂肪性、黏液性、多形性,前者表现为脂肪密度,而后者则接近肌肉密度,黏液性的密度则介于两者间。脂肪肉瘤多为黏液和脂肪的混合,密度常不均匀,少有囊变、坏死,偶有钙化,增强后肿瘤强化不明显,少数亦可明显强化。

复习思考题

1. 关于腹膜后脂肪肉瘤的描述,错误的是( )
   A. 可发生在腹、盆腔、腹膜后的任何部位的平滑肌组织
   B. 肿瘤在腹膜后腔中沿组织间隙可长得很大
   C. 根据其病理特征肿瘤可分为表皮样、黏液样、颗粒状细胞肉瘤
   D. 可向椎间孔外生长,呈哑铃形
   E. 该病发生在除儿童外的任何年龄,女性多见,发现时肿瘤常很大,肿瘤可有钙化

2. 下列哪项不是腹膜后平滑肌肉瘤表现( )
   A. 平扫为大的边缘不规则的软组织肿块
   B. 增强后实性肿瘤明显强化,中心坏死和囊变不强化
   C. 大的肿瘤可对周围脏器造成明显推压移位,造成肾积水等梗阻征象
   D. 以上都不是
   E. 以上都是

3. 腹膜后平滑肌肉瘤典型CT表现?
   答题要点:①平扫为大的边缘不规则的软组织肿块,中心常有低密度灶,钙化少见;黏液样平滑肌肉瘤表现为较低密度病变,肿块边缘多较清楚;②增强后实性肿瘤明显强

化,中心坏死和囊变不强化;黏液样肉瘤呈不均匀轻中度强化(如本例);③大的肿瘤可对周围脏器造成明显推压移位,造成肾积水等梗阻征象。

三、腹腔、腹膜后淋巴瘤

病例 6-28

【病史摘要】　男性,74 岁。反复腹胀 6 年,加重 20 天,临床疑似肝硬化。

【CT 征象】　如图 6-28,平扫示胰头后方主动脉旁球形分叶状软组织肿块,边缘清晰,肿块中央密度欠均匀,肿块周围、小肠系膜周围及腹膜后见多发大小不等的软组织结节灶。增强后中上腹部肿块轻度强化,腹腔动脉及分支为肿块所包埋。

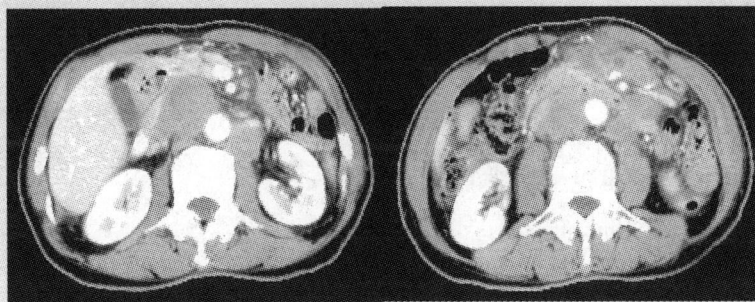

a　　　　　　　　　　b

图 6-28

【CT 诊断】　腹腔、腹膜后淋巴瘤。

相 关 知 识

淋巴瘤是原发于淋巴结或淋巴组织的恶性肿瘤,在病理上可分为霍奇金病(HL)及非霍奇金淋巴瘤(NHL)两类。好发于青壮年男性,其最常发生于颈部、腋下、腹股沟等浅表淋巴结,也常发生在纵隔、肠系膜、腹腔及腹膜后深部淋巴结。临床上对浅表无痛性肿大的淋巴结易检出,而一些深部淋巴瘤,尤其是腹膜后淋巴瘤,虽有压迫组织器官引起的腰背痛、下腹及会阴部水肿,甚至腹水,但一般检查难以确诊。而 CT 不仅最容易显示体内深部淋巴结,还可以显示肝、脾受累及输尿管受压的情况,对淋巴瘤的分期有重要作用,而对 HL,NHL 的鉴别能力有限。

CT 表现:①单发或多发淋巴结肿大,直径超过 1.5cm,多发淋巴结可分散亦可融合成团,融合的肿块有的尚能分辨单个淋巴结影,大部分呈均质肿块;②分散孤立的淋巴结与邻近器官分界清楚,而融合成块的淋巴结可包绕腹主动脉和下腔静脉,形成"主动脉掩埋征"。较大的肿块可使周围器官移位;③病变淋巴结呈软组织密度,大块融合的淋巴结病变中可有低密度坏死区,增强扫描肿块的实质为轻度到中度强化;④肝、脾可肿大或有脾脏占位。

【鉴别诊断】

①淋巴结结核:表现为腹主动脉周围多个分散的淋巴结肿大,边缘清晰,活动期与邻近脏器分界不清;肿大的淋巴结密度不均,有时可见钙化;增强扫描特征性表现为肿大淋巴结

周边环状强化,中央为无强化的低密度坏死区,较大病变,周围常较模糊;②转移性淋巴结肿大:除源于睾丸和卵巢的肿瘤外,多表现为多个孤立肿大的淋巴结,常不融合。且好发于中老年人,多有原发肿瘤病史。

复习思考题

1. 在腹膜后原发性恶性肿瘤中,以下哪种肿瘤最常见(　　)
   A. 脂肪肉瘤　　　　　　　　　　　B. 血管瘤
   C. 恶性纤维组织细胞瘤　　　　　　D. 畸胎瘤
2. 35 岁男性,CT 表现为腹腔及腹膜后多发软组织结节,密度较均匀,无坏死及钙化,部分融合成团并包绕腹主动脉和下腔静脉,形成"主动脉掩埋征",临近周围器官移位;增强扫描肿块的实质为轻度到中度强化,脾脏明显增大。综合该病人 CT 表现首先考虑为(　　)
   A. 腹腔、腹膜后淋巴结结核　　　　B. 腹腔、腹膜后淋巴瘤
   C. 腹腔、腹膜后淋巴结转移　　　　D. 腹膜后肉瘤
3. 淋巴瘤腹膜后区受累,错误的是(　　)
   A. 霍奇金淋巴瘤受累淋巴结多较小
   B. 非霍奇金淋巴瘤的淋巴结受累多呈大块融合
   C. 以肠系膜和腹膜后淋巴结受累最多
   D. 常将膈下动脉包埋其中
   E. 较大的肿大淋巴结中心的可有低密度坏死区

四、腹膜后脂肪肉瘤

病例 6-29

【病史摘要】　男性,70 岁。消瘦乏力,体检发现右腹膜后肿块,无发热及血尿。

【CT 征象】　如图 6-29,右肾周后间隙见一巨大的分叶状混合密度肿块影,见低密度脂肪密度影 CT 值 -117~-69Hu。肿块包膜光整。重建像示增强后肿块轻度强化,右肾明显向前侧移位。腰大肌未见受累。

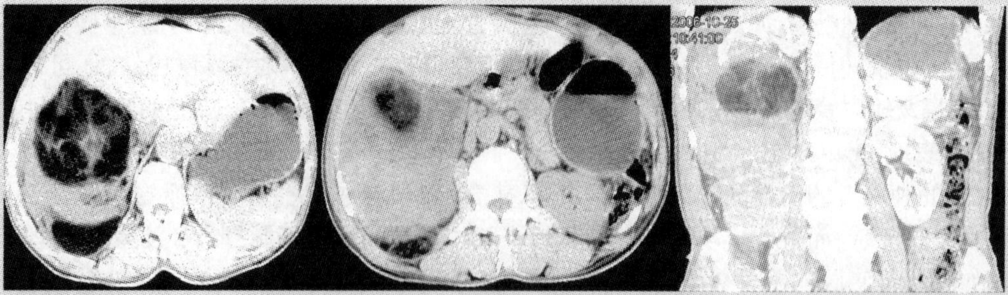

图 6-29

【CT 诊断】　腹膜后脂肪肉瘤。

相 关 知 识

在腹膜后原发性恶性肿瘤中,脂肪肉瘤最常见。其平均发病年龄为50~70岁,男性较多见。临床症状主要为腹部疼痛及包块,多数脂肪肉瘤生长缓慢,发现时一般均较大。肿瘤质地柔软,境界清楚,且有囊性感。根据肿瘤内脂肪细胞分化及与纤维性黏液性组织混合程度的不同。其在 CT 上的密度亦有不同的表现。分化好的脂肪肉瘤以脂肪密度为主,而黏液性和混合性的则以软组织密度为主,混以脂肪密度。但无论哪一型脂肪肉瘤,其密度都表现为不均匀,即使分化较好的脂肪肉瘤亦常伴有其他组织,CT 值也常高于正常脂肪组织,它或多或少有与水密度相近的区域,甚至可显示钙化。

CT 表现:①分化良好的脂肪肉瘤,表现为脂肪密度为主的不均质肿块影,其中亦含有不规则较高密度区;②黏液型的脂肪肉瘤密度均匀,呈囊性,CT 值接近水密度。肿瘤内有软组织密度,中心有坏死;③混合型的脂肪肉瘤,以纤维组织为主的实体成分,夹杂着散在的脂肪灶,CT 值 20~40Hu。肿瘤表现为密度不均匀的实质性肿块,肿瘤内常有坏死灶;④增强后脂肪肉瘤的实体部分明显强化。

【鉴别诊断】

①腹膜后平滑肌肉瘤:肿块多为软组织密度,其中常内坏死而密度不均匀,增强后肿瘤实性部分强化,囊性部分不强化;②畸胎瘤:常见为囊性肿块,实质性的中间有脂肪成分及钙化灶。若见骨骼、牙齿、毛发等即可确诊;③分化好的脂肪肉瘤与脂肪瘤都为均质脂肪密度的肿块,罕见有其他组织成分,肿瘤常不强化,因此在 CT 上难以鉴别。

复习思考题

1. 关于实体型腹膜后脂肪肉瘤,下列哪一项错误(　　　)
   - A. 脂肪组织成分为主
   - B. 纤维组织成分为主
   - C. 肿瘤分化程度很低
   - D. 肿块多较大
   - E. 肿块密度较均匀
2. 腹膜后间隙原发性肿瘤比较罕见,多起源于中胚层组织,最常见的肿瘤是(　　　)
   - A. 平滑肌肉瘤
   - B. 脂肪肉瘤
   - C. 纤维肉瘤
   - D. 恶性畸胎瘤
   - E. 副神经节瘤
3. 下列关于腹膜后脂肪肉瘤的描述,正确的是(　　　)
   - A. 肿块越大,恶性程度越高
   - B. 实体型肿瘤以脂肪组织成分为主
   - C. 即使分化程度很高,肿块密度也不太均匀
   - D. 脂肪组织成分越少,肿瘤分化越好
   - E. 没有发现脂肪成分就不能诊断脂肪肉瘤

(刘文亚　米日古丽　王　静　蒋　奕　何桂茹　古丽娜　王　健　倪瑞玲)

第七章 骨骼与肌肉系统疾病

第一节 骨骼、关节与软组织的创伤

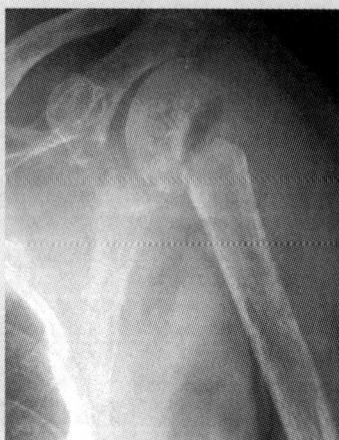

图 7-1

病例 7-1

【病史摘要】 女性,42岁。跌倒时肩关节着地,左肩关节疼痛,关节不能活动,周围软组织肿胀。

【X线表现】 如图7-1,左肱骨外科颈见骨折线,皮质断裂,伴轻度错位。

【X线诊断】 左肱骨外科颈骨折。

相 关 知 识

肱骨近端骨折多为外科颈骨折,多见壮年及老年。大多见于传达暴力直接打击或杠杆作用引起。根据骨折端移位情况可分为裂纹型骨折、外展型骨折、内收型骨折。解剖颈很短,很少发生骨折。

病例 7-2

【病史摘要】 男性,4岁。跌倒时左侧手掌着地。关节肿胀、畸形,有活动障碍。

【X线表现】 如图7-2,左肱骨髁上见横行骨折线。骨折远端向背侧移位、成角。周围软组织明显肿胀。

【X线诊断】 左肱骨髁上骨折(伸直型)。

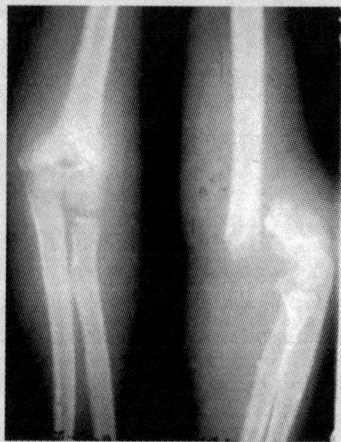

图 7-2

相 关 知 识

肱骨髁上骨折最常见发生在髁上,多见于 3～10 岁以下儿童。根据产生骨折暴力的来源和方向、骨折线和骨片移位情况可分为伸直型、屈曲型、粉碎型三种。其中以伸直型最常见。占 90% 以上。

病例 7-3

【病史摘要】 男性,7 岁。外伤后,右肘部不能屈曲、疼痛、肱骨内上髁肿胀、压痛明显。

【X 线表现】 如图 7-3,右肱骨内上髁骨骺向内侧分离。

【X 线诊断】 右肱骨内上髁骨骺分离。

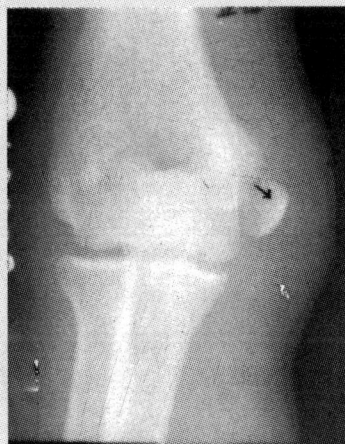

图 7-3

相 关 知 识

肱骨内上髁骨骺分离是肘部外伤中常见病。如果对解剖不够了解,已发生误诊。当诊断发生困难可与健侧进行对比。

病例 7-4

【病史摘要】 男性 38 岁。左肘关节伸直掌心着地外伤后,关节畸形、疼痛、活动障碍,周围软组织肿胀。

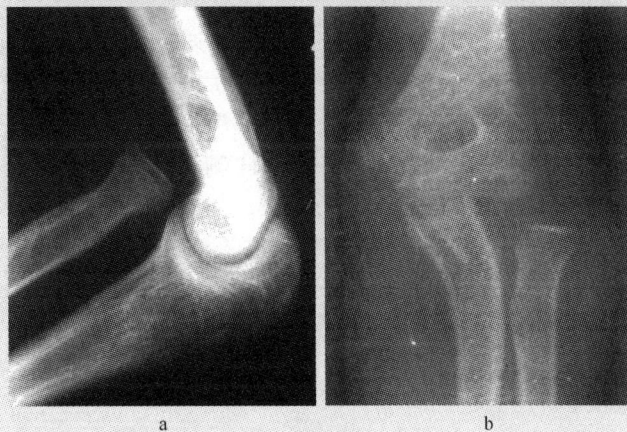

a   b
图 7-4

【X线表现】 如图7-4,左尺骨上端斜形骨折,骨折远端向外移位,并有轻度成角。桡骨小头向外上移位。

【X线诊断】 左侧Monteggia骨折(伸直型)。

相 关 知 识

Monteggia骨折的特点为尺骨上部骨折合并桡骨小头骨折。临床可分为伸直型和屈曲型内收型3种。伸直型较多见。为肘关节伸直,前臂旋后或中立位跌倒手掌着地。造成尺骨上端骨折,骨折断端向桡侧成角,桡骨头向外、前脱位。屈曲型为肘关节屈曲时、前臂旋前位跌倒手掌着地,造成尺骨上部或中部骨折。骨折断端向背侧成角。桡骨头向外后方滑脱,也可伴有桡骨头及肱骨小头骨折。内收型:儿童多见,肘关节伸直,前臂施前位时,掌心触地,尺骨喙突下纵型劈裂,尺骨上段向内成角,桡骨头向外侧脱位。

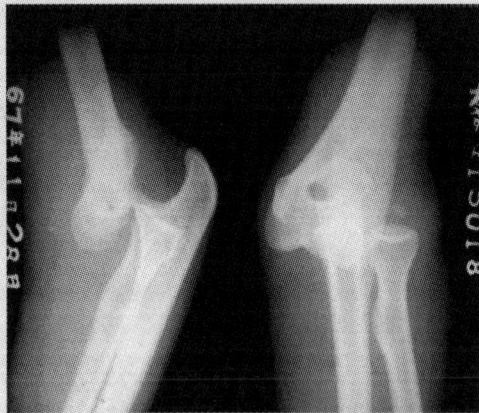

图7-5

病例7-5

【病史摘要】 男性,35岁。左肘关节伸直,手掌着地外伤后,关节畸形,不能活动。

【X线表现】 如图7-5,左尺桡骨上端向背侧和桡侧移位,完全脱离关节面,周围软组织明显肿胀。

【X线诊断】 左肘关节脱位(后脱位)。

相 关 知 识

肘关节脱位是四肢关节中最常见的一种脱位。多见青壮年。可分后脱位和前脱位两种。因为肘关节前后关节囊较薄弱,尺骨喙突短小。当跌倒时手掌着地,上肢处于伸直位,外力沿尺骨纵轴上传,鹰嘴突撞击肱骨下端鹰嘴窝,将关节囊撕裂,尺桡骨同时滑向后方。X线正位片上见尺桡骨上端和肱骨下段重叠,关节间隙消失。侧位片见桡骨头和尺骨鹰嘴向后移位,有时桡骨头和尺骨鹰嘴可同时向外或向内侧移位。也可伴有桡骨头和尺骨鹰嘴骨折。

病例7-6

【病史摘要】 男性,53岁。左手掌着地外伤后,腕关节畸形、肿胀,功能障碍。

【X线表现】 如图7-6,右桡骨远端见骨折线,骨折远端向桡侧背侧移位。桡骨下关节面倾斜,尺骨茎突见小骨片分离。

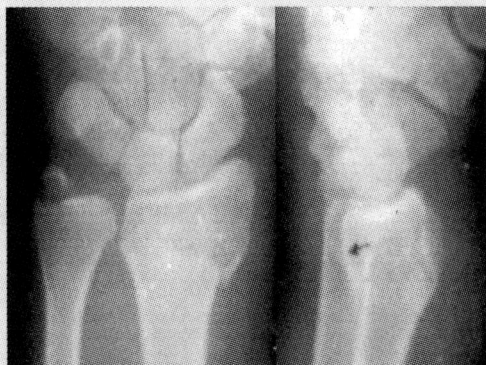

图 7-6

【X 线诊断】 左桡骨远端 Colles 骨折。

相 关 知 识

Colles 骨折最常见于青壮年和老年女性。常为跌倒时手掌着地所致。发生在桡骨下端 2.5cm 内的横行或粉碎性骨折。骨折远端向桡背侧移位,骨折可累及关节以及引起脱位或半脱位。部分病人伴尺骨茎突骨折。

病例 7-7

【病史摘要】 男性,13 岁。跌倒后右手掌着地,关节疼痛,活动障碍。

【X 线表现】 如图 7-7,左桡骨远端骨骺背侧移位。

【X 线诊断】 右桡骨远端骨骺分离。

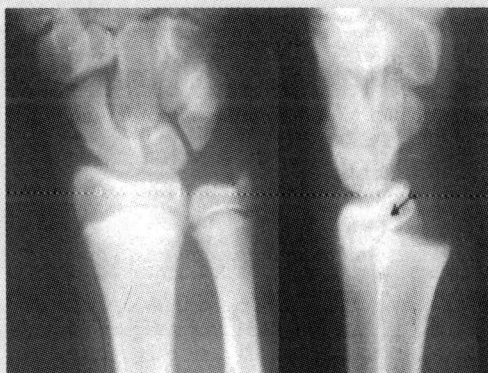

图 7-7

相 关 知 识

骨骺分离多发生在儿童,骨折位置与成人桡骨远端骨折完全相似。如不熟悉儿童骨骺发育情况,易造成漏诊。正位片不易观察到,所以观察侧位片是非常重要的,必要时摄对侧观察。

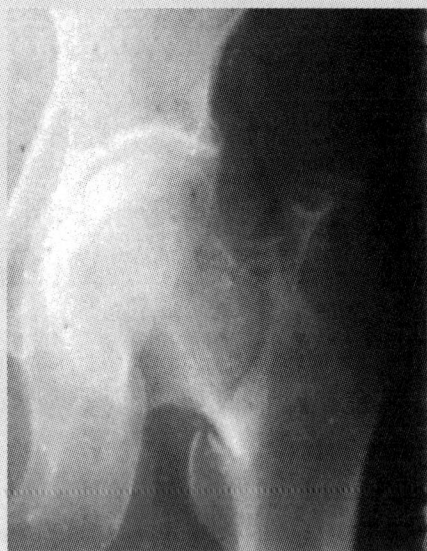

图 7-8

病例 7-8

【病史摘要】 男性,65 岁。滑倒后左臀部着地,髋部疼痛,活动障碍,患肢略有缩短、外旋。

【X 线表现】 如图 7-8,左股骨颈基底部见致密线,错位不明显,股骨颈明显缩短。

【X 线诊断】 左股骨颈骨折(基底型)。

相 关 知 识

股骨颈较细,两端较粗。股骨上端的骨折主要为股骨颈骨折和股骨粗隆间骨折。股骨颈骨折常见老年人。女性多于男性。股骨颈骨折按解剖可分为头下部、中央部、基底部三型骨折。一般股骨颈骨折 X 线诊断并不难。有时股骨颈不全骨折或某些嵌顿骨折易被忽视,有怀疑时应仔细观察股骨颈应力线的走行,必要时摄侧位片观察。

病例 7-9

【病史摘要】 男性,43 岁。跌倒后右膝部着地,活动受限,关节肿胀。

【X 线表现】 如图 7-9,右髌骨骨折,骨片分离,关节囊肿胀,密度增高。

【X 线诊断】 右髌骨骨折。

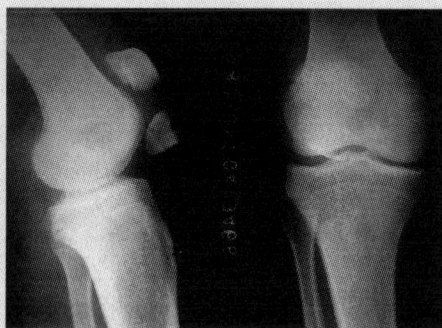

图 7-9

相 关 知 识

髌骨骨折较常见,多为 30~50 岁。男性多于女性,间接暴力所造成的骨折多为横行骨折。直接暴力所致骨折多为粉碎性骨折,骨片可无移位。正侧位骨折线显示不清,而临床症状明显,应加摄髌骨轴位片,以免漏诊。

病例 7-10

【病史摘要】 男性,23 岁。被汽车撞后,腰背部疼痛。背部压痛明显,活动后加剧。

【X 线表现】 如图 7-10a、图 7-10b,侧位片示:腰 1 椎体压缩楔形变,中央见不规则带状致密影在前缘可见撕脱性骨折,其上下关节间隙正常;正位片该椎体明显变扁。

【X 线诊断】 腰 1 压缩性骨折。

【MRI 征象】 如图 7-10c、图 7-10d,胸 5 椎体压缩变扁,其内见低信号骨折线,在 T1W1 呈低信号,在抑脂序列上呈明显高信号。上下椎间盘正常,相应段脊髓正常。

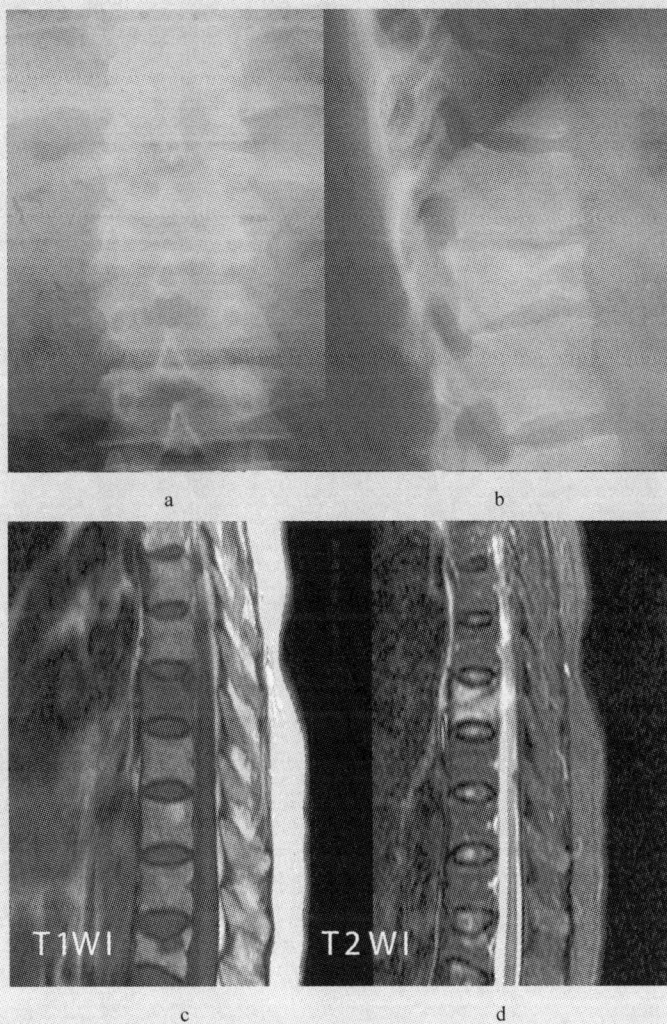

图 7-10

【MRI 诊断】 胸 5 椎体压缩骨折。

相 关 知 识

脊柱骨折多为传达暴力所致,如从高处落下,部分由于直接暴力所致。多发生在脊柱活动范围较多区域。任何类型骨折都可合并脊椎脱位,引起脊髓和神经压迫症状。椎体骨折最常见的是椎体压缩骨折。椎体变形是最明显的 X 线征象,椎体呈楔形变。外伤性骨折除观察椎体变形外,还应注意以下骨折征象:①椎体前角有无骨折块;②椎体内有无骨小梁压缩的横行致密线;③椎体边缘皮质有无皱褶、中断、断裂、内陷、隆起。老年人骨质疏松所致压缩骨折其特点为:①轻微外伤或无明显外伤史;②常累及多个椎体,呈跳跃性;③椎体呈上下缘双凹变形;④附件很少发生骨折;⑤椎体呈普遍性骨质疏松。椎弓和关节突骨折较少见。棘突骨折需与游离棘突相鉴别,后者两侧椎板不愈合且有宽窄不等的裂隙,游离棘突表面光整,边缘有皮质包绕。

病例 7-11

【病史摘要】 男性,32 岁。外伤后右膝关节疼痛 2 个月余,外伤当天 X 线片示:右膝关节未见明显骨折征象;现有走路痛;查体:关节略肿胀,局部有压痛。

【MRI 表现】 如图 7-11,右侧膝关节外侧半月板内线状信号增高影,延伸至半月板关节囊缘,但未达到半月板关节面缘。

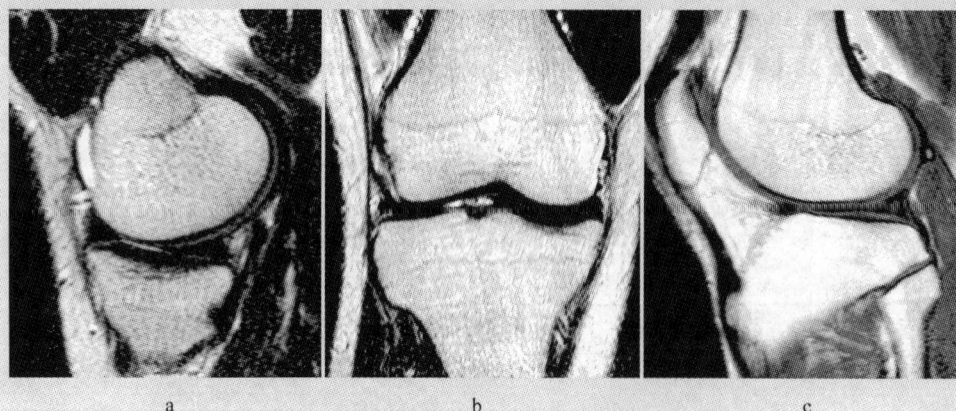

图 7-11

【MRI 诊断】 右膝关节外侧半月板损伤(Ⅱ级)。

相 关 知 识

正常半月板:半月板由纤维软骨组成,内外各一,内侧半月板呈"C"形,较大,前端窄而后部宽,外侧半月板呈环形,近似"O"形,体积较小,中部稍宽,前后端略窄。半月板损伤临床表现:关节肿胀,关节交锁,关节滑落感,压痛点。

半月板损伤 MRI 分级及表现:Stoller 标准,将半月板损伤拟分为四级:0 级、Ⅰ 级、Ⅱ 级、Ⅲ 级。0 级:正常半月板表现为均匀低信号,且形态规则;Ⅰ 级:为半月板退变,MRI 表现为不与半月板关节面相接触的灶性的椭圆形或球形信号增高影;Ⅱ 级:表现为水平线性的半月板内信号增高影,可延伸至关节囊缘但未达到关节面缘。Ⅲ 级:半月板内异常高信号,通常为斜形或不规则形线样延伸至半月板关节面缘或游离缘,关节囊缘可局部不连续(图 7-12)。

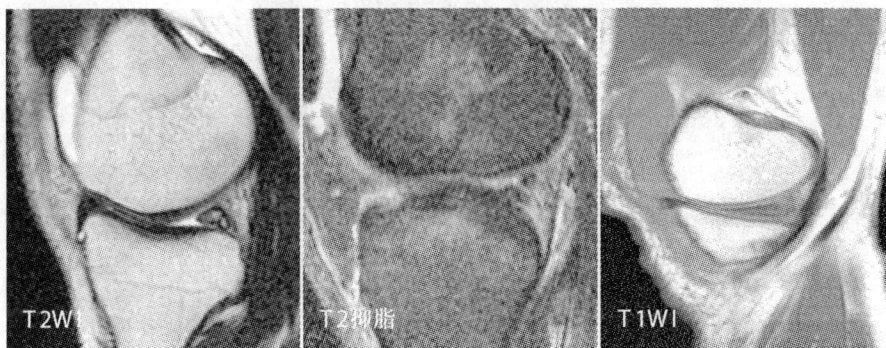

图 7-12 Ⅲ级半月板损伤

半月板损伤 MRI 分型:斜行,水平,纵行,桶柄(图 7-13),不规则。

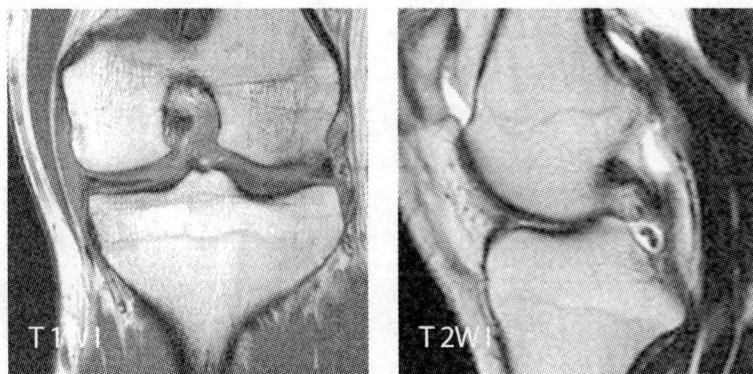

图 7-13 半月板桶柄状撕裂

病例 7-12

【病史摘要】 男性,38 岁。左膝关节外伤后关节肿胀,疼痛及活动受限 1 天。查体:关节肿胀,局部有压痛。

【MRI 表现】 如图 7-14,左膝关节前交叉韧带连续性中断,实质断裂,可见上下两个残端。

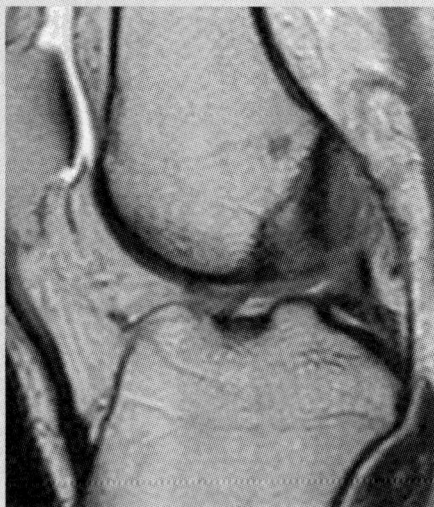

图 7-14

【MRI 诊断】　左膝关节前交叉韧带完全撕裂。

相 关 知 识

前交叉韧带(ACL)损伤占膝关节损伤的 69%。ACL 的正常解剖:ACL 自胫骨髁间前区斜向外后上方,呈散开状止于股骨外侧髁的内侧面后部。矢状位宽度 2.8~5.1mm,平均 3.8mm,男女无显著差异,长约 31~38mm。ACL 的正常 MRI 表现:ACL 为一带状的低信号带。在中间和后面部分的纤维束之间常存在少量的脂肪组织和疏松结缔组织,因此呈稍高信号。另外在附着点(主要是胫骨附着点)的 T1 加权像上,可见有线样,条纹状的中等或高信号影所分隔,代表脂肪和滑膜。

ACL 损伤的 MRI 表现:大部分 ACL 的撕裂发生在中段,约占 75%。而且 70%~90% 是完全性的,近端和远端的撕裂分别占 20% 和 5% 左右,远端往往合并撕脱骨折;分为:ACL 完全撕裂、ACL 部分性撕裂、ACL 慢性撕裂。

ACL 完全撕裂的直接征象:①ACL 消失,在矢状面和冠状面上看不到正常的 ACL;②韧带连续性中断,实质断裂。可见上下两个残端;③韧带扭曲,呈波浪状改变。虽然在 MRI 图像上纤维的连续未见中断,但在关节镜下探查时,可见纤维已完全断裂;④带内形成假瘤,在 T1 加权像上呈低信号,在 T2 加权像,STIR 像呈高信号,并且见不到完整的纤维束;⑤韧带出现局限性或弥漫性的高信号。

【鉴别诊断】
诊断明确无需鉴别。

第二节 骨 坏 死

病例 7-13

【病史摘要】 男性,65 岁。右髋关节疼痛半年,关节活动障碍,行走困难。腿不能抬起。

【X线表现】 如图 7-15,双侧股骨头变形有明显骨质破坏,破坏区内见片状致密影,其周围见小片状致密影,病变周围见环状硬化带,股骨颈变短、变粗,髋臼上缘关节面密度增高。

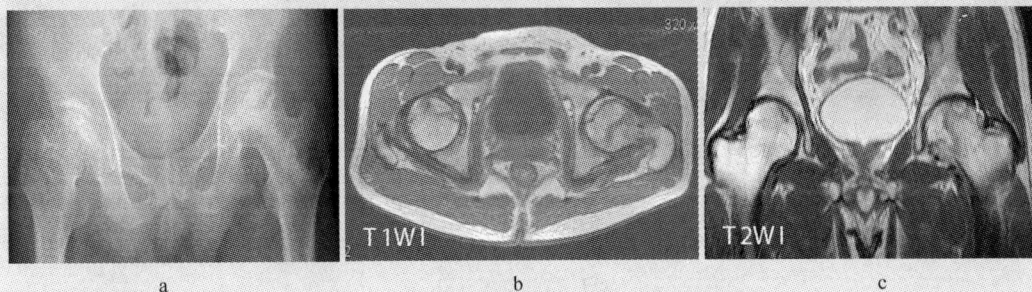

图 7-15

【X线诊断】 双侧股骨头缺血性坏死。

【MRI 表现】 双侧股骨头内可见线条状低信号影,左侧股骨头形态异常,略有塌陷,右侧股骨头形态未见明显异常。

【MRI 诊断】 双侧股骨头无菌性坏死。

相 关 知 识

本病见于髋关节外伤、糖尿病、动脉硬化和酗酒者,放疗后及长期大剂量应用糖皮质激素也可引发本病。X线表现早期股骨头外形无明显改变,但密度不均,出现斑点状骨质疏松,以后逐渐出现密度增高的坏死骨,股骨头变扁,坏死骨碎裂,其间夹杂碎裂影。股骨头碎解、吸收,重者股骨头可消失,颈部成为关节端。关节间隙增大,可伴半脱位。修复时病变周围发生骨内膜增生、硬化。股骨颈增粗股骨头变平或蕈样畸形。晚期可引起继发性退行性骨关节病。脱落的骨片可形成关节游离体。髋臼可发生相对应的关节面下骨增生改变。本病亦可两侧性发病。

【鉴别诊断】

本病应与化脓性关节炎、关节结核鉴别。两者多为溶骨性破坏,髋臼同时受累,炎症发病急,症状重,骨破坏迅速,周围骨增生明显。可发生骨性强直。结核病程长,骨疏松广泛,病变周围无骨增生现象,骨破坏广泛。多见于青少年。

第三节 骨与软组织的感染

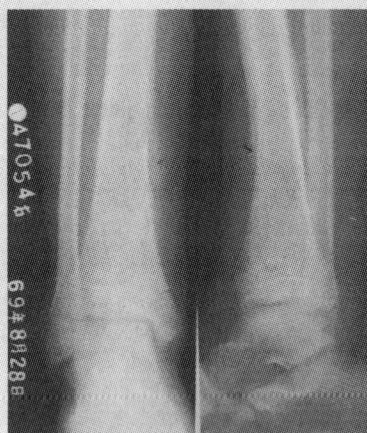

图 7-16

病例 7-14

【病史摘要】 男性,13 岁。右小腿胀痛 2 周余,伴发热、寒战,膝关节活动有障碍。查体:小腿中下段软组织红肿明显,皮温高,并有压痛,WBC 明显增高。

【X 线表现】 如图 7-16,小腿软组织肿胀,肌间隙模糊,胫骨中下段干骺端及骨干见虫蚀状骨破坏,骨干见线样骨膜反应,骨骺未累及。

【X 线诊断】 右胫骨中下段急性化脓性骨髓炎。

相 关 知 识

急性化脓性骨髓炎临床表现为全身感染中毒症状,局部有红、肿、热、痛表现。X 线表现特点为骨改变晚于临床表现。骨质破坏与骨质增生并存。发病部位多为管状骨的干骺端。早期软组织肿胀。发病 1~2 周后。骨髓腔形成脓肿,骨松质内见微小斑片状骨破坏区,伴有局限性骨质疏松,可见骨干线样骨膜反应。2~3 周后病变发展,骨松质及骨皮质大片状破坏,病变向骨干方向蔓延,可累及全骨。骨膜反应随病变发展呈葱皮样、花边状。骨膜新生骨可断续、缺损。可并发病理骨折、脱位、化脓性关节炎。

【鉴别诊断】

①尤文瘤:本病髓内生长,破坏皮质,自内向外变薄,直至消失,可见软组织肿块;②骨肉瘤:见软组织肿块及瘤骨。

病例 7-15

【病史摘要】 男性,51 岁。左股骨中下段肿胀 8 个月,伴流脓 2 个月。肢体有弯曲畸形。查体:大腿中下段软组织肿胀,皮肤温度稍高,见窦道。

【X 线表现】 如图 7-17,左股骨中下段变形增粗,皮质增厚,其内见大片死骨;骨干弯曲。

【X 线诊断】 左股骨慢性化脓性骨髓炎。

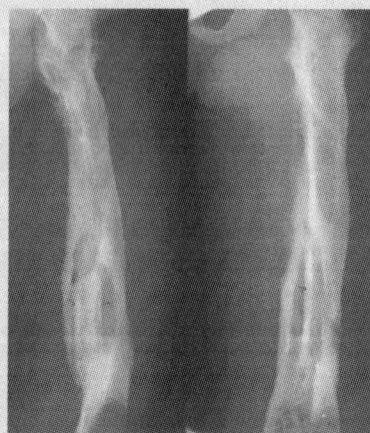

图 7-17

相 关 知 识

慢性化脓性骨髓炎临床表现较急性轻,X线主要表现以骨质增生为主,表现为骨质硬化,骨膜新生骨增生显著,使得骨干增粗髓腔消失,并可见脓腔及死骨、窦道。在增粗及增厚皮质边缘突然出现线样骨膜反应提示急性发作。慢性化脓性骨髓炎愈合标准:脓腔及死骨消失,病变区密度均匀性增高,并逐渐出现骨小梁。

病例 7-16

【病史摘要】 男性,10岁。左膝关节肿痛4个月,活动障碍,伴低热,血沉加快,消瘦,关节周围软组织肿胀。

【X线表现】 如图7-18,左股骨下段干骺端及骨骺见类圆形透亮区,边缘部分呈致密影,其内是砂粒样死骨,部分骺线消失,关节周围软组织肿胀明显,关节间隙增宽。

【X线诊断】 左股骨下段骺及干骺端结核。

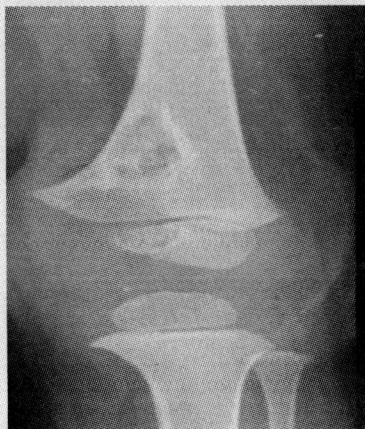

图 7-18

相 关 知 识

骨关节结核是以破坏为主进行缓慢的骨病变。大多继发感染。原发灶80%以上来自肺部,好发于儿童及青少年。通常症状轻,破坏严重,病程长,病变局限,很少有骨膜反应,病人一般伴有全身症状,如消瘦、乏力、低热、血沉快。结核菌素试验阳性。骨骺及干骺端结核X线主要表现:通常单发;病变多位于骨骺及干骺端边缘处;早期见局限性骨质疏松、骨小梁模糊、中断,随后出现斑点状低密度区,以至形成圆形或不规则骨破坏区,边缘锐利,有时可见部分硬化边缘,破坏区内是砂粒样死骨;病灶周围一般无骨膜反应,或有轻度骨膜反应;病变很少向骨干方向发展,易破坏骨骺而侵入关节形成关节结核。

【鉴别诊断】

①骨囊肿:好发干骺端中央部,多为卵圆形,边缘清晰锐利,常呈对称膨胀生长,皮质变薄,内无死骨,无骨膜反应;②巨细胞瘤:好发于骨端突出部位,偏心,膨胀性生长,边缘清晰锐利,无死骨及骨膜反应,无骨膜反应;③软骨母细胞瘤:症状轻微,病灶较小,边缘清晰,周围有硬化带,透亮区内可见砂粒样钙化,病灶周围软组织不肿胀。

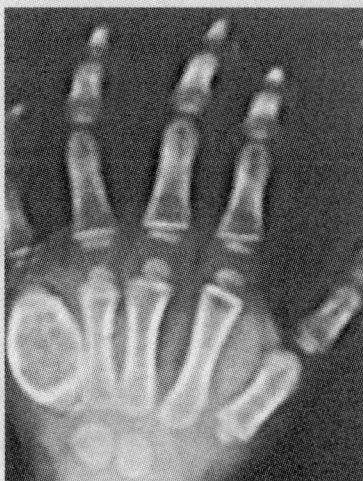

图 7-19

病例 7-17

【病史摘要】 女性,10 岁。左手局部突起半个月,局部无红肿,压痛明显,触及桡骨中下段骨样隆起。

【X 线表现】 如图 7-19,第五掌骨内囊状骨质破坏,骨皮质变薄,骨干膨胀,称为骨囊状结核和骨"气鼓"。

【X 线诊断】 左手第五掌骨干结核。

相 关 知 识

骨干结核分为短骨和长骨结核,长骨骨干结核比较少见。短骨结核常见,多发生于 5 岁以下儿童,常见于掌骨、指骨、趾骨或跖骨,常为多发。初期为骨质疏松,继而形成骨内囊状骨质破坏,骨皮质变薄,骨干膨胀,称为骨囊状结核和骨"气鼓",多数病人有明显骨膜增生。

【鉴别诊断】

内生软骨瘤:也发生于骨干,偏心性膨胀性骨质破坏,其内可见条状骨嵴及斑片状钙化,骨皮质变薄,无骨膜反应。

病例 7-18

【病史摘要】 男性,18 岁。左膝关节肿痛半年,关节功能障碍,局部软组织肿胀明显。

【X 线表现】 如图 7-20,关节囊肿胀,关节间隙略增宽,股骨下段及胫骨上段靠近关节边缘见虫蚀状骨质破坏,密度不均,关节周围骨质疏松改变。

【X 线诊断】 左膝关节结核(滑膜型)。

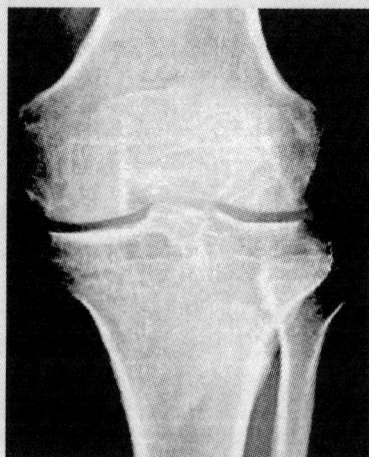

图 7-20

相 关 知 识

关节结核分为骨性结核和滑膜性结核,骨性关节结核在骨骺、干骺端结核基础上,关节明显肿胀,关节不对称性狭窄或关节骨质破坏,诊断不难。滑膜性关节结核常见,多见于青年或成年人,大多累及一个较大关节,如髋关节和膝关节,其次为肘关节、腕关节和踝关节。关节结核早期表现为:关节囊和关节软组织肿胀,密度增高,关节间隙正常或增宽和骨质疏松,这些改变可持续几个月到1年以上,这时X线无特点,诊断较难。病变发展侵及软骨和关节面,造成关节面的虫蚀状骨质破坏,主要在边缘,而上下骨面对称性受累,关节间隙狭窄晚期可引起关节畸形或纤维性僵直。

【鉴别诊断】

①化脓性关节炎:除病变发展迅速外,承重关节面首先破坏具有鉴别意义;②色素沉着绒毛结节性滑膜炎:软骨肿胀内有结节或分叶状密度增高区,骨质破坏为外压性改变,关节面无破坏、无死骨;③血友病:有骨膜下出血,髁间凹增深及骨骺内不规则囊状透亮区,家族史为男性。

病例 7-19

【病史摘要】 男性,31岁。乏力,面色苍白,胸背部疼痛1年余。脊柱活动障碍,不能弯曲。有肺结核病史多年。

【X线表现】 如图7-21,胸9、10椎体上下缘见骨质破坏,椎间隙显示不清,后凸畸形,周围可见椎旁脓肿。

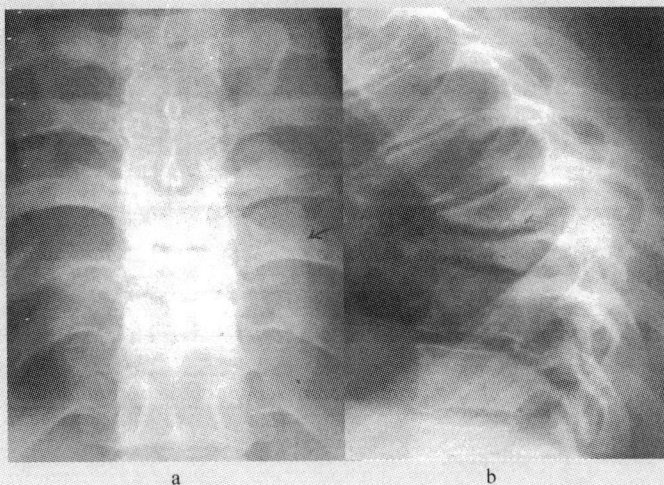

图 7-21

【X线诊断】 胸9、10椎体结核。

相 关 知 识

脊椎结核在骨关节结核中最为多见。好发于儿童和青年。发病部位以胸腰椎多见。病变多累及两个以上椎体。也可分段发病,临床主要表现:腰背部局部疼痛,可呈放射性,脊柱运动障碍,脊柱畸形,可有寒性脓肿及窦道和脊髓相应受累症状。脊柱结核 X 线主要表现为:骨相邻面破坏,椎间隙狭窄或消失,脊柱变形和脊柱畸形,寒性脓肿和钙化。根据骨破坏可分四型:①椎体型;②椎间型;③骨膜下型;④附件型。各型脊柱结核都可在椎旁产生脓肿,有时脓肿出现早于骨质破坏。颈椎结核往往产生咽后壁脓肿,影响气管、食管。胸椎结核脓肿正位片可引起纵隔增宽假象,易误诊为纵隔肿瘤。腰椎结核脓肿表现腰大肌影推移,或腰大肌显示不清。长期的寒性脓肿可引起不规则钙化。

【鉴别诊断】

具有椎体破坏、椎间隙变窄并伴有椎旁脓肿的脊椎结核较易诊断。需注意鉴别:①化脓性脊椎炎:其发病急,椎体和椎间隙变化快,同时较早出现骨质增生,病灶周围有硬化现象,较早出现粗大骨桥,脊柱总高度不影响,畸形不明显附件累及较结核多。②椎体恶性肿瘤:如多发性骨髓瘤、滑膜肉瘤、转移性肿瘤,其椎间隙的改变是鉴别诊断的要点,肿瘤不影响椎间隙。

第四节　慢性关节病

一、退行性骨关节病

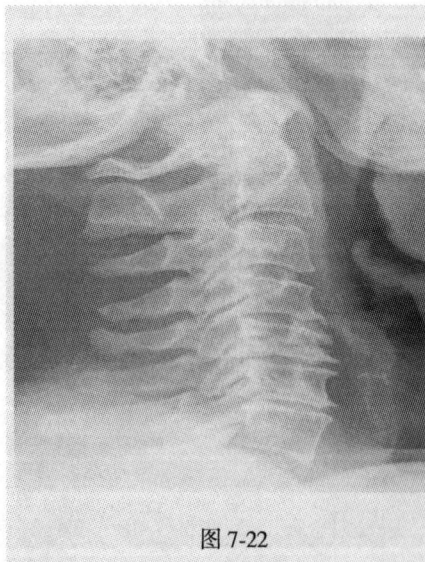

图 7-22

病例 7-20

【病史摘要】　女性,60 岁。颈部关节疼痛,伴行走不便 1 个月,屈曲时疼痛加剧。

【X 线表现】　如图 7-22,颈椎生理曲度变直,颈椎间隙不均匀变窄,各椎体前缘呈不同程度骨质增生变尖。

【X 线诊断】　颈椎退行性骨关节病。

相 关 知 识

退行性骨关节病又称骨性关节炎、增生性或肥大性关节炎。其特点为关节软骨退行性变,继而引起骨质增生的慢性骨关节病。本病可分为原发和继发两种,继发者多由炎症、外伤、神经障碍、缺血坏死等晚期表现。原发者多在40岁以上中老年人。好发于髋、膝、手指、腰椎及颈椎。骨性关节炎的主要X线表现:①关节间隙不均匀变窄;②关节面硬化和变形;③关节面边缘骨赘、骨刺;④关节面下假性囊肿;⑤关节内游离体和关节半脱位。

【鉴别诊断】

①关节间隙变窄需与炎症、结核、类风湿关节炎鉴别;炎症与结核的关节面骨质破坏比较明显,周围软组织肿胀,并伴有全身中毒症状;类风湿引起关节构成骨骨质疏松,关节面无骨质增生骨硬化现象,伴有小关节病变;②脊柱需与强直性脊柱炎鉴别;后者病变由骶髂关节开始,关节面有破坏、狭窄、骨性强直,脊柱呈竹节状。

二、类风湿性关节炎

病例 7-21

【病史摘要】　患者,女性,55岁。双手关节肿痛20年左右。关节活动障碍,伴有全身关节疼痛,有低热、乏力、消瘦、血沉加快、化验类风湿因子阳性。

【X线表现】　如图7-23,双手普遍骨质疏松,关节骨端为明显,近节指间关节梭形软组织肿胀。双侧近节指间关节,第一、二、三、四、五掌指关节及掌腕关节间隙狭窄、模糊。在第二至第五指间面不光整、毛糙,并部分关节面见小囊状破坏。

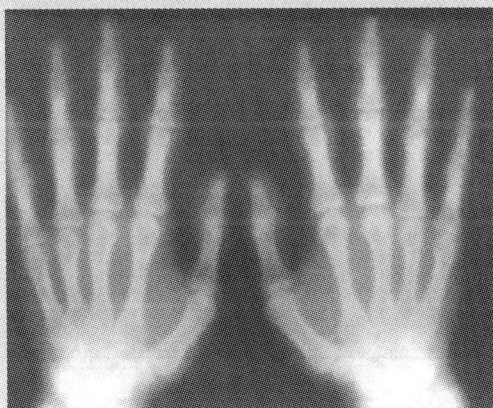

图 7-23

【X线诊断】　双手类风湿性关节炎。

相 关 知 识

类风湿性关节炎为慢性关节疾患,常伴有全身症状,侵犯多个关节。临床特点为女性好发,20~40岁多见,对称性发病。骨关节X线改变多在发病3个月以后出现,主要表现:①关节软组织梭形肿胀;②关节间隙早期因关节积液而增宽,后期关节软骨破坏后出现狭窄;③关节面边缘骨质破坏;④骨性关节面模糊,中断;⑤关节邻近骨骼发生骨质疏松;⑥晚期周围肌肉萎缩,形成关节半脱位或脱位。

【鉴别诊断】

痛风:以突发的急性关节疼痛、关节旁肿胀,病程一般为 7～10 天,阵发为特征,周期性血尿酸升高,可触及痛风结节,关节侵蚀面较锐利,多为压迫性缺损,骨质无明显疏松。

三、强直性脊柱炎

病例 7-22

【病史摘要】　男性,28 岁。腰痛,僵直 2 年,活动不便。伴有关节游走性疼痛。抗"O"正常,血沉加快,类风湿因子阴性。

【X 线表现】　如图 7-24,两侧骶髂关节间隙不均匀变窄、关节面毛糙不齐、部分骨小梁贯通、椎体小关节间隙消失,关节骨性强直,脊柱呈方形,椎体间韧带骨化脊柱呈竹节状。

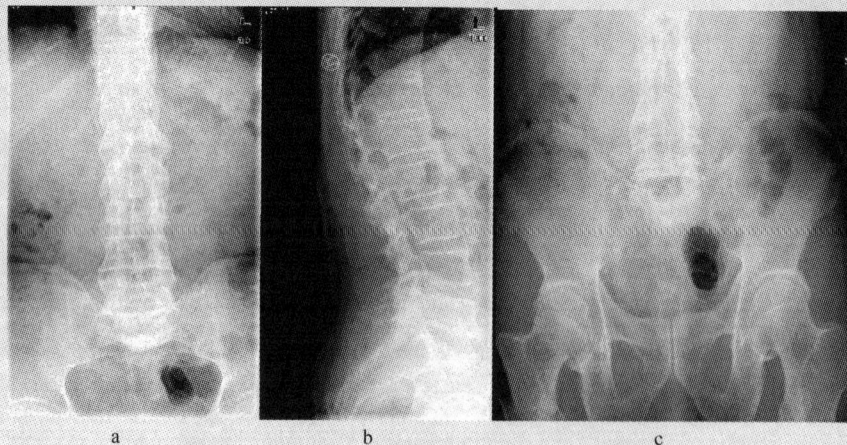

图 7-24

【X 线诊断】　强直性脊柱炎。

相 关 知 识

强直性脊柱炎多发生在 10～40 岁,以 20 岁左右发病率最高。早期为下腰痛,进行性加重伴有血沉加快,低热,化验血清类风湿因子阴性。晚期脊柱僵直、驼背、髋关节活动障碍。X 线表现:早期双侧骶髂关节下 2/3 部位开始发病两侧骶髂关节间隙不均匀变窄,关节面毛糙不齐、部分骨小梁贯通、椎体小关节间隙消失,关节骨性强直,脊柱呈方形,椎体间韧带骨化脊柱呈竹节状。

【鉴别诊断】

①致密性骨髓炎:多为女性,病变仅累及髂骨,骶骨正常,关节间隙及关节面正常;②骶髂关节结核:常为单侧发病,骨破坏明显伴有骨质疏松,可有脓肿。

第五节　骨肿瘤与肿瘤样病变

一、良性骨肿瘤

病例 7-23

　　【病史摘要】　男,22 岁。感冒流鼻涕过多。

　　【X 线表现】　如图 7-25,左额窦内高密度结节影,边缘光滑,密度均匀、致密,基底与额窦壁相连。

　　【X 线诊断】　左额窦骨瘤(致密型骨瘤)。

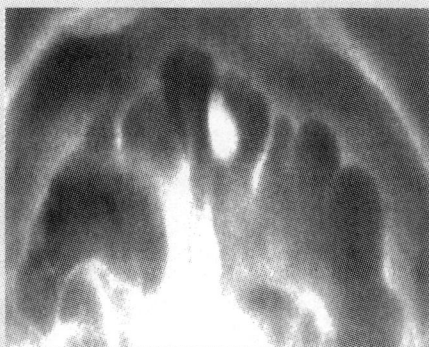

图 7-25

相 关 知 识

　　定义:骨瘤是一种成骨性良性肿瘤,起源于膜内成骨,多见于膜内化骨的骨骼,也可见于其他骨骼有膜内成骨的部分。骨瘤以构成大量成熟板层骨或编织骨为特点,生长缓慢。肉眼所见,呈分叶状,境界清楚,常有一薄层纤维膜包裹,没有软骨覆盖。分致密型骨瘤及松质型骨瘤两类。疏松型骨瘤较少见,发生部位可以是髓内或骨膜下,由成熟的板层骨和编织骨构成,致密型骨瘤镜下主要由成熟的板层骨构成,有宽厚不规则的骨小梁密集镶嵌,不见哈氏系统和软骨化骨,难见有髓腔。发生在颅面骨表面者,局部半球形、分叶状隆起,密度均匀、致密,基底与皮质相连。临床表现:骨瘤发病率仅次于骨软骨瘤,占良性骨肿瘤 8%,以 11~30 岁最多。男性较多。生长慢,一般小于 2cm,症状较轻。无恶变趋向。多发生在颅骨,骨瘤长期稳定或缓慢增长。较小的骨瘤可无症状,较大者随部位不同可引起相应的症状,如发生于鼻窦者可有头痛,窦口闭塞可引起继发性炎症,黏液性囊肿如发生框内可引起眼球突出移位;颅骨表面者局部隆起变形。

　　X 线表现:骨瘤好发于颅骨,其次为颌骨,多见于颅骨外板和鼻旁窦壁。也可见于软骨内成骨的骨,如股骨、胫骨和手足骨等。①颅面骨骨瘤一般为单发,少数为多发,可分为二型:致密型:大多突出于骨表面,表现为半球状、分叶状边缘光滑的高密度影,内部骨结构均匀实密,基底与颅外板或骨皮质相连。疏松型:较少见,可长得较大。自颅板呈半球状或扁平状向外突出,边缘光滑,密度似板障或呈磨玻璃样改变。起于板障者可见内外板分离,外板向外突出较明显,内板多有增厚。骨瘤突起时其表面的软组织也随之凸起,但不受侵蚀、不增厚。②鼻窦骨瘤:位于鼻窦的骨瘤多为致密型,有蒂,常呈分叶状突出于鼻窦腔向其他窦腔生长。③四肢骨骨瘤:多为致密型,突出于骨表面,基底部与骨皮质外表面相连。肿瘤表面光滑,邻近软组织除了受推移外无其他改变。

CT 表现:CT 能更好地显示 X 线平片上骨瘤表现的各种征象,并可发现位于耳道、乳突内侧等隐蔽部位的较小骨瘤。

MRI 表现:致密型骨瘤在 T1WI 和 T2WI 上均呈边缘光滑的低信号或无信号影,其信号强度与邻近骨皮质一致,与宿主骨骨皮质间无间隙。邻近软组织信号正常。

【鉴别诊断】

1. 骨岛 是正常骨松质内的局灶性致密骨块,它是软骨内成骨过程中次级骨小梁未被改建吸收的残留部分。X 线片上表现为位于骨内的致密影,密度类似于骨皮质。边缘清楚但不锐利,常可见有骨小梁与周围正常小梁相连。CT 可清楚显示位于骨髓腔内的致密骨块,邻近骨质正常,骨外形无改变。MRI 上表现为低信号或无信号影。

2. 骨软骨瘤 发生于软骨内成骨的骨骼,多见干骺端或相当于干骺端的部位向外生长。其基底部由外围骨皮质和中央骨松质构成,二者均与母体骨相对应结构相连续。

3. 骨旁骨肉瘤 好发于中年,多见于股骨远端后侧。肿块多无软组织成分。一般较大,密度高呈象牙质样,也可呈发髻样致密影,肿块外形可不规则,边缘多不光滑锐利。骨性肿块有包绕骨干的倾向,与骨皮质相连或两者间可有一透亮间隙。有的病例骨皮质和髓腔可受侵犯。

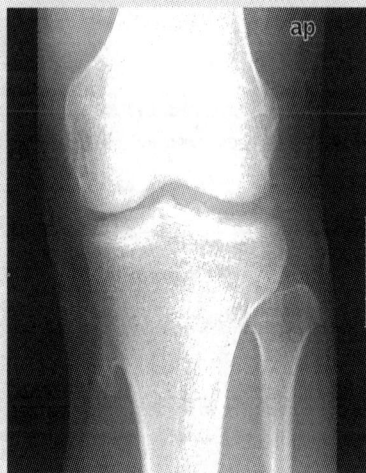

图 7-26

病例 7-24

【病史摘要】 男,20 岁。发现左膝内侧有突出物半年,质硬。

【X 线表现】 如图 7-26,左胫骨内侧干骺端向外突出背向关节生长的疣状骨质密度影,宽基底与骨相连顶端可见软骨钙化影。

【X 线诊断】 左胫骨骨软骨瘤。

相 关 知 识

定义:骨软骨瘤是最常见的良性骨肿瘤,系由骨质组成的基底和瘤体、透明软骨组成的帽盖和纤维组织组成的包膜三种不同组织所构成,仅发生于软骨化骨的骨骼,大都附着于长骨干骺端的表面,且背向关节生长,故又称外生骨疣。

　　临床表现：此肿瘤多见于 10~20 岁。以股骨远端和胫骨近端最常见，约占 50%，其次为肱骨近端、桡骨远端和腓骨两端。少数见于掌、跖骨干骺端，也可发生于扁骨。肿瘤可单发或多发，生长缓慢，至成年时可停止生长。X 线表现典型。少数可恶变为软骨肉瘤。

病例 7-25

　　【病史摘要】　男，35 岁。右膝关节肿胀近 1 年余，近日疼痛明显，检查：右膝触及肿块，质硬。

　　【X 线表现】　如图 7-27，右股骨下段见一巨大囊状膨胀性骨质破坏，呈皂泡透明状表现，其内有长短不一骨嵴，边缘清楚无硬化环。骨皮质可见骨折透亮线，周围少许骨痂形成。

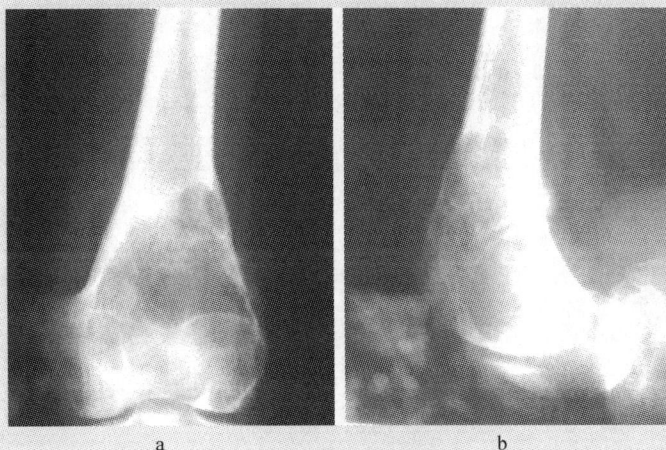

图 7-27

　　【X 线诊断】　右股骨下段骨巨细胞瘤（合并病理性骨折）。

相 关 知 识

　　骨巨细胞瘤起源于骨骼的非成骨性结缔组织，肿瘤的主要组成成分类似破骨细胞。分为良性、生长活跃和恶性。病理上约 15% 为恶性，又分原发性或继发性。临床表现：骨巨细胞瘤是一种常见的骨肿瘤。20~40 岁为常见，多见于骨骺愈合后，好发于股骨远端、胫骨近端及桡骨远端。但几乎均越过骺板向关节方向生长，且以此为主，骨巨细胞瘤虽开始于干骺端近骺板处，可直达关节软骨下为止。肿瘤大都局限于骨端和干骺端的骨松质内，膨胀性横向生长。其轮廓常呈分叶状，皮质虽变薄，但尚完整。其周围无骨膜反应亦无瘤组织肿块。且分界清楚，其中可见类似多房间隔的残留骨小梁，明显时可呈"皂泡样"改变。在发病早期或进展期，其边缘可较模糊，中间骨嵴不明显，诊断较困难，病变晚期，肿瘤过度膨胀可使骨皮质破裂，且可侵入附近软组织中。

　　【鉴别诊断】

　　骨囊肿：骨囊肿好发于儿童及青年，病变常位于干骺端，向骨干方向纵径发展为著，骨端膨胀不如骨巨细胞瘤明显，多房性骨囊肿内可有残余的呈条状的骨小梁，但不易看到皂泡样征象。

二、骨 肉 瘤

病例 7-26

【病史摘要】 男,34岁。左髋疼痛,活动受限1个月。

【X线表现】 如图7-28,左侧股骨下段可见大片状溶骨性骨质破坏。骨皮质破坏并向软组织内生长形成肿块,未见明显的骨膜反应及肿瘤骨生成。

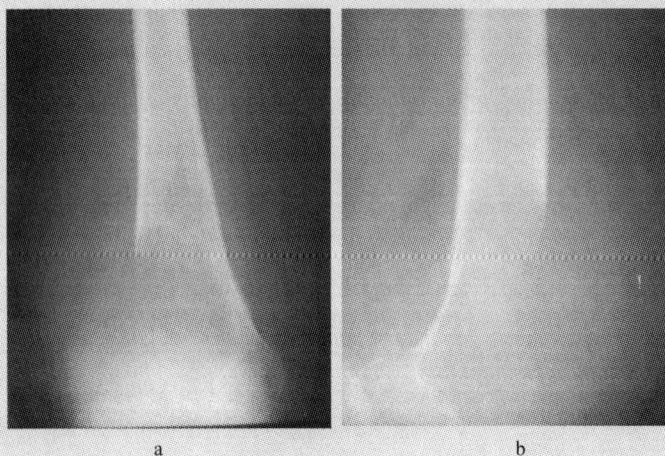

a   b

图 7-28

【X线诊断】 左股骨下段骨肉瘤(溶骨型)。

病例 7-27

【病史摘要】 女,15岁。2个月前发现右大腿远端包块,质硬,行走疼痛。

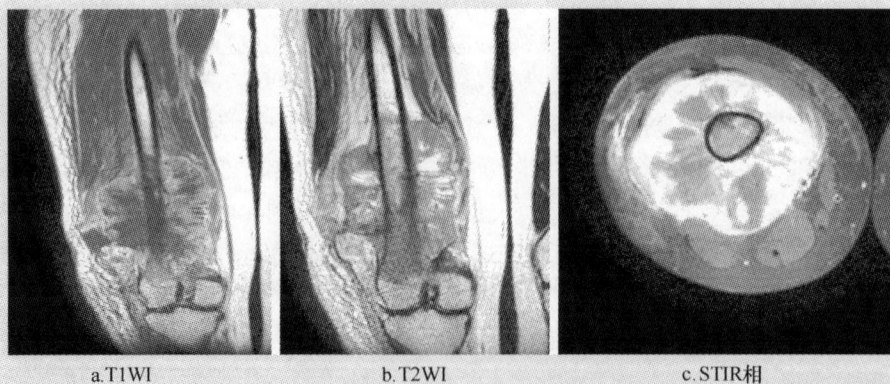

a.T1WI   b.T2WI   c.STIR相

图 7-29

【MRI 表现】　如图 7-29,右股骨下端骨髓腔内信号不均匀,骨皮质破坏,皮质外可见不规则肿块影,其内可见放射状长 T1 短 T2 信号,并在肿块上下缘可 Codman 三角。肿块外形不规侧,边缘不清楚。

【MRI 诊断】　右股下段骨骨肉瘤(成骨型)。

病例 7-28

【病史摘要】　女,41 岁。发现肿块半年,右大腿下端后方见 10cm×10cm 质硬肿块,活动度差,边界不清。

【X 线表现】　如图 7-30,右股骨远端后方骨皮质旁软组织内可见类圆形骨性致密影,边界尚清,密度不均匀,局部骨皮质增厚。

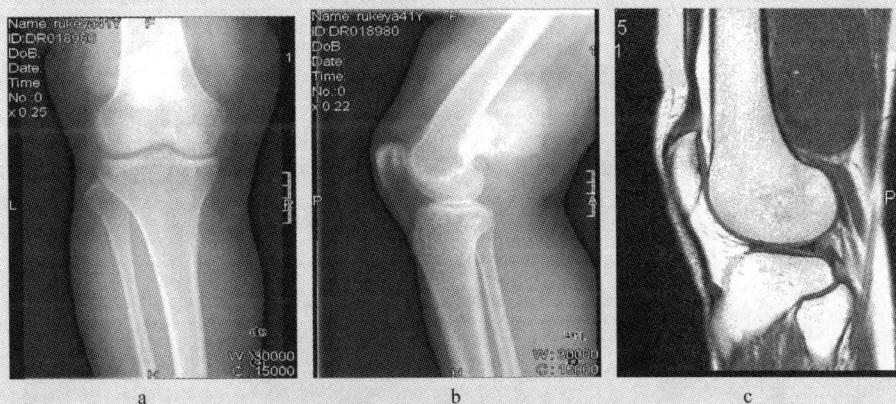

图 7-30

【MRI 表现】　右股骨远端后方软组织内可见类圆形长 T1 短 T2 信号,信号略不均匀,边界清晰。局部骨皮质略增厚。

【影像学诊断】　右股骨远端骨旁骨肉瘤。

相 关 知 识

骨肉瘤是瘤细胞能直接形成骨样组织或骨质的恶性肿瘤。肿瘤主要组成成分为肿瘤性成骨细胞、肿瘤性骨样组织和肿瘤骨。在原发恶性骨肿瘤中最常见。肿瘤起源于髓腔同时向周围扩展,破坏骨皮质,侵至骨膜下掀起骨膜,形成与骨皮质平行的层状或与皮质垂直的"放射针"样阴影。病变进一步发展,肿瘤穿破骨膜侵入周围软组织中,形成软组织肿块,于其中产生不同程度的肿瘤性新骨。此时,肿瘤上、下边界附近的残留骨膜反应呈三角形。骨肉瘤一般不侵犯关节,在骨骺板未愈合前,肉瘤为软骨所阻,不侵及骨骺。分化成熟的肉瘤新骨形成明显,骨质破坏较少,成为以骨质增生为主的成骨型骨肉瘤,其恶性程度一般较低。生长较缓慢分化原始的肉瘤新骨生长很少,骨质破坏显著,成为以破骨为主的溶骨型骨肉瘤,其恶性程度一般较高,生长较迅速。实际上,多数病例为两者的混合型。临床表现:多见于 11~20 少年,男多于女。肿瘤好发于长骨干骺端,以股骨远端、胫骨近端及肱骨近端最常见。疼痛,局部肿胀和运动障碍为主要临床症状。

【鉴别诊断】

需与慢性化脓性骨髓炎、尤文肉瘤、转移性骨肿瘤等病鉴别。慢性化脓性骨髓炎髓腔弥漫性密度增高,皮质增厚,骨干增粗、髓腔闭塞,可伴有死骨,无肿瘤骨形成,及软组织肿块。若见死骨存在,骨髓炎的诊断更明确。尤文肉瘤表现为髓腔内斑点状、鼠咬状溶骨性骨质破坏,范围较广泛,多见葱皮样骨膜反应。转移性肿瘤较少侵犯膝、肘关节以远的骨骼,好发于骨盆及脊柱等,骨质改变多为溶骨性,表现为骨松质内多发溶骨性骨质破坏,大多无骨膜反应和软组织肿块,少数为成骨型及混合型。

第六节 代谢性骨病

病例 7-29

　　【病史摘要】　男,2 岁。患儿近期睡眠不安,夜惊,多汗。

　　【X 线表现】　图 7-31a:左侧尺桡骨骨密度降低,小梁及骨皮质边缘模糊,尺桡骨远端、掌骨远端、近节指骨近端膨大,关节面毛糙,呈毛刷样改变,腕关节处见两个骨化核。图 7-31b:经维生素 D 治疗后,双膝关节内翻"O"形腿。

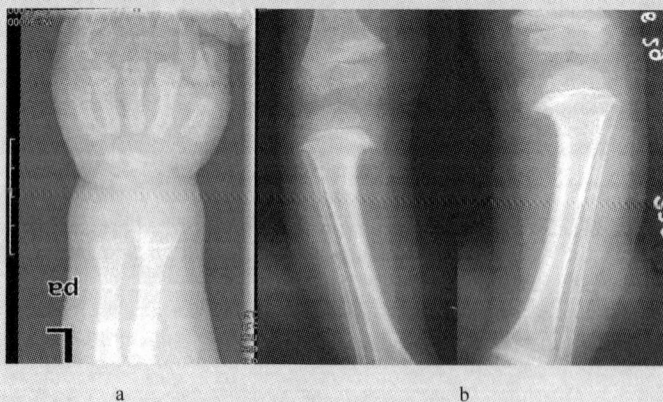

a　　　　　　　　　　b

图 7-31

　　【X 线诊断】　佝偻病。

相 关 知 识

　　维生素 D 缺乏性佝偻病,这是一种小儿常见病,占总佝偻病 95% 以上,本病系因体内维生素 D 不足引起全身性钙、磷代谢失常以致钙盐不能正常沉着在骨骼的生长部分,最终发生骨骼畸形。临床表现:发病初期有夜啼、多汗、烦躁、食欲减退、枕秃。活动期体征可见颅骨软化(乒乓头)、方颅、前囟迟闭、出牙延迟、肋骨串珠,肋外翻、肋隔沟、鸡胸、漏斗胸、手镯,"O"形腿、"X"形腿、脊柱后突或侧弯等。血钙正常或稍低；血磷降低,常低于1.29mmol/L;钙磷乘积小于30,血清碱性磷酸酶增高。

X线表现:典型表现在长骨干骺端,尤其是尺桡骨,临时钙化带模糊不清或消失。干骺端变平或凹陷,骺出现延迟,密度低,边缘模糊。乃至不出现。干骺端边缘出现骨刺乃系骨皮质向干骺端方向延伸所致。肋骨前端由于软骨前端膨大呈宽的杯口状,形成串珠肋。由于骨质软化,承重的长骨常弯曲变形,在下肢发生膝关节内翻("O"形腿)或膝关节外翻("X"形腿)。少数可发生青枝骨折或假性骨折。

【鉴别诊断】

主要与可引起普遍性骨密度减低的其他全身性疾病鉴别。干骺端的典型表现和骨软化,特别是临床及实验室检查的结果,可资鉴别。

(李白艳 米娜瓦 夏依扎 孔德伟 褚华鲁 姚 娟)

第八章　介入放射学

病例 8-1

【病史摘要】　男性,61 岁。肝区隐痛两周,CT 示肝右叶原发性肝细胞癌。

【血管造影表现】　如图 8-1,肝右动脉增粗,瘤区内可见紊乱、管腔粗细不规则的新生血管。毛细血管期不均匀性肿瘤染色,肝动脉拉直、移位、扭曲。

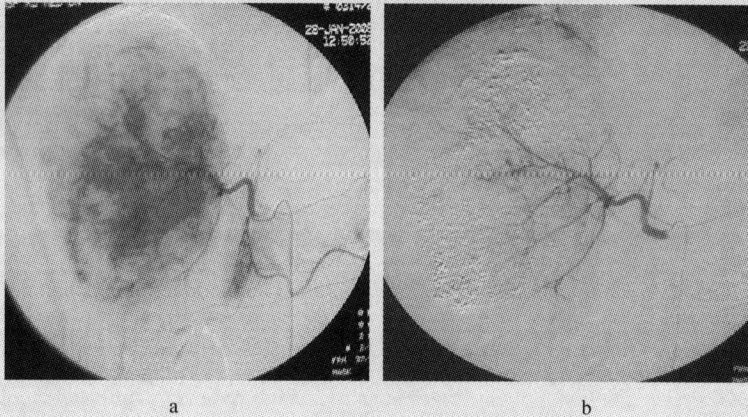

a　　　　　　　　　　　b

图 8-1

【血管造影诊断】　原发性肝癌。

【介入治疗】　经导管肝动脉灌注化疗及栓塞术。

相 关 知 识

(一) 肝癌肝动脉造影的表现

1. 供养肝动脉及分支增粗扭曲。
2. 肿瘤血管　显示瘤区内紊乱、管腔粗细不规则的新生血管,多呈异常扩张扭曲。
3. 肿瘤染色　可呈结节状、不均匀性及均匀性染色。出现在毛细血管期。
4. 动静脉瘘主要为肝动脉-门静脉之间有分流,表现为动脉期见门静脉分支显影。
5. 动脉拉直、移位、扭曲。
6. 肿瘤包绕动脉征　肿瘤包绕浸润动脉,使其管壁僵硬、狭窄及不规则。
7. 门静脉及肝静脉癌栓。

(二) 经皮穿刺动脉灌注化疗及栓塞治疗的理论基础

1. 局部动脉灌注化疗与全身静脉化学治疗相比,其具有如下优点:

（1）局部肿瘤组织药物浓度明显提高,全身体循环药物浓度明显降低。约 2/3 以上的药量在靶器官内,仅不到 1/3 的药量在全身其他部位。

（2）全身不良反应明显降低,但局部脏器不良反应相对较重。

（3）化学治疗剂量可以大大提高。

（4）疗效明显提高。

2. 肝动脉栓塞治疗的理论基础　肝癌血供的 95%~99% 来自肝动脉,而肝组织血供的 70%~75% 源于门静脉,肝动脉血供仅占 25%~30%。栓塞肝动脉可以阻断肿瘤的血供,控制肿瘤的生长,使肿瘤坏死缩小,而对肝组织血供影响小。此外,有的栓塞剂还同时具有化学治疗、放射治疗等作用。

病例 8-2

【病史摘要】　男性,37 岁。发现高血压 3 个月,CTA 示左肾动脉狭窄。

【血管造影表现】　如图 8-2,左侧肾动脉近段可见局限性管腔狭窄,狭窄远段血管扩张。左肾动脉腔内支架植入术后,狭窄消失。

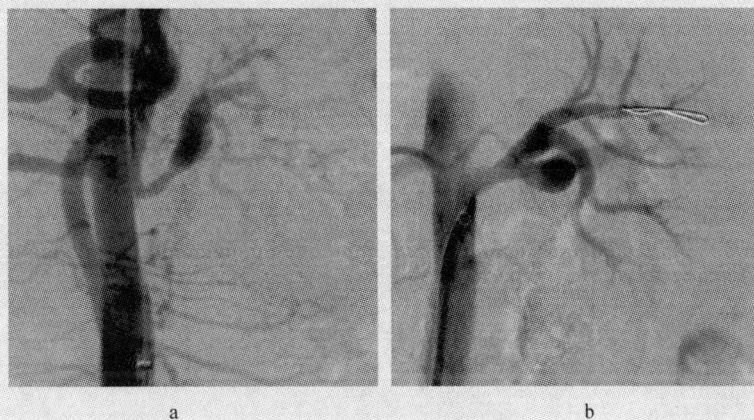

a　　　　　　　　　　b

图 8-2

【血管造影诊断】　左侧肾动脉近段狭窄。

【介入治疗】　左肾动脉腔内支架植入术。

相 关 知 识

经皮穿刺肾动脉腔内成形术（Percutaneous transluminal renal angioplasty, PTRA）肾血管性高血压主要因为肾动脉主干或分支狭窄造成。病因为动脉粥样硬化、大动脉炎和纤维肌发育不良。肾动脉狭窄时,肾灌注压降低,肾血流量减少,造成肾组织缺血,刺激肾小球旁复合体分泌肾素量增加,在转换酶的作用下产生血管紧张素 I,再经水解酶作用,转化成具有强烈平滑肌收缩作用的血管紧张素 II,血管外周阻力增高,致使血压升高。与此同时,血管紧张素 II 作用于肾上腺皮质,促使醛固酮分泌增多,造成钠、水潴留,血容量增加,促使血压进一步升高。因此,肾血管性高血压患者大多表现出周围血浆肾素活性增高和患侧肾静脉肾素活性增高。一般认为,肾动脉扩张术后,由于肾血流量增加,肾灌注压升高,正常的血流和血压又进一步维持肾动脉的通畅,致使肾素分泌减少,血压趋于正常。此类患者,除血压高、肾素活性增高外,在临床上还有以下特点:比较年轻,无血压家族史,突然发现血压升高,一般治疗高血压药物无效,腹或背部可闻及血管杂音。

(一) 适应证与禁忌证

1. 球囊血管成形术适应证

(1) 最理想的适应证:单侧短段、单发、无钙化的次全狭窄,狭窄>70%。

(2) 患肾功能降低,但肾萎缩不明显。健侧肾内小动脉未出现弥漫性硬化表现。

(3) 大动脉炎静止期。

(4) 肾移植、肾血管手术、放射治疗等引起的肾动脉狭窄。

2. 球囊血管成形术禁忌证

(1) 肾动脉狭窄度<70%。

(2) 肾脏严重萎缩,肾功能已丧失的肾动脉闭塞。

(3) 大动脉炎活动期。

(4) 狭窄段过长、病变广泛。

(5) 肾内动脉分支狭窄。

3. 支架适应证

(1) PTRA 失败或发生血管痉挛、内膜剥离。

(2) PTRA 后再狭窄。

(3) 肾动脉闭塞再通后。

4. 支架禁忌证

(1) 肾动脉狭窄<70%,无症状、体征。

(2) 肾脏严重萎缩、肾功能已丧失。

(3) 年龄较小的少儿患者。

(4) 大动脉炎活动期。

(二) 疗效

1. 球囊血管成形术疗效

(1)疗效评价标准:技术成功标准:造影复查,狭窄解除或残存狭窄<30%,跨狭窄压差<20mmHg。

临床疗效评价:

1) 治愈:血压恢复到 140/90mmHg 以下,无需降压药。

2) 显效:仅用少量降压药物,血压可维持正常水平。

3) 好转:血压有所下降,服药量减少,但未降至正常。

4) 无效:未达到上述标准。

(2)技术成功率:90%~100%,肾动脉闭塞的技术成功率50%。

(3)临床效果:肌纤维增生>动脉粥样硬化>大动脉炎;早期有效率80%~100%,5 年血管通畅率约为 80%～90% 。

2. 支架疗效 技术成功率 90%～100%，远期疗效 85%～95% 。

病例 8-3

【病史摘要】 女性,70 岁。右上腹部不适 2 个月,加重伴全身皮肤黄染两周。CT 示：胆总管上段梗阻,肝内胆管扩张。

【经皮穿刺胆道造影表现】 如图 8-3,胆总管上段闭塞,以上肝内外胆管明显扩张。

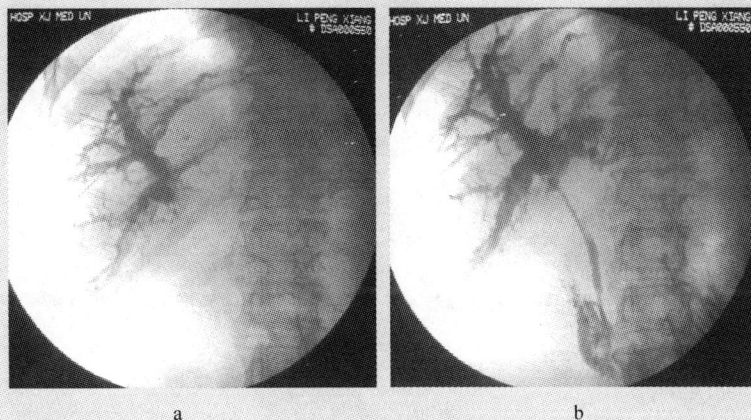

a   b

图 8-3

【经皮穿刺胆道造影诊断】 胆管癌。

【介入治疗】 经皮穿刺胆道内外引流术。

相 关 知 识

1. 经皮经肝胆管引流术(percutaneous transhepatic cholangiography and drainage, PTCD)适应证

(1)手术不能切除的恶性梗阻性黄疸,如胰腺癌。

(2)原发性胆系恶性肿瘤,以及肿瘤已侵犯到肝门部胆管汇合处。

(3)中晚期肝癌造成的梗阻性黄疸。

(4)肝门区转移性肿瘤,肿大淋巴结压迫胆总管。

(5)各种因素致使外科手术危险性大,如老年体弱,心肺功能差,或者手术部位解剖结构复杂,技术上有难度等。

(6)外科手术前作暂时性引流以改善全身情况,为手术做准备。

2. 禁忌证

(1)有出血体制的患者。

(2)脓毒血症。

(3)腹水。

(4)终末期的病人。

病例 8-4

【病史摘要】 女性,71 岁。左下肢间歇性跛行 1 年,疼痛加重 1 个月。

【血管造影表现】 如图 8-4,左侧股动脉中段闭塞,侧支循环形成。

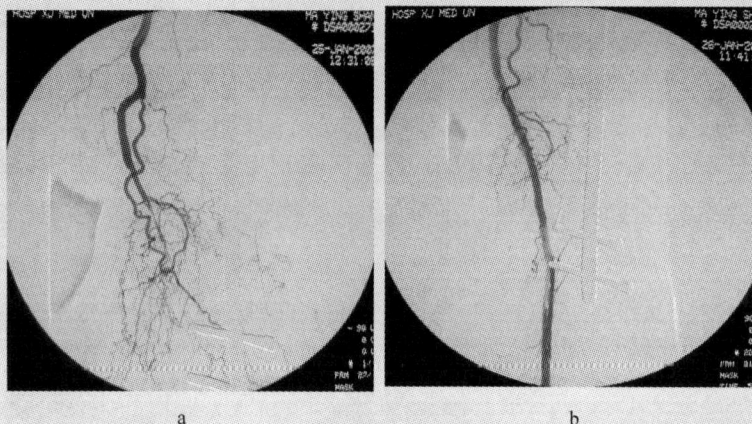

图 8-4

【血管造影诊断】 左侧股动脉中段闭塞。

【介入治疗】 左侧股动脉球囊成形术+支架置放术。

相 关 知 识

1. 球囊血管成形术的适应证

(1)短段狭窄或闭塞。

(2)髂股动脉狭窄伴远端血管闭塞,行髂股动脉成形术后有利于远端肢体的侧支血供形成。

(3)跨狭窄压>2.67kPA(20mmHg)。

(4)血管搭桥术后吻合口狭窄或搭桥血管狭窄。

2. 球囊血管成形术的禁忌证

(1)狭窄闭塞段病变较长>15cm。

(2)狭窄闭塞段严重钙化。

(3)严重糖尿病。

(4)闭塞完全,不能通过导丝。

3. 支架的适应证

(1)球囊成形术失败或发生急性闭塞的病人。

(2)短段或长段狭窄。

(3)闭塞再通术后。

（4）有钙化的病变。

4. 支架的禁忌证

（1）不能控制的严重糖尿病。

（2）胫腓动脉以下的小动脉病变。

（3）血管造影检查禁忌者。

复习思考题

1. 肝癌经导管栓塞治疗的理论基础是什么？

2. 经皮穿刺是介入放射学的基础,其目的是(　　)

　　A. 建立通道　　　　B. 血管造影　　　　C. 介入治疗　　　　D. 活检

3. 梗阻性黄疸患者首选介入治疗方法(　　)

　　A. TACE　　　　　　　　　　　　B. TAI

　　C. PTCD　　　　　　　　　　　　D. 导管药盒植入

4. 下列哪些病变是球囊血管成形术的最佳适应证(　　)

　　A. 长段闭塞的血管病变　　　　　　B. 严重钙化的血管病变

　　C. 溃疡性血管病变　　　　　　　　D. 短段狭窄的血管病变

　　E. 明显迂曲的狭窄病变

5. 球囊血管成形术后晚期再狭窄的主要原因是(　　)

　　A. 伴有血栓形成的血管痉挛　　　　B. 球囊扩张部位内膜纤维增生

　　C. 血管壁的弹性回缩　　　　　　　D. 原有病变的病情进展或加重

　　E. 血栓形成

（任伟新　迪里木拉提·巴吾冬　顾俊鹏）